LES 7 PRODUITS MIRACLES

Santé, beauté, maison...

EDITIONS ESI

Sommaire

SOMMAIRE

Avertissement

Il est fréquent, au quotidien, de soulager divers maux passagers sans gravité et sans traitement « utile » du point de vue médical. Les remèdes de grand-mère sont le fruit d'une démarche intellectuelle qui associe la puissance de la nature aux connaissances transmises par les générations qui nous ont précédés. En aucun cas, ils ne peuvent se substituer à un avis médical. Pour être pratiqué de manière responsable et en toute sécurité, le recours aux remèdes de grand-mère doit suivre certaines règles de base. Ces règles sont destinées à éviter des problèmes liés à la toxicité de certaines plantes ou huiles essentielles utilisées dans les remèdes de grand-mère, aux interactions entre plantes et médicaments ou à un retard de diagnostic qui pourrait diminuer les chances de guérison.

1/ Consultez votre médecin en cas de doute, si vous êtes allergique, si vous êtes enceinte, si vous allaitez ou pour un bébé

Avant d'utiliser un remède de grand-mère, il faut savoir quel est le problème de santé en cause. Seuls les maux que chacun peut reconnaître aisément (pour exemples : malaise digestif, rhume, toux, trouble mineur des yeux, douleur suite à un traumatisme) peuvent être raisonnablement du domaine des remèdes de grand-mère. Lorsque les symptômes sont douteux, violents ou persistants, il est impératif de consulter au plus vite son médecin pour un examen plus approfondi. Les femmes enceintes et allaitantes ne doivent jamais recevoir un remède sans avis médical.

2/ Recourez au remède de grand-mère pour une durée adaptée

Si vous ne constatez pas d'amélioration rapide à votre problème de santé (attendez 24 à 48 heures pour en évaluer les effets) ou si vous estimez que le mal s'aggrave, une consultation médicale s'impose. Dans tous les cas, demandez l'avis de votre médecin, surtout si vous êtes sujet aux allergies ou si vous suivez déjà un traitement médical.

3/ Évitez le cumul de remèdes

Ne cachez jamais à votre médecin les remèdes que vous avez pris de votre propre chef ou que vous prenez encore. Tout comme les médicaments, les remèdes à base de plantes médicinales peuvent exposer à des interactions médicamenteuses si un traitement par des médicaments est déjà administré.

4/ Soyez vigilant avec les enfants

Les remèdes de grand-mère doivent être employés avec prudence chez les enfants. Aucun produit à base de plante ne doit être administré par voie orale aux enfants de moins de 18 ans sans contrôle médical. L'usage des huiles essentielles sous quelque forme que ce soit doit être réservé aux enfants de plus de 12 ans. Tous les produits à base de menthe sont dangereux (risque d'arrêt respiratoire) et à proscrire chez les enfants de moins de 2 ans.

5/ Soyez vigilant avec les femmes enceintes et celles qui allaitent

Pendant la grossesse, l'utilisation de plantes

à des fins thérapeutiques n'est pas anodine et peut se révéler dangereuse pour la mère comme pour l'enfant à naître. De ce fait, il est indispensable de consulter un médecin avant de prendre un remède à base de plantes, quel qu'il soit. Les mêmes précautions s'imposent pendant l'allaitement. Par précaution et excès de prudence, la majorité des huiles essentielles sont strictement interdites durant les trois premiers mois de la grossesse et tout au long de l'allaitement de bébé. Certaines huiles essentielles sont néanmoins autorisées à partir du quatrième mois de grossesse voire tout au long de la grossesse, mais uniquement après avis médical.

6/ Soyez vigilant en cas de maladie chronique

Dans certains types de maladies chroniques (rhume des foins, eczéma, asthme, diabète, troubles du foie et du rein, etc.), l'usage des remèdes à base de plantes ne doit être fait que sous contrôle médical. Un dialogue ouvert avec le médecin et le pharmacien est indispensable. En aucun cas, l'usage de remèdes de grand-mère ne doit se substituer aux médicaments prescrits par le médecin.

7/ Respectez la préparation et les précautions d'emploi des remèdes à base d'huiles essentielles

Les huiles essentielles sont des mélanges complexes très actifs dont l'utilisation impose certaines précautions :

- Avant toute utilisation d'huiles essentielles, demandez conseil à un médecin ou un pharmacien spécialiste des huiles essentielles.
- En usage interne, du fait de leurs propriétés irritantes pour le système digestif, l'ingestion des huiles essentielles ne convient ni aux enfants, ni aux femmes enceintes ou qui allaitent. N'utilisez que des huiles essentielles de qualité, 100 % pures, naturelles et estampillées du label de qualité.
- En usage externe, du fait de leurs effets parfois allergisants, photosensibilisants et toxiques, les huiles essentielles doivent être utilisées avec une grande précaution, surtout chez les sujets allergiques. Elles ne doivent pas être appliquées sur une peau s'exposant au soleil. En règle générale, elles sont agressives à l'état pur pour la peau (risque d'irritations ou de brûlures cutanées). Elles ne se dissolvent pas dans l'eau et doivent donc être diluées dans des huiles végétales avant application.
- Respectez scrupuleusement les voies d'absorption et les posologies indiquées.
- N'appliquez jamais une huile essentielle pure sur les yeux, les oreilles et les muqueuses nasales et ano-génitales. En cas de projection accidentelle dans l'œil, n'utilisez pas l'eau pour vous rincer, mais une huile végétale.

En règle générale, les huiles essentielles ne devraient être délivrées qu'en pharmacie avec mise en garde des utilisateurs par le pharmacien du danger qu'entraînent leur abus et le non-respect de la posologie.

Le vinaigre

Le vinaigre blanc

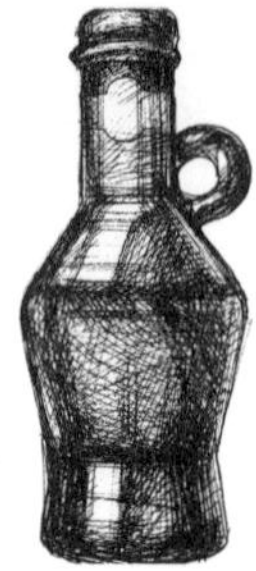

Vinaigre blanc, vinaigre d'alcool ou vinaigre de cristal : ces trois noms désignent le même produit. Un vinaigre transparent, dont le taux d'alcool ne dépasse guère les 8 degrés, ayant une odeur plus douce que le vinaigre de vin.

Le vinaigre blanc n'a aucune espèce d'attrait gustatif et pour cause : il est produit à la seule fin d'entretenir la maison.

C'est un produit nettoyant très efficace s'il est utilisé régulièrement. On l'emploie dilué dans de l'eau, parfois chauffé, pour augmenter son pouvoir nettoyant. Il dissout le calcaire, blanchit, assainit et désodorise. En revanche, il ne vous dispensera pas d'une bonne dose d'huile de coude si vous avez un peu tardé à faire le ménage.

Comme c'est un produit naturel, écologique et bon marché. Il est particulièrement recommandé pour nettoyer les jouets que les enfants portent fréquemment à la bouche ou les sols, lorsqu'ils marchent encore à quatre pattes. Il remplace ponctuellement tous les produits conçus par les fabricants pour le détartrage des appareils ménagers. Il gagne à être utilisé pour nettoyer gourdes et thermos : il permet, en effet, d'éviter que ces contenants ne communiquent aux boissons leur goût de métal. On peut même s'en servir au jardin pour désherber. Quelques gouttes de vinaigre blanc dans l'eau d'un vase préserveront le bouquet plus longtemps et une bonne dose de vinaigre passée à la brosse sur les roues d'un vélo l'aidera à tenir la route.

Du vinaigre sans raisin

Le vinaigre blanc n'a rien à voir avec le vin : il est issu de la fermentation d'alcool de betterave à sucre ou de maïs. Il peut aussi être fabriqué en diluant de l'acide acétique pure dans de l'eau.

Vinaigre coloré

Il est possible que vous trouviez en rayon du vinaigre blanc coloré. Il doit sa couleur dorée à l'ajout de caramel. Optez plutôt pour du vinaigre blanc incolore, plus efficace. Le vinaigre coloré pourrait tacher votre linge !

En prévention

Si le vinaigre blanc est tout à fait inoffensif, il faut quand même faire preuve de prudence dans certains cas. Chauffer du vinaigre provoque quelques vapeurs désagréables, il est donc préférable d'ouvrir une fenêtre. Ensuite, il ne faut jamais utiliser vinaigre et eau de javel en même temps. On est parfois tenté de faire ce genre de mélange lorsque l'on s'escrime en vain sur une surface impossible à blanchir, mais ce réflexe est à bannir : les deux produits réagissent et deviennent alors fortement toxiques.

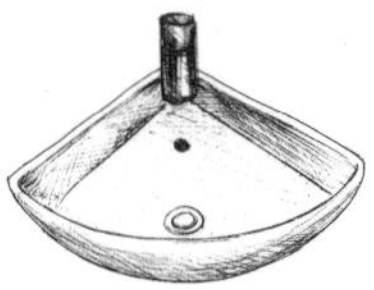

SIPHON ENCOMBRÉ

Si votre évier, votre lavabo ou votre douche ne se vide pas correctement, il se peut que le siphon soit encombré. De plus, il dégage de mauvais effluves. Avant d'employer les grands moyens et de sortir les outils, tentez de le déboucher avec du bicarbonate de soude. Après avoir enlevé la bonde, versez un mélange de bicarbonate et de vinaigre blanc. Laissez agir 24 heures et rincez.

TACHES D'HERBE

Les taches d'herbe doivent être prises à temps, car elles sont plus que tenaces. Surtout, pas de lavage à l'eau chaude, auquel cas elles resteront fixées à jamais. Pour vous en débarrasser, avant tout lavage, humectez la tache de vinaigre blanc. Lavez ensuite le vêtement à la main avec du bicarbonate de soude.

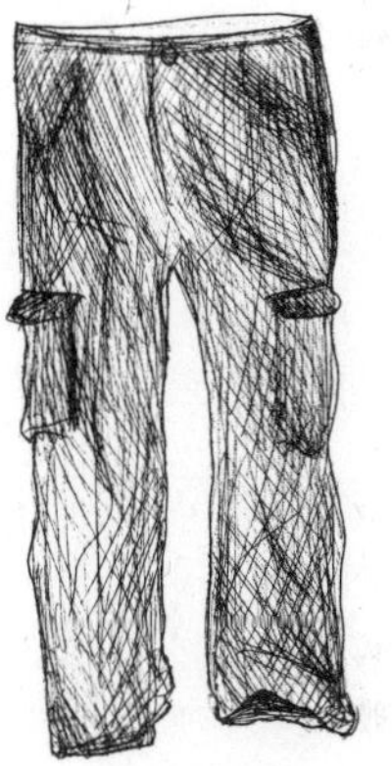

HUILE CONTRE LA PEAU D'ORANGE

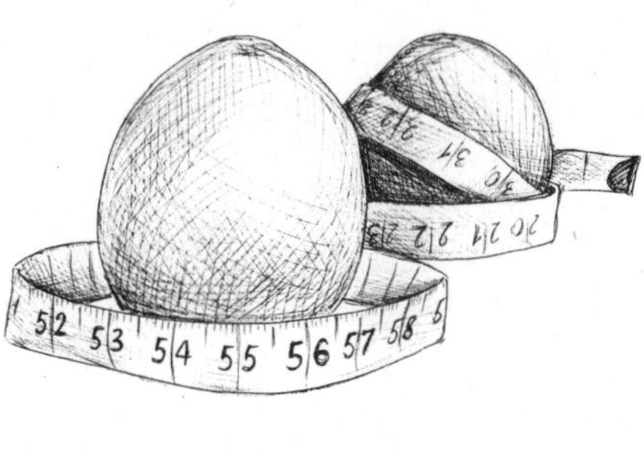

Pour chasser la cellulite, vous devrez vous armer de patience et surtout être très assidue. Commencez par préparer une huile drainante à base d'huile essentielle de citron. Dans un flacon, mélangez-en 2 gouttes avec 7 cuillères à soupe de vinaigre de cidre, 20 cl d'huile d'amande douce et 1 goutte d'huile essentielle de cèdre. Secouez énergiquement pour obtenir une émulsion uniforme. Massez-en les zones de peau d'orange, 2 ou 3 fois par jour.

BAIN DRAINANT

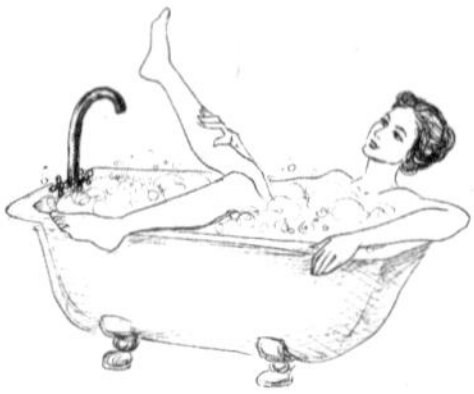

Quoi de mieux qu'un bain 2 en 1, qui détend tout en affinant la silhouette ? Hachez 100 g de feuilles de lierre dans 1 litre de vinaigre de cidre bouillant. Ajoutez le jus de 1 citron et laissez macérer six heures, avant de verser le tout dans votre eau de lavage. Vingt minutes plus tard, vous serez parfaitement raffermie et détendue. D'une pierre, deux coups !

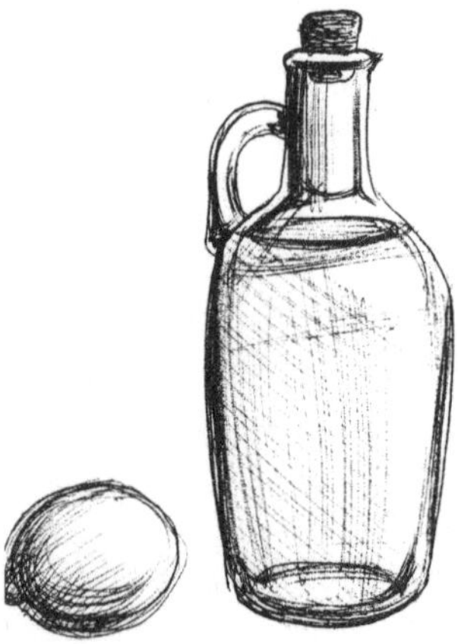

DES CHEVEUX FORTIFIÉS

Une nouvelle fois, le citron sera votre allié si vous souhaitez avoir des cheveux plein de vitalité. Mélangez du jus de citron et du vinaigre blanc, avec de l'eau tiède et à parts égales. Après vous être soigneusement lavé les cheveux, rincez-les avec cette lotion. Laissez agir cinq minutes avant de les rincer à nouveau.

DONNER DE LA BRILLANCE AUX CHEVEUX

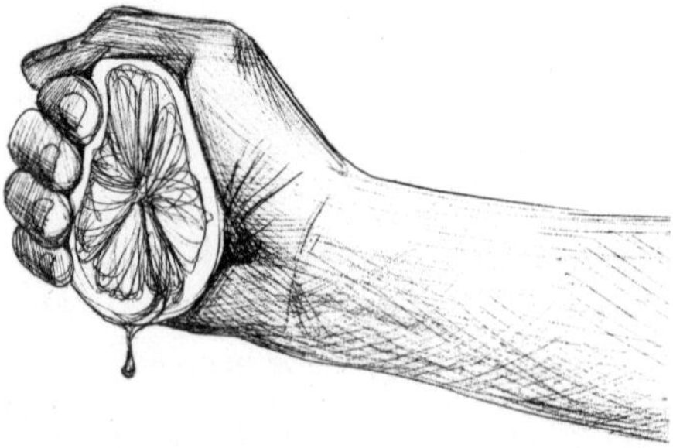

Quelle que soit la couleur de vos cheveux, Mamie a la solution pour redonner de la brillance à votre crinière. Comment ? Simplement en mélangeant dans une bouteille d'1,5 litre d'eau le jus de 2 citrons jaune et 2 cuillères à soupe de vinaigre de cidre. Utilisez cette préparation comme dernière eau de rinçage.

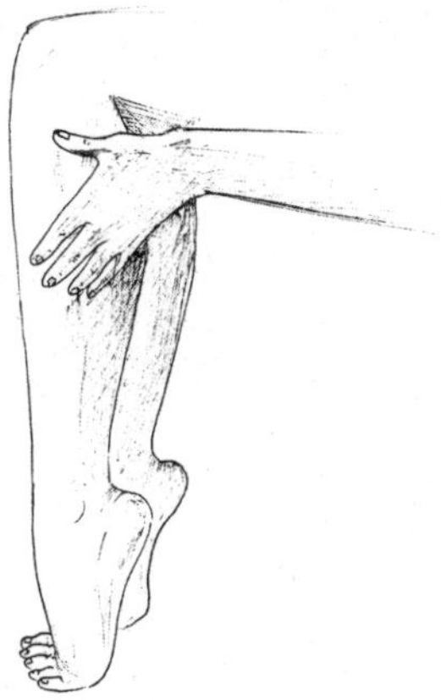

DRAINANT NATUREL

Pour avoir des jambes fines, Grand-mère avait sa lotion magique maison. Elle diluait 1 cuillère à soupe de bicarbonate de soude dans 2 verres de vinaigre de cidre. Elle se massait quotidiennement les cuisses et les mollets avec ce mélange. Elle favorisait ainsi la circulation sanguine de ses gambettes et aidait à chasser les amas graisseux.

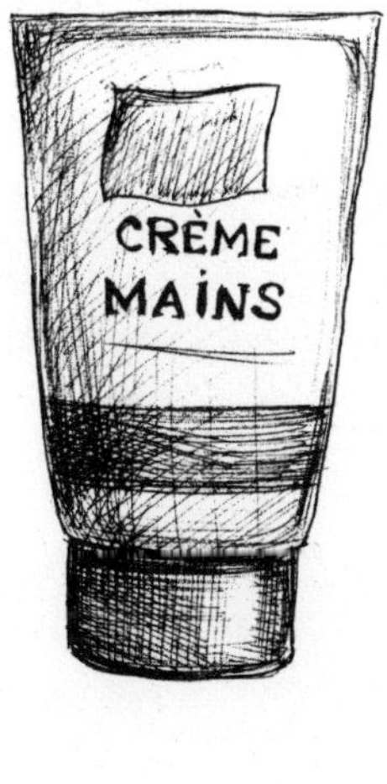

UNE CRÈME POUR LES MAINS EFFICACE

Vos mains sont rugueuses malgré l'utilisation fréquente d'une crème spécifique ? La solution : rajoutez 3 cuillères à café de bicarbonate de soude et 1 cuillère à soupe de vinaigre de cidre à votre crème.

LIMITER LA CHUTE DES CHEVEUX

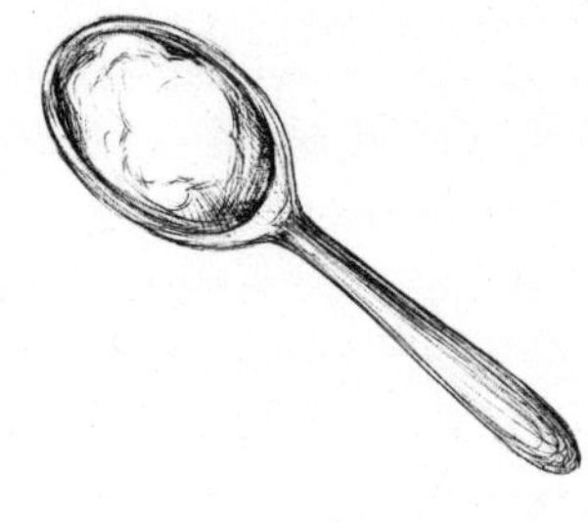

Si vous avez tendance à perdre vos cheveux, vous pouvez les fortifier avec le remède de Grand-mère. Dans 1 litre d'eau chaude, diluez 1 cuillère à soupe de miel, 1 verre de vinaigre de cidre et 4 cuillères à soupe de bicarbonate de soude. Après votre shampooing habituel, utilisez cette préparation comme dernière eau de rinçage.

FORTIFIER LES ONGLES

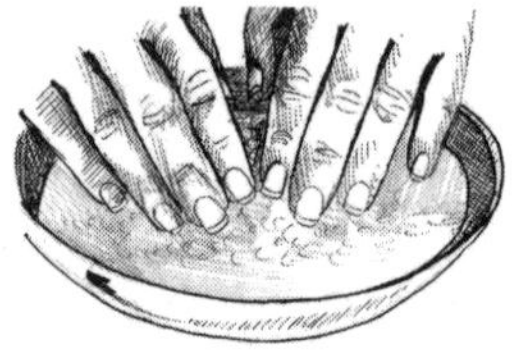

Mamie était coquette et adorait avoir de beaux ongles. Une fois par semaine, elle les trempait dans un bain bicarbonaté. Portez à ébullition 3 cuillères à soupe de bicarbonate de soude avec 1 verre de vinaigre de cidre. Laissez tiédir et plongez-y vos mains durant 15 minutes environ.

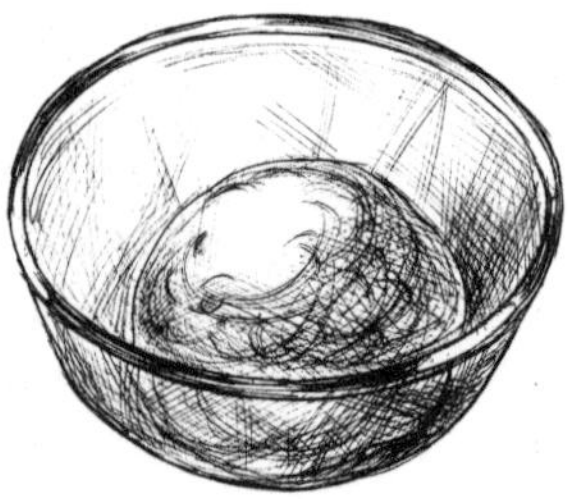

SAVON MAISON

Le bicarbonate de soude peut aussi faire office de savon. Diluez-en 4 cuillères à café dans 1 verre de vinaigre blanc. Une pâte homogène doit se former. Laissez reposer quelques minutes puis lavez-vous avec. Votre peau sera nettoyée en profondeur sans être agressée.

RAVIVER LA COULEUR DES CHEVEUX

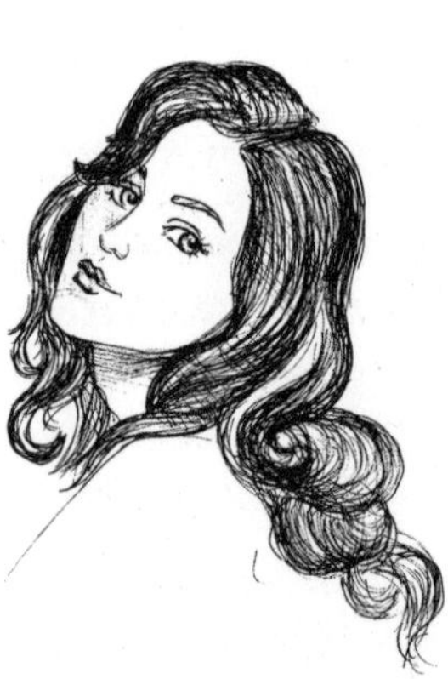

Avec le temps, vos cheveux deviennent ternes. Pour leur redonner un coup d'éclat et de beaux reflets, utilisez le vinaigre comme dernière eau de rinçage lorsque vous les lavez. Si vous avez les cheveux blonds, optez pour le vinaigre blanc ou le vinaigre de cidre. Les têtes rousses appliqueront uniquement du vinaigre de framboise. Quant aux crinières brunes : le vinaigre rouge ou balsamique fera des miracles.

MASQUE DÉSINCRUSTANT

Pour confectionner vous-même votre masque purifiant, mélangez 2 cuillères à soupe de flocon d'avoine avec 1 cuillère à café de miel et 1 cuillère à café de poudre d'amandes. Rajoutez ensuite 2 cuillères à soupe de vinaigre de cidre. Appliquez votre préparation à l'aide d'un gant de toilette chaud sur un visage préalablement mouillé. Une fois sec, retirez votre masque avec de l'eau chaude.

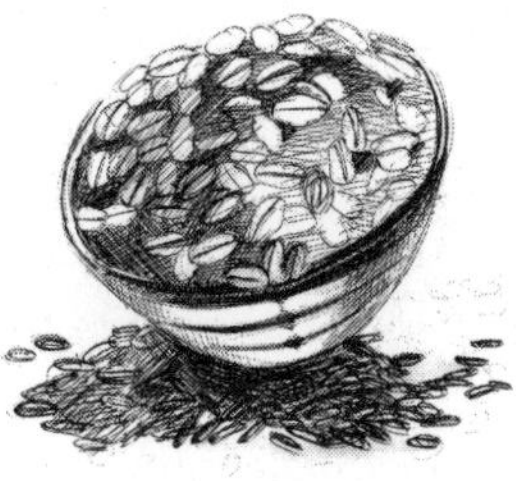

RESSERRER LES PORES

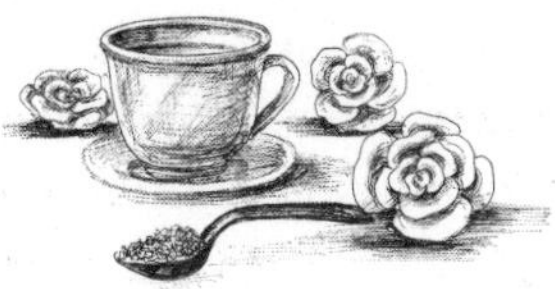

Voici une recette simple et économique pour chasser vos vilains points noirs : portez à ébullition une cuillère à soupe de pétales de rose séchés avec 1 tasse de vinaigre de cidre et 4 tasses d'eau. Laissez infuser 30 minutes puis, une fois le mélange refroidi, transvasez le tout dans un bocal hermétique. Deux semaines plus tard, filtrez et mettez en bouteille. Au réveil et au coucher, nettoyez votre visage avec.

LOTION POUR LES PEAUX GRASSES

Si votre peau a tendance à avoir un aspect huileux, suivez les conseils de Mamie. Matin et soir, nettoyez-vous le visage avec une lotion contenant 1 verre de vinaigre de lavande et 8 verres d'eau. Votre peau retrouvera tout son éclat !

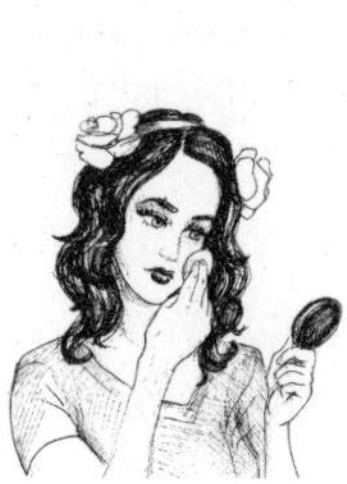

ÉLIMINER L'ODEUR D'UN PARFUM

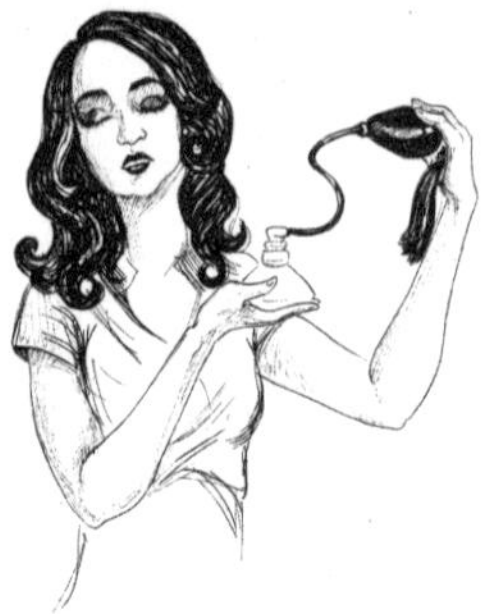

Vous avez testé un parfum sur votre beau chemisier que vous détestez ? Chassez son odeur en vaporisant du vinaigre blanc dessus. Laissez sécher, puis sentez à nouveau : l'odeur est partie, comme par magie.

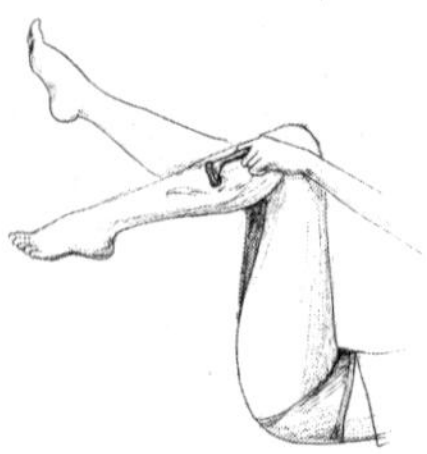

LOTION APRÈS-RASAGE

Ah les poils, on a beau les raser ou les épiler, ils reviennent toujours. Pourtant, il suffit de vous masser avec du vinaigre blanc après votre séance d'épilation pour limiter leur repousse. Pensez-y, vous verrez : vos maudits poils mettront davantage de temps à venir vous embêter.

GOMMAGE MAISON

Pour obtenir une peau lisse et douce, rien de mieux que les gommages. Enduisez-vous d'huile de colza, puis massez-vous énergiquement. Laissez agir 30 minutes, puis faites fondre 3 cuillères à soupe de sel dans 3 autres de vinaigre de cidre et frottez-vous avec. Rincez-vous abondamment à l'eau.

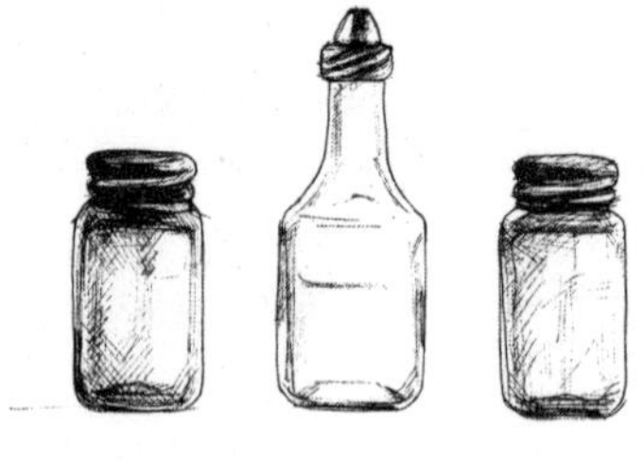

ANTICELLULITE

Même si la cellulite installée depuis longtemps ne peut s'en aller complètement, elle peut cependant se réduire facilement. Voici une lotion qui a fait ses preuves : mélangez 3 cuillères à soupe de vinaigre de cidre avec 2 cuillères à soupe d'huile d'olive et massez les zones envahies matin et soir. Votre peau sera plus ferme et plus lisse en prime !

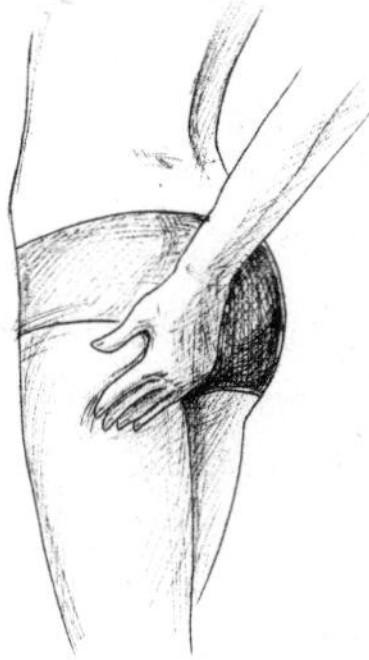

ONGLES CASSANTS

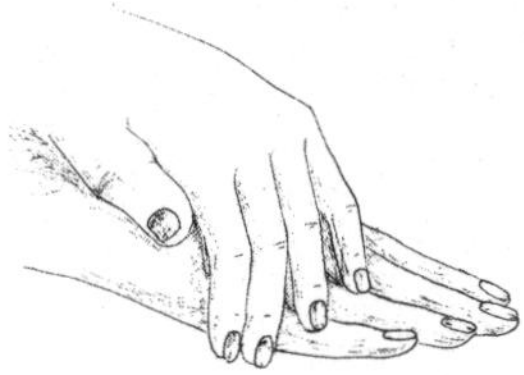

Si vos ongles se cassent sans cesse, fortifiez-les avec un bain vinaigré maison. Faites bouillir de l'eau chaude avec 3 cuillères à soupe de vinaigre de cidre. Trempez-y vos mains durant 15 minutes. Renouvelez l'opération 1 fois par semaine. Vos ongles seront plus forts et propres en prime !

DES CHEVEUX BRILLANTS

Tonifiez vos cheveux naturellement. Portez à ébullition 1 litre d'eau avec 2 grosses poignées de thym. Laissez infuser 15 minutes avant de filtrer. Rajoutez 3 cuillères à soupe de vinaigre blanc, puis appliquez la préparation sur votre cuir chevelu.

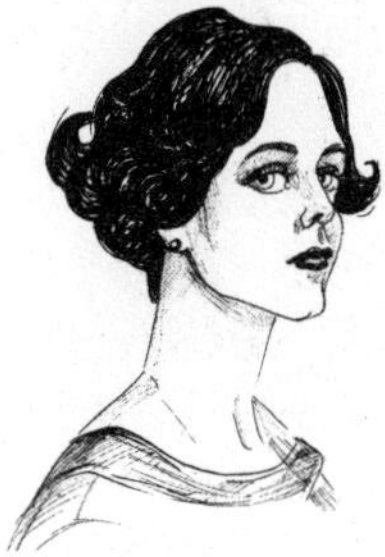

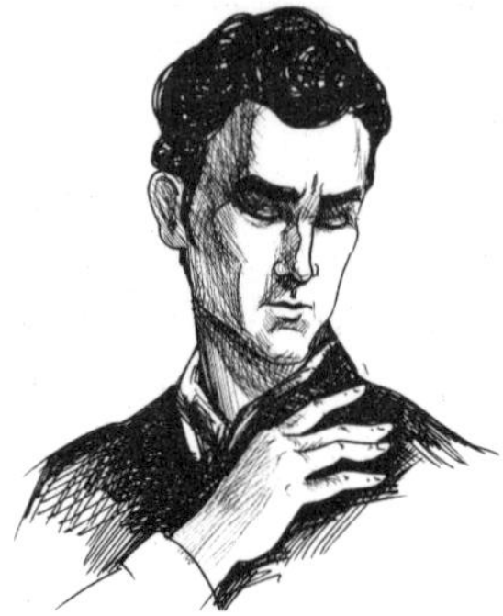

LOTION ANTIPELLICULAIRE

Chassez vos pellicules simplement avec le vinaigre de cidre. Mélangez-en 30 ml avec 2 gouttes d'huile essentielle de cèdre de l'Atlas, 2 d'huile essentielle de romarin et 2 autres d'huile essentielle de tea-tree. Appliquez ce mélange avec une éponge et massez délicatement. Une heure plus tard, rincez à l'eau.

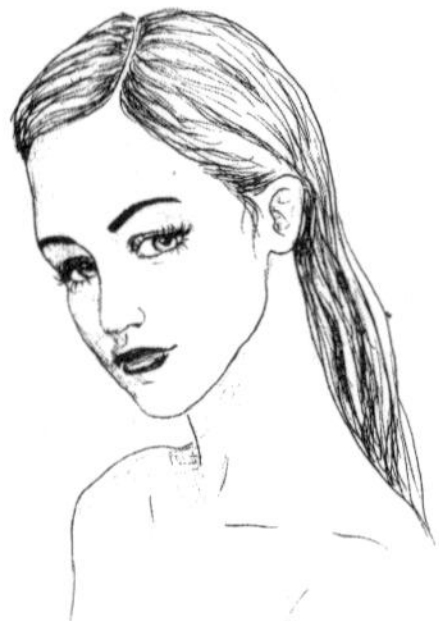

MASQUE POUR CHEVEUX GRAS

Le vinaigre fera des miracles pour réguler votre sébum capillaire. Diluez de l'argile verte avec du vinaigre de cidre jusqu'à obtenir une pâte homogène. Appliquez des racines jusqu'aux pointes. Recouvrez-vous la tête à l'aide de papier aluminium et laissez poser 15 minutes. Puis lavez-vous les cheveux avec votre shampooing habituel.

CHASSER LES FRISURES

Si vous avez les cheveux frisés, vous devez sûrement maudire les frisures qui vont avec ! Finissez-en une bonne fois pour toutes avec la lotion miracle de Mamie. Dans un récipient, jetez un verre d'eau chaude et une grosse poignée de flocons d'avoine. Laissez infuser durant 30 minutes. Filtrez et rajoutez 1 tasse de vinaigre de cidre. Après chaque lavage, rincez l'ensemble avec cette préparation.

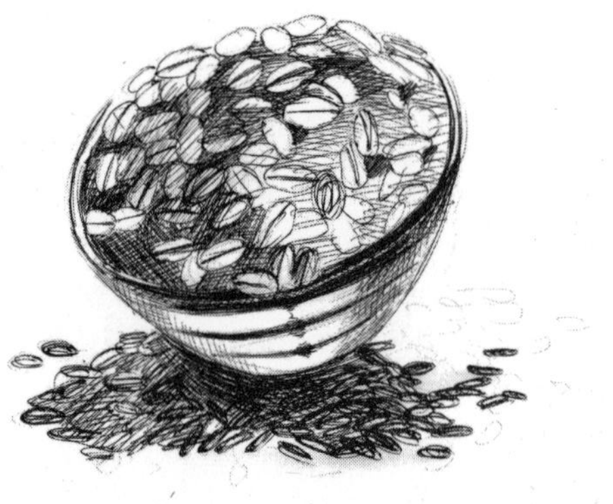

Crème hydratante maison

Grand-mère connaît une crème hydratante parfaite pour les peaux sèches. Dans un récipient, mélangez 3 cuillères à soupe d'huile végétale de germe de blé, 3 d'huile d'olive et 3 autres d'huile de tournesol avec 4 jaunes d'œufs jusqu'à obtenir un mélange homogène. Rajoutez 3 cuillères à soupe de vinaigre de cidre. Votre crème est prête !

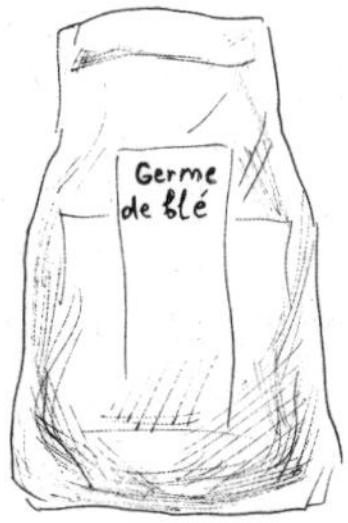

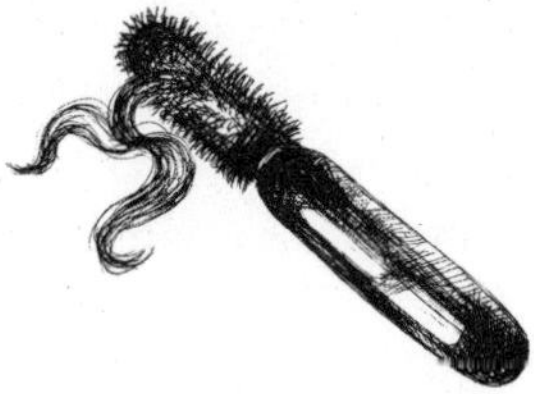

Limiter la chute des cheveux

Souvent, en période de stress ou de fatigue intense, les cheveux sont fragilisés. Sans énergie, vous en perdez par poignées. Boostez-les avec la mixture magique de Mamie. Mélangez 4 cuillères à soupe de vinaigre de cidre et 2 cuillères à soupe de miel dans 1 litre d'eau tiède. Utilisez comme eau de rinçage après chaque shampooing.

Contre l'acné

Grand-mère remédiait à ses problèmes acnéiques naturellement avec le vinaigre de cidre. Piquez-lui son remède ! Dans un petit flacon, diluez-en 8 cuillères à soupe avec de l'eau. Chaque soir, appliquez cette lotion sur une peau nettoyée en évitant le contour des yeux. Laissez sécher 15 minutes, puis rincez avec un brumisateur.

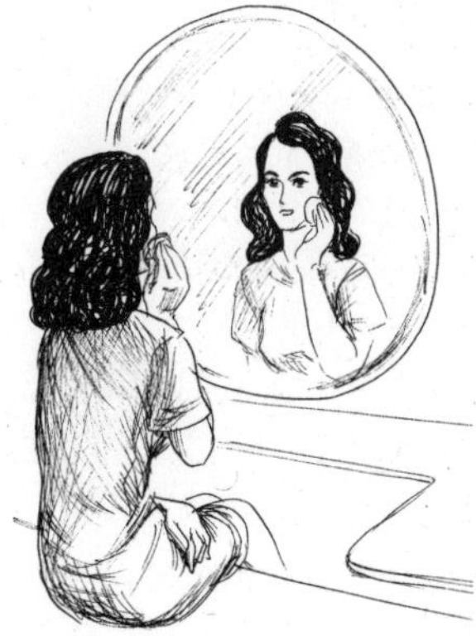

CHASSER LES DURILLONS

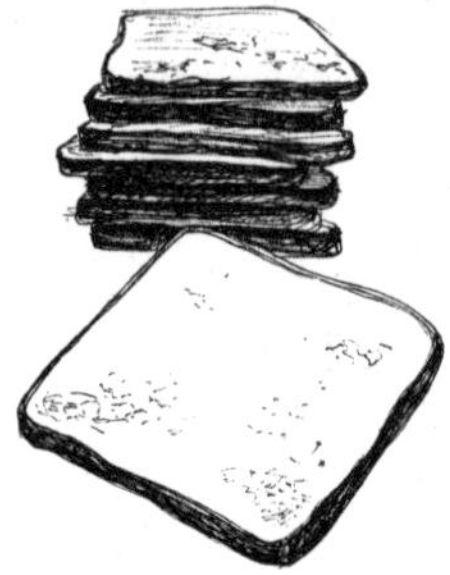

Vous avez des durillons au pied ? Pour y remédier, trempez une tranche de pain de mie dans 15 cl de vinaigre de cidre. Découpez un morceau, puis posez-le sur le durillon à l'aide d'une gaze. Faites tenir le tout avec du sparadrap et laissez agir toute une nuit. Le lendemain, les callosités seront ramollies. Il ne vous reste plus qu'à frotter. Si le mal s'aggrave, consultez.

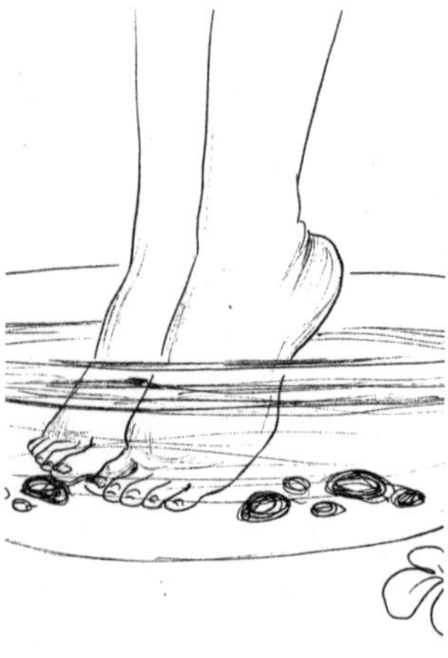

DES PIEDS IMPECCABLES

Prenez soin de vos pieds avec le vinaigre de cidre. Dans une bassine remplie d'eau chaude, versez-en 1 verre avec une poignée de gros sel. Trempez-y vos pieds durant 20 minutes. Terminez en les frottant avec une pierre ponce.

APAISER LES VARICES

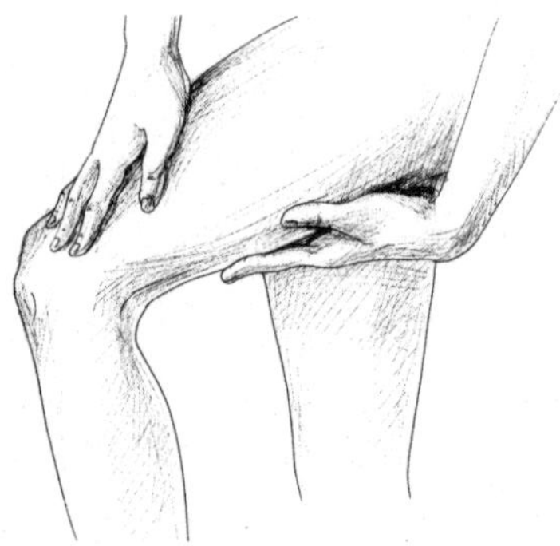

Le vinaigre de cidre fait des miracles sur les varices. Appliquez-en pur et massez-vous avec tous les jours. Vous favoriserez ainsi votre circulation sanguine. Complétez votre soin en imbibant des bandages de vinaigre que vous laisserez poser une bonne heure.

UNE CIRE 100 % NATURELLE

Vous souhaitez mettre votre jolie robe mais, au dernier moment, vous constatez que vous n'avez plus de cire à épiler ? Confectionnez-en une rapidement. Dans un récipient en verre, mélangez 220 g de sucre avec 1 cuillère à soupe de vinaigre et 1 de miel. Passez le tout au micro-ondes 2 minutes : la séance d'épilation peut commencer.

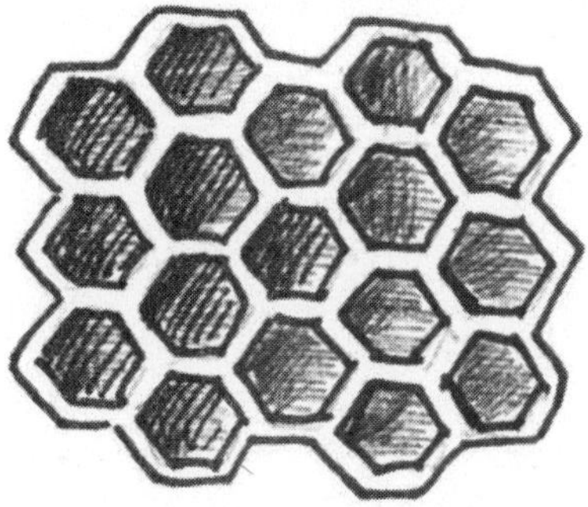

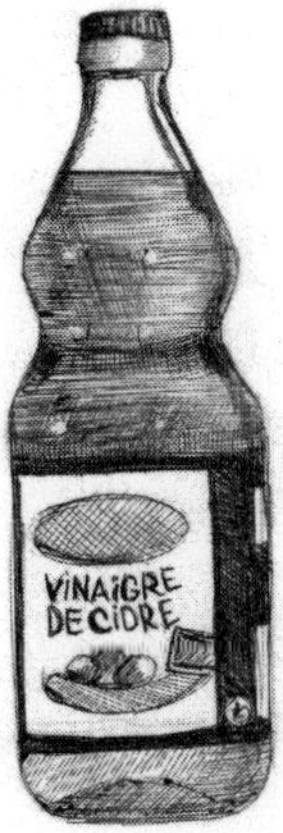

SOULAGER LES JAMBES LOURDES

Le vinaigre de cidre est un drainant naturel qui favorise la circulation sanguine. En consommer régulièrement apaisera vos sensations de jambes lourdes. Dans un grand verre d'eau, mélangez 1 cuillère à soupe de vinaigre de cidre avec 1 de miel. Buvez cette préparation 2 à 3 fois par jour.

UN COUPE-FAIM NATUREL

Si vous souhaitez faire attention à votre ligne, vous devez réduire vos portions de nourriture. Pour vous y aider, buvez un grand verre d'eau avec 2 cuillères à café de vinaigre de cidre avant chaque repas. Et si malgré ça, vous ne résistez pas à l'appel de la gourmandise : avalez-en également pendant les repas.

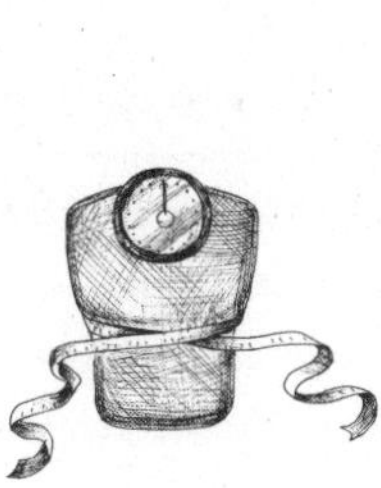

FAIRE DURER LE VERNIS

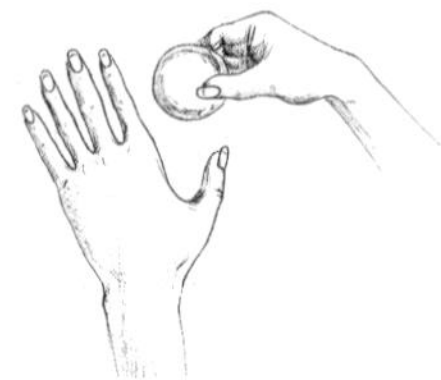

C'est toujours la même histoire : tous les 2 jours, votre vernis s'écaille et vous devez refaire vos ongles. Pour le faire durer plus longtemps, avant de l'appliquer, humidifiez vos ongles avec un coton imprégné de vinaigre blanc. Laissez sécher : il ne vous reste plus qu'à choisir votre teinte.

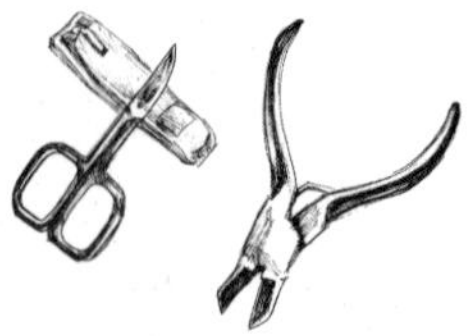

DES ONGLES IMPECCABLES

Si vous voulez avoir de belles mains avec de beaux ongles, vous devez prendre soin de vos cuticules. Comment ? Simplement avec du vinaigre blanc. Trempez vos doigts dans un bol d'eau tiède vinaigrée pendant 5 minutes. Vos cuticules se ramolliront et vous les pousserez plus facilement.

BOOSTER UNE CRÈME HYDRATANTE POUR LES MAINS

Lorsque l'hiver est rude, il est fréquent d'avoir les mains asséchées par le froid. Petit à petit, elles deviennent rugueuses, même si vous utilisez une crème pour les mains. La solution : rajoutez du vinaigre de cidre à votre soin et massez-vous soigneusement avec. Renouvelez l'opération plusieurs fois par jour.

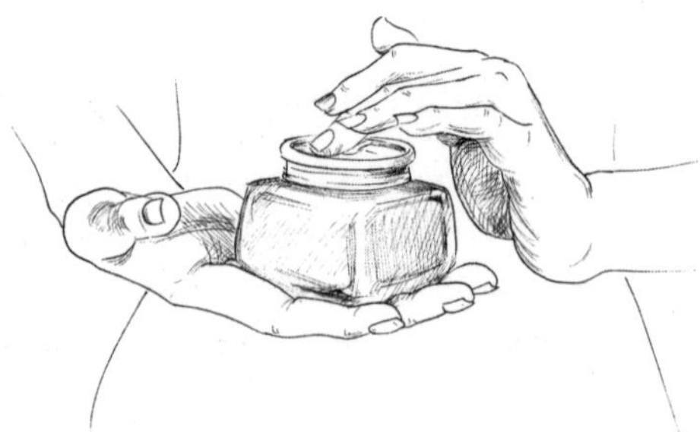

UN DÉODORANT MAISON

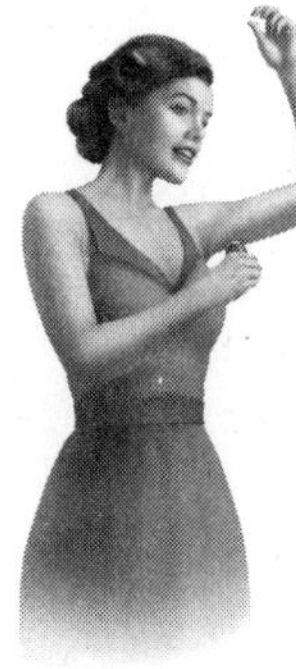

Vous n'avez plus de déodorant ? Pas de panique, vous avez sûrement tout ce qu'il faut pour en confectionner un en vitesse. Diluez 1 verre d'eau avec 1 verre de vinaigre de lavande ou de rosat. À l'aide d'un coton imbibé de votre mélange, tamponnez délicatement vos aisselles avec.

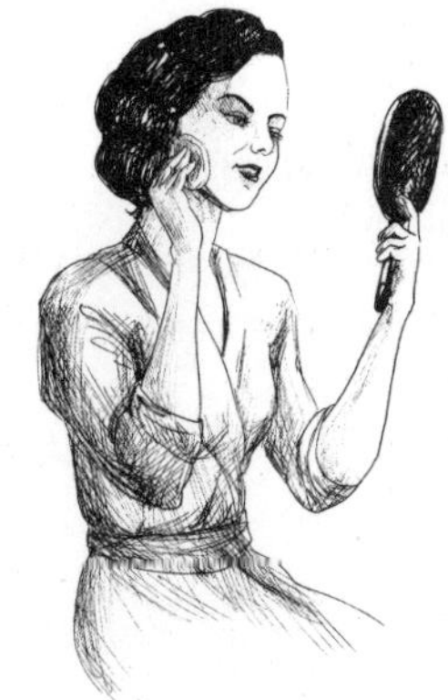

RESSERRER LES PORES DE LA PEAU

Avec la fatigue, le stress et la pollution, les pores de votre peau se dilatent. Résultat : des boutons se forment et des points noirs apparaissent. La solution pour les chasser d'un coup ? Le vinaigre de rosat. Dans 1 litre de ce produit miracle, diluez 8 cuillères à soupe d'eau. Nettoyez votre peau avec cette préparation le matin au réveil et le soir avant de vous coucher.

UN TONIQUE NATUREL

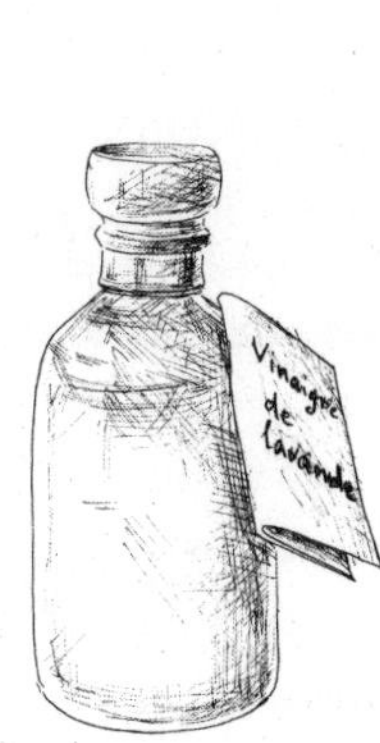

Vous avez peu dormi la nuit dernière ? Chassez les marques de fatigue présentes sur votre visage avec un tonique au vinaigre de lavande. Diluez-en 1 cuillère à soupe dans un verre d'eau et nettoyez votre peau avec. Un passage suffit pour vous redonner bonne mine.

MASQUE DÉSINCRUSTANT

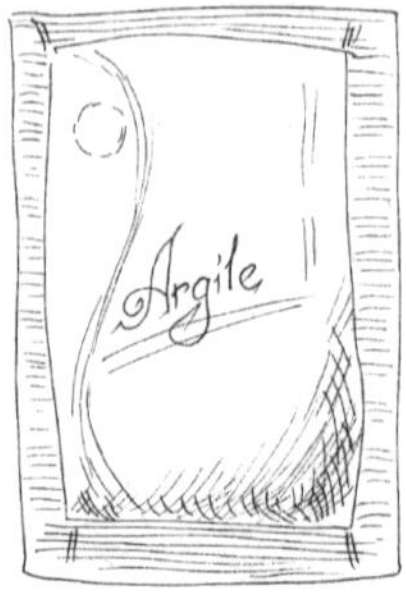

Retrouvez une peau saine sans imperfections avec le masque maison de Grand-mère. Dans un bol, diluez 2 cuillères à soupe d'argile avec 2 de vinaigre de cidre jusqu'à obtenir une pâte onctueuse. À l'aide d'un pinceau, appliquez sur votre visage en couche épaisse. Dix minutes plus tard, rincez soigneusement : 1 fois à l'eau chaude et 1 fois à l'eau froide.

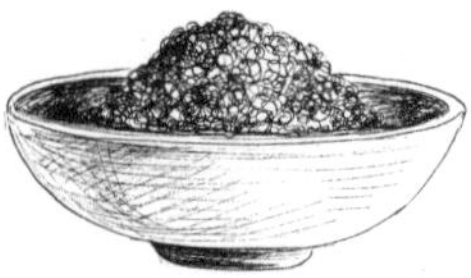

CALMER LES PEAUX SENSIBLES

Votre peau s'irrite facilement ? Soulagez-la naturellement avec un masque apaisant. Dans un bol, mélangez 1 cuillère à soupe de vinaigre, 3 d'eau et 4 autres de farine d'avoine. Le mélange doit être épais et homogène. Appliquez votre mixture sur le visage, puis attendez qu'elle sèche avant de la retirer à l'eau vinaigrée.

UNE PEAU NETTE

Si vous avez des points noirs et des boutons sur votre visage, ce masque est fait pour vous : écrasez 3 grosses fraises dans un bol. Rajoutez 1 tasse de vinaigre de cidre et laissez reposer 2 heures. Retirez le surplus de vinaigre, puis appliquez sur votre visage en évitant le contour des yeux le soir au coucher. Le lendemain, retirez le tout à l'eau.

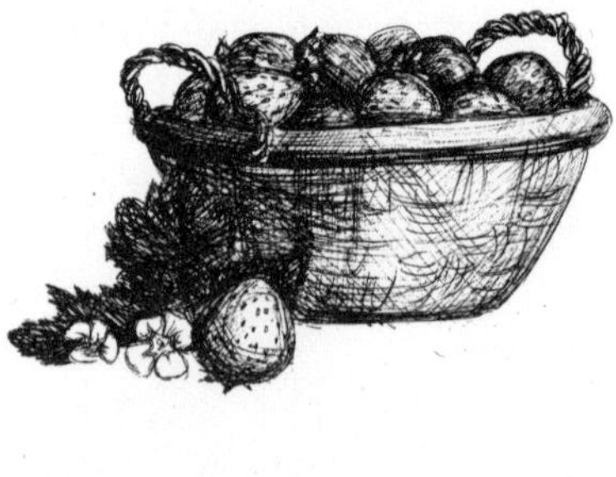

MASQUE ASTRINGENT MAISON

Resserrez naturellement les pores de votre peau avec le masque magique de Mamie. Dans un bol, laissez macérer 2 heures 1 cuillère à soupe de menthe hachée menu avec 2 cuillères à soupe de miel épais et 1 de vinaigre de cidre. Mélangez et appliquez sur votre visage à l'aide d'un pinceau. Laissez agir 10 minutes, puis rincez avec de l'eau vinaigrée.

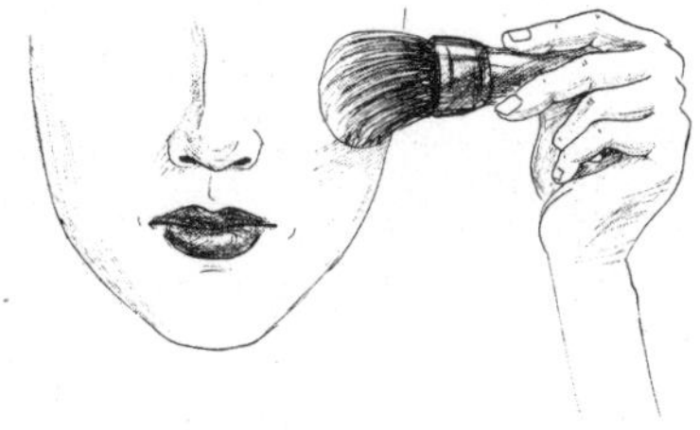

CRÈME DE NUIT HYDRATANTE

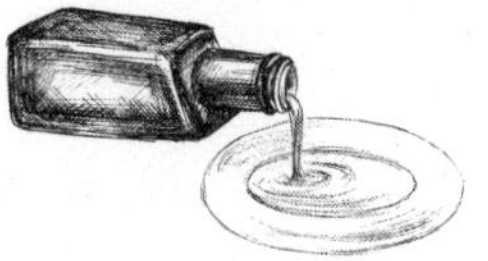

Avoir une peau soyeuse demande un minimum d'attention. Le soir, avant de vous coucher, n'oubliez pas de l'hydrater. Voici une recette de Mamie efficace : dans un pot, versez 4 cuillères à soupe de vinaigre de cidre, 4 d'eau distillée et 8 autres d'huile d'olive. Rajoutez un peu de farine et mélangez énergiquement jusqu'à obtenir une pâte homogène onctueuse. Votre soin est prêt, il ne vous reste plus qu'à l'appliquer.

DÉSINFECTER UNE BROSSE À DENTS

Vous l'utilisez 3 fois par jour pour avoir un beau sourire : la brosse à dents. Prendre soin de son hygiène bucco-dentaire est important autant que celle de votre instrument ! Désinfectez votre brosse au moins 1 fois par mois. Faites-la bouillir 1 minute dans une casserole d'eau et de vinaigre blanc.

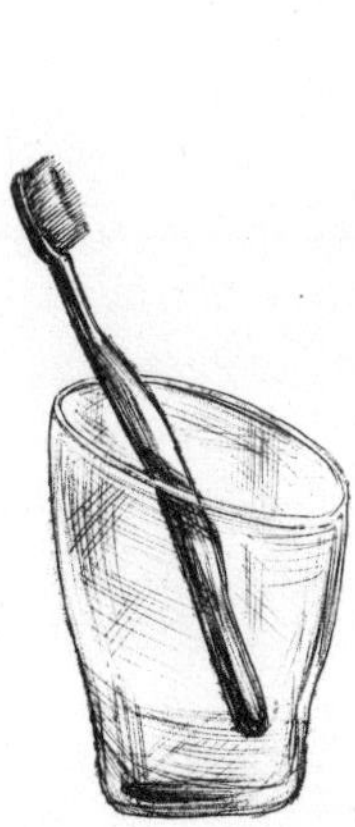

ENLEVER UNE PERMANENTE

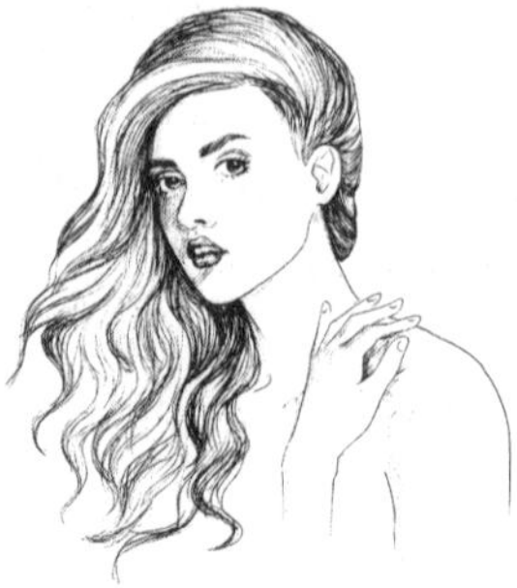

Vous avez fait une permanente et vous regrettez votre choix ? Enlevez simplement vos boucles avec du vinaigre de cidre. Mélangez-en dans 1 litre d'eau et rincez-vous la tête avec après chaque shampooing. Vous retrouverez ainsi vos beaux cheveux lisses en un rien de temps.

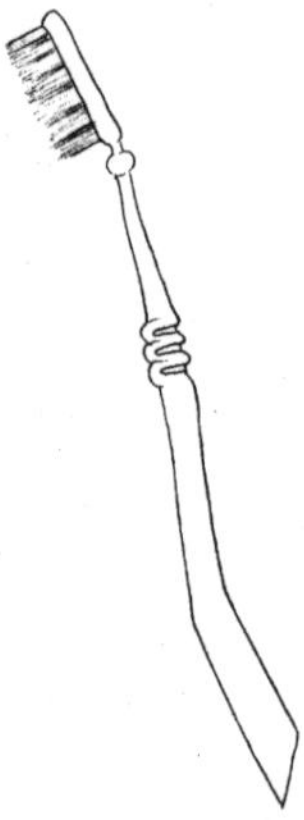

NETTOYER UNE BROSSE À DENTS

Rien de plus simple que de briquer une brosse à dents. Il vous suffit de la laisser tremper toute une nuit dans de l'eau et du vinaigre blanc. Le lendemain matin, jetez l'eau : votre brosse à dents est prête à l'emploi. Renouvelez l'opération 1 fois par semaine.

CHEVEUX SANS PELLICULES

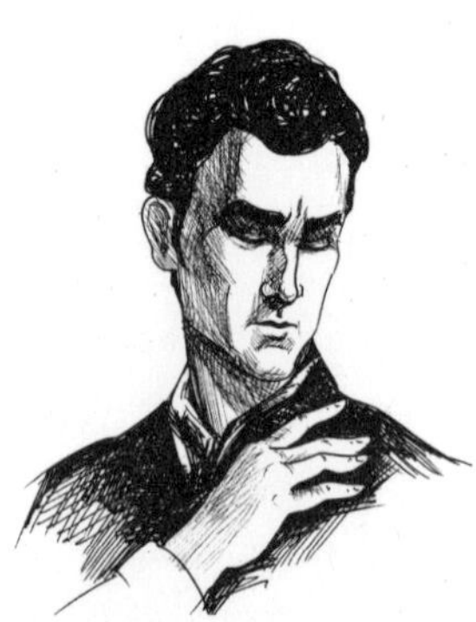

Vous avez déjà tout testé et rien n'y fait : vos pellicules reviennent sans cesse… Grand-mère connaît une solution miraculeuse : après chaque shampooing, elle rinçait son cuir chevelu avec une lotion composée de 2 tasses d'eau chaude et 1 tasse de vinaigre de cidre. En à peine 3 lavages, les pellicules disparaissaient comme par magie.

RINÇAGE POUR RAVIVER LE BLOND DES CHEVEUX

Pour éclairer votre chevelure blonde, utilisez, comme dernière eau de rinçage après le shampooing, une infusion de camomille matricaire, à laquelle vous pouvez ajouter un trait de vinaigre de cidre.

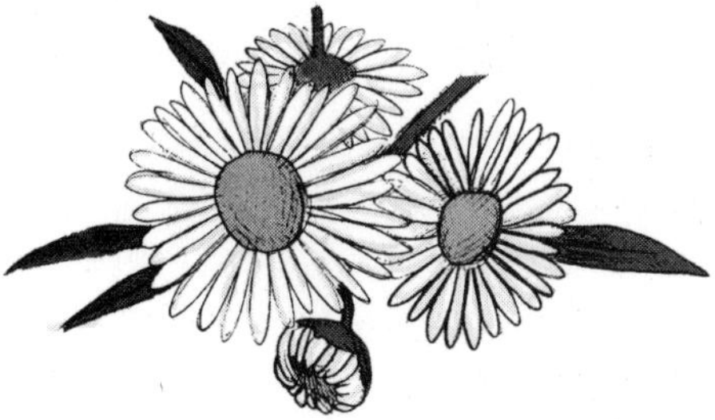

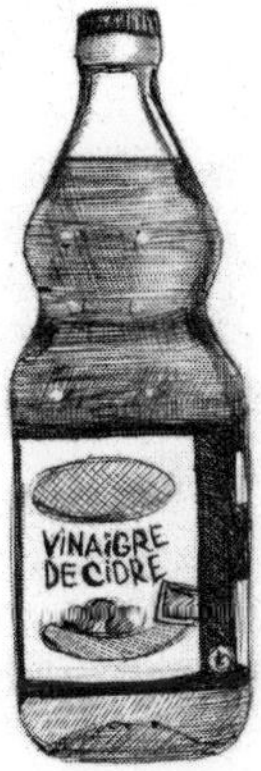

RINÇAGE POUR DES CHEVEUX BRILLANTS

Pour donner de l'éclat à votre chevelure, après le shampooing, utilisez comme dernière eau de rinçage un bon litre d'eau additionné d'un trait de vinaigre de cidre.

DÉSODORISER UN COFFRE DE VOITURE

Un coffre de voiture, on a vite fait d'y fourrer tout et n'importe quoi… Faites disparaître les mauvaises odeurs qui s'y dégagent ! Grand-père connaissait une solution simple et efficace : il y déposait dans une petite assiette une tranche de pain de mie imprégnée de vinaigre blanc et la laissait toute une nuit. Le lendemain, adieu les odeurs !

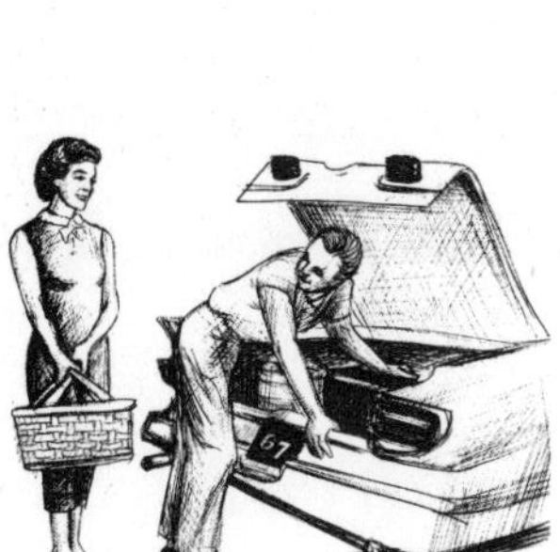

AROMATISER LE VINAIGRE

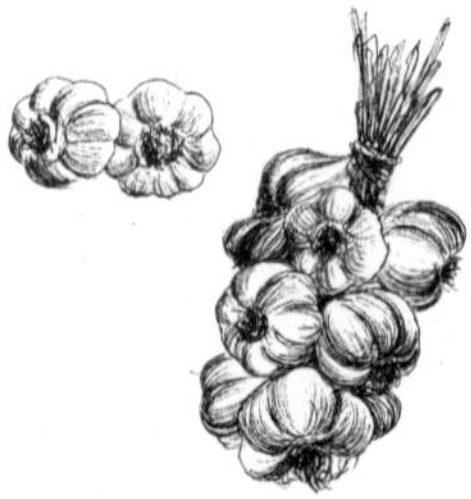

Pour parfumer le vinaigre de vin rouge, misez sur l'ail ou l'échalote écrasée. Le vinaigre de vin blanc quant à lui se marie bien avec l'estragon, la ciboulette ou les framboises fraîches. Patientez 3 semaines à 1 mois avant de goûter votre préparation et filtrez-la pour la débarrasser des herbes et fruits au bout de 2 mois.

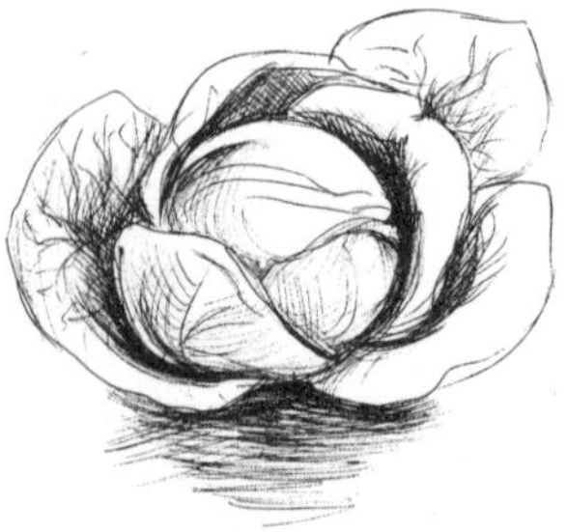

UNE SALADE PROPRE

Comment obtenir une salade bien propre ? Avec le vinaigre, qui a des propriétés désinfectantes. Il évitera la formation de moisissures, éliminera les insectes, ainsi que tout pesticide et autres produits chimiques. Lavez votre salade avec soin, feuille par feuille, puis rincez-la dans de l'eau additionnée de vinaigre.

UN RIZ RÉUSSI

Certains le préfèrent croquant sous la dent, d'autres moelleux. Partisans de cette deuxième catégorie, suivez Mamie ! Elle ajoutait 1 cuillère à café de vinaigre à l'eau de cuisson de son riz, dès qu'elle commençait à bouillir. Le riz en ressortait fondant et léger. Un délice !

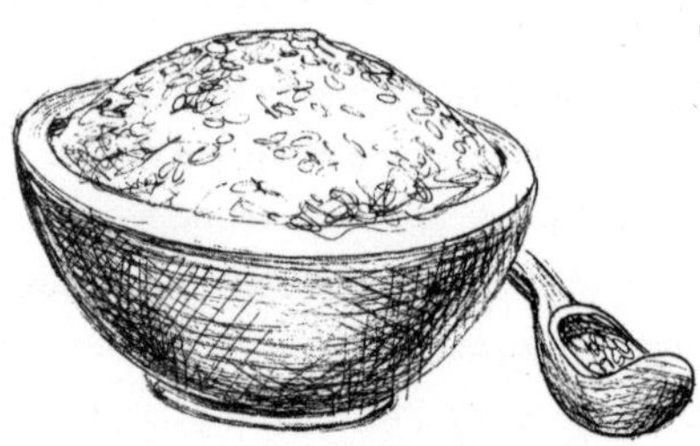

CUISSON ET CONSERVATION DES POMMES DE TERRE

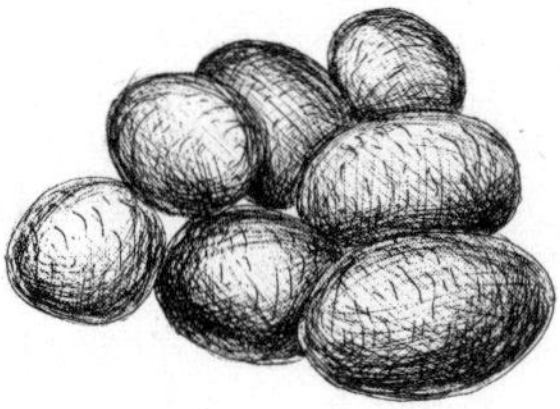

Vos pommes de terre épluchées ne seront pas sujettes à l'oxydation si vous les placez dans un récipient rempli d'eau vinaigrée (à raison de 2 cuillères à soupe). Elles doivent être complètement recouvertes. Lorsque vous les ferez cuire, versez-leur dessus 1 cuillère à café de vinaigre, elles conserveront leur belle couleur.

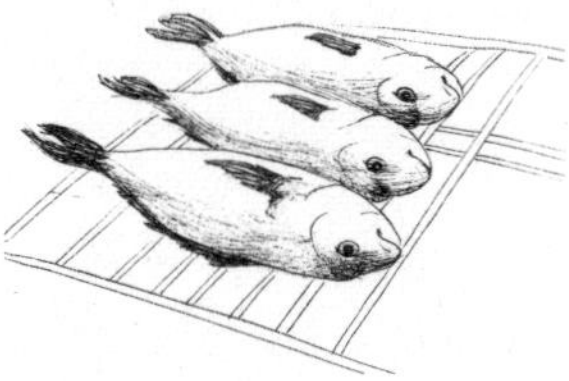

DU POISSON BIEN GRILLÉ

Vous préférez cuisiner votre poisson au gril ? Voici quelques astuces vinaigrées que ma grand-mère m'a transmises. Avant de le déposer sur la grille, appliquez sur les deux faces un peu de vinaigre, afin qu'il ne colle pas à la grille. Cela aura également pour effet d'améliorer son goût, surtout s'il est trop salé.

UN POISSON QUI RESTE ENTIER

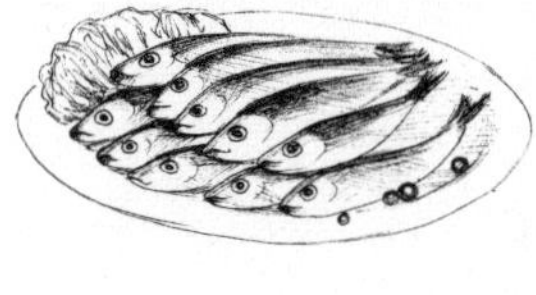

Le poisson, vous le préférez bouilli, ou poché. Seulement, il arrive souvent qu'il se défasse lors de la cuisson. Comment faisait Mamie, qui servait son poisson toujours bien entier ? Si vous voulez conserver votre poisson intact et ainsi avoir une belle présentation dans l'assiette, versez dans l'eau de cuisson 1 cuillère à soupe de vinaigre.

UN POISSON TENDRE ET BIEN BLANC

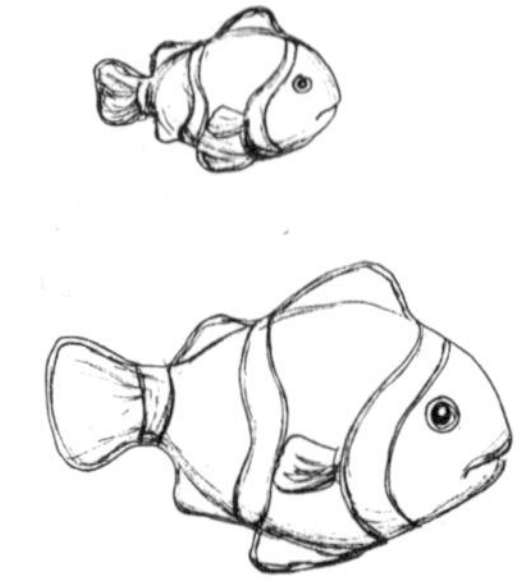

Grand-mère faisait toujours tremper son poisson dans de l'eau vinaigrée (2 cuillères à soupe) avant de le faire cuire. Pourquoi ? Le vinaigre assaisonne le poisson et lui donne un goût plus fin. Sa chair est attendrie et reste bien blanche. Et surtout, il reste entier lors de sa cuisson.

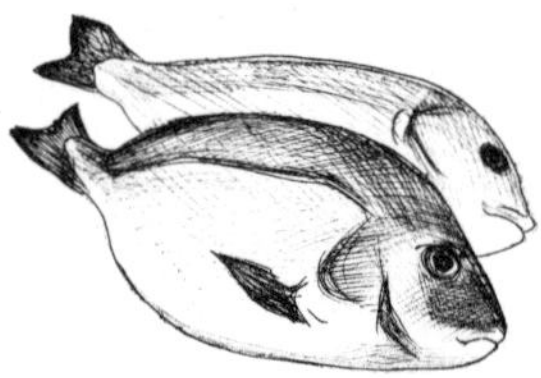

ÉCAILLER UN POISSON ET ENLEVER SA PEAU

Vous venez d'acheter un beau saumon chez votre poissonnier. Ce soir, vous allez vous régaler ! Mais avant, il va falloir le préparer. Et donc l'écailler. Pour ce faire, suivez les conseils de nos aïeules : arrosez votre poisson de vinaigre. La tâche sera ainsi facilitée. Il en est de même pour retirer sa peau : le vinaigre vous y aidera.

DES DESSERTS TROP SUCRÉS

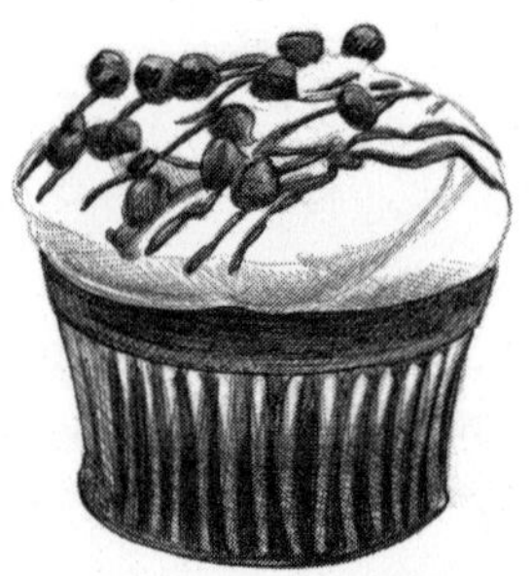

Gâteau au chocolat, fraisier, tarte au citron... les pâtisseries sont votre péché mignon, mais il vous arrive souvent de les trouver trop sucrées au goût. La prochaine fois que vous préparerez votre gâteau, pensez à ajouter 1 cuillère à café de vinaigre. Cela atténuera le goût sucré de votre dessert.

UN GLAÇAGE PARFAIT

Le glaçage n'est pas la chose la plus difficile à réussir en pâtisserie : un peu d'eau, un peu de sucre glace, remuez et le tour est joué ! Tout est question de dosage. Mais pour qu'il soit vraiment parfait, qu'il tienne bien et conserve une bonne consistance, Mamie y ajoutait une goutte de vinaigre. Essayez !

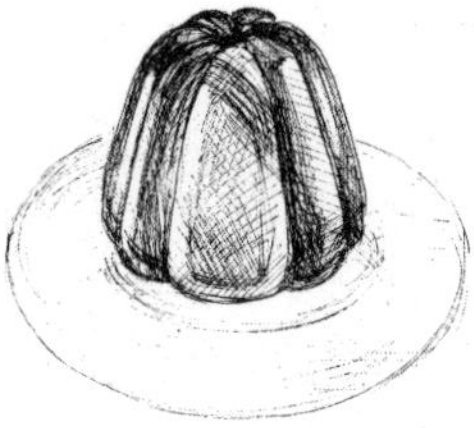

UNE PÂTE FEUILLETÉE RÉUSSIE

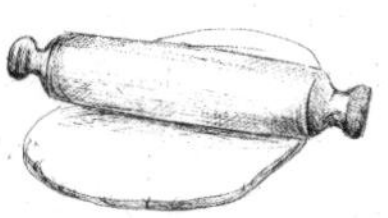

Petits soufflés et tourtes maison… Vous êtes une adepte des mets à base de pâte feuilletée. Hors de question d'aller acheter votre pâte toute prête, vous êtes plutôt du genre à retrousser vos manches et à sortir le rouleau ! Le secret de Mamie pour qu'elle soit réussie ? Une cuillère à soupe de vinaigre de cidre dans la préparation, pour que la pâte ne colle pas.

UNE PÂTE BRISÉE PLUS LÉGÈRE ET AÉRIENNE

À chaque fois, c'est la même chose : vous n'arrivez pas à réussir votre pâte brisée, qui ressort beaucoup trop dure. Qu'en pense Mamie ? Il ne faut pas trop la travailler pour éviter de chasser l'air et remplacer 1 cuillère à soupe d'eau par 1 cuillère à soupe de vinaigre pour la rendre plus tendre et plus légère.

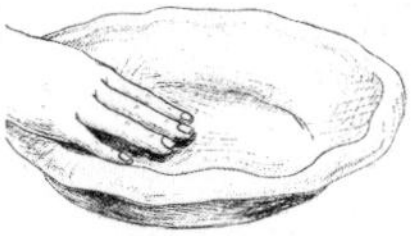

DES ŒUFS SUR LE PLAT

Garder vos œufs cuits sur le plat sans casser le jaune, pas facile ! Si vous ne voulez pas qu'ils finissent en omelette, c'est simple : il suffit d'ajouter, lors de la cuisson, quelques gouttes de vinaigre à même la poêle. Si vous les ménagez, ils conserveront une jolie forme !

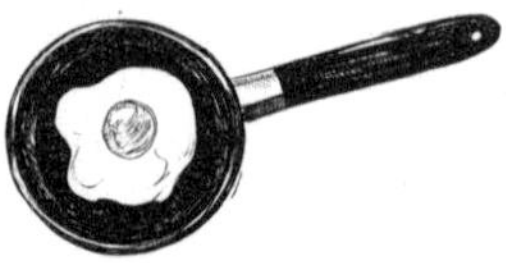

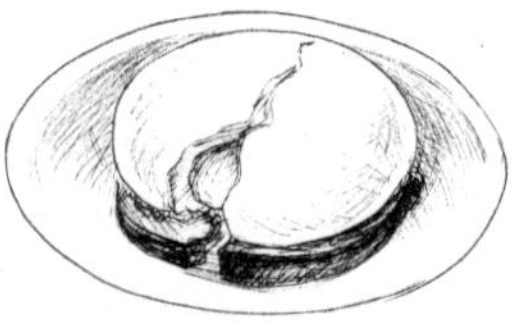

DES ŒUFS POCHÉS PARFAITS

Les œufs, vous les préférez pochés ? Difficile dans ce cas de leur faire garder une jolie forme. Grand-mère savait y faire : elle ajoutait 5 cl de vinaigre à l'eau de cuisson. Faites de même : vos œufs ressortiront parfaits. Soyez rassuré, ils ne conserveront pas le goût de vinaigre.

DES ŒUFS FRITS RÉUSSIS

Comment ne pas brûler ses œufs frits ? Avec du vinaigre, pardi ! Voici une petite astuce que ma grand-mère m'a apprise : il suffit d'ajouter 2-3 gouttes de vinaigre pour que vos œufs ne ressortent pas carbonisés ni ne collent à la poêle.

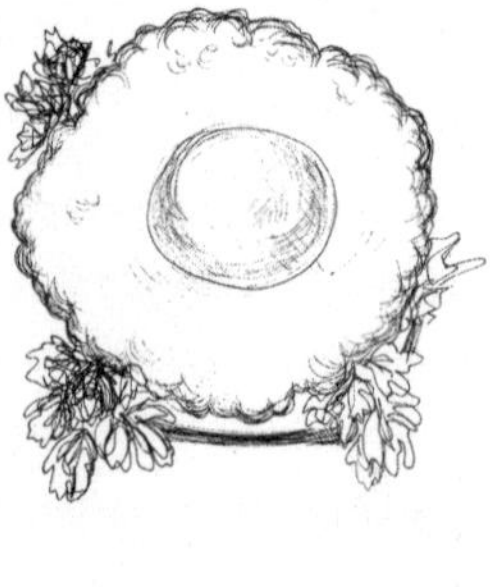

DES ŒUFS DURS INTACTS

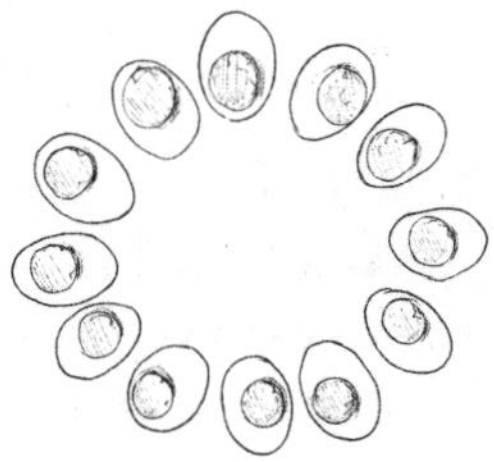

Cela vous est sûrement déjà arrivé : lorsque vous faites cuire des œufs durs, la coquille se fend et ainsi se forme une protubérance, ce qui n'est pas très esthétique, l'œuf une fois pelé. Vous éviterez ce phénomène en versant dans l'eau de cuisson 1 cuillère à soupe de vinaigre.

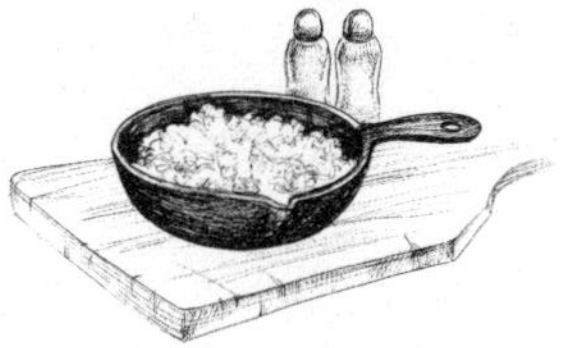

DES ŒUFS BROUILLÉS RÉUSSIS

Ah, les œufs brouillés que votre grand-mère vous préparait petite, pour le petit déjeuner... Rien que d'y penser, vous vous léchez les babines. Mais comment faisait-elle ? Elle leur ajoutait 1 cuillère à soupe de vinaigre, tout simplement !

DES MERINGUES AÉRIENNES

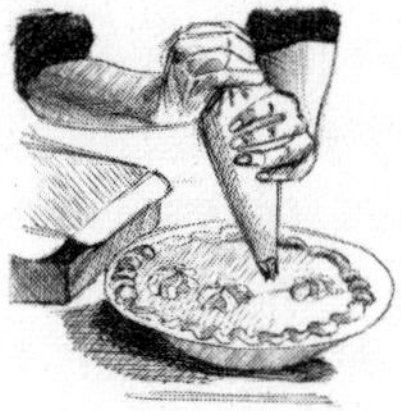

Bien réussir ses meringues n'est pas une mince affaire. Nos mamies en ont passé du temps, avant de trouver l'ingrédient qui fait la différence. Pour obtenir de belles meringues aériennes, elles ajoutaient aux blancs d'œufs 1 cuillère à café de vinaigre.

DES BLANCS EN NEIGE BIEN FERME

Certaines recettes nécessitent des blancs d'œufs en neige bien ferme. Vous n'avez pas de robot ? Au lieu de battre vos œufs à vous en tordre le bras, faites comme grand-mère : ajoutez-leur quelques gouttes de vinaigre. Et ils seront durs comme du roc !

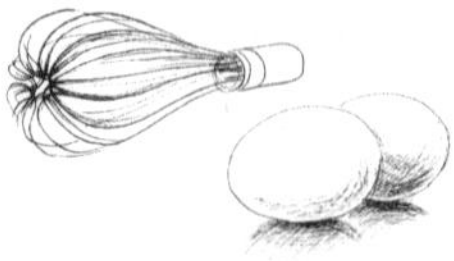

RÉCUPÉRER UNE SOUPE TROP SALÉE

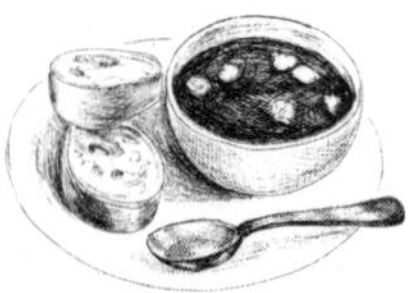

Mamie aime préparer une bonne soupe bien chaude pour se réchauffer les longs week-ends d'hiver, lorsque les températures commencent à se faire basses et qu'il est bon de rester au coin du feu. Oops ! Seulement, elle a eu la main trop lourde sur le sel. Que faire ? Ajoutez 1 cuillère à soupe de sucre et 1 de vinaigre, la soupe sera adoucie.

ATTENDRIR LA VIANDE

La viande, vous la préférez saignante - devoir mâcher et remâcher un bout de viande trop sèche n'est pas votre tasse de thé. Nos aïeules avaient l'habitude de la laisser mariner dans un récipient rempli de vinaigre de vin, additionné de quelques herbes, le tout au réfrigérateur. La viande en ressortait plus tendre le lendemain.

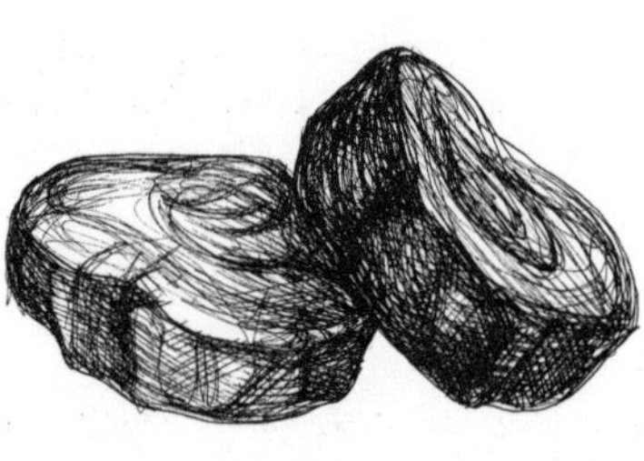

REMPLACER LA LEVURE

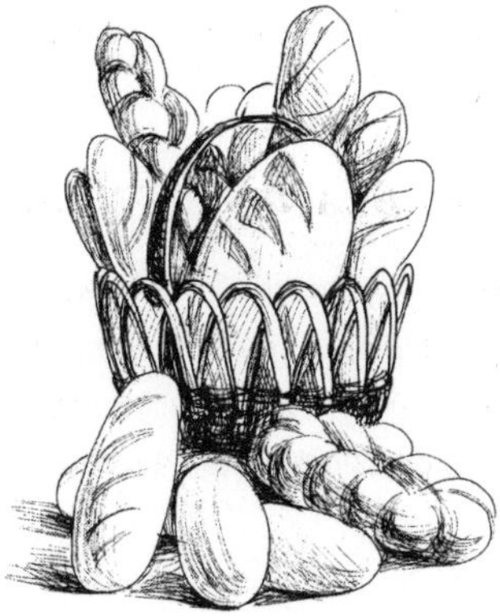

Vous vous êtes lancé dans la confection de baguettes maison pour accompagner fromage et charcuterie au menu de ce soir. Seulement, vous n'avez plus de levure ! Sachez que vous pouvez la remplacer par 4 cuillères à café de bicarbonate de soude additionnées d'une cuillère à café de vinaigre. Ouf, le repas est sauvé.

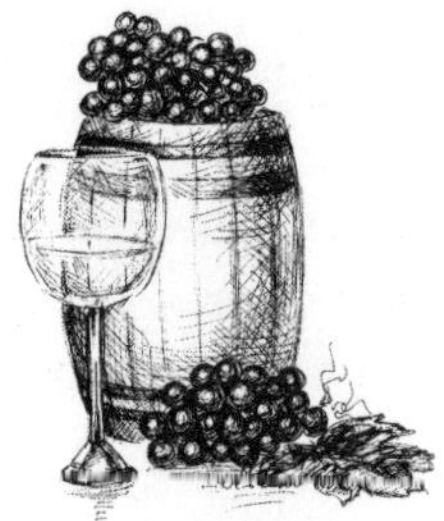

REMPLACER DU VIN BLANC

Adepte des sauces au vin, vous connaissez tous les trucs pour les réussir. Mais savez-vous comment les réussir sans l'ingrédient principal ? Si, par malheur, vous n'aviez plus de vin sous la main, optez pour le vinaigre blanc : remplacez le vin par du vinaigre blanc dilué avec un peu d'eau et additionné de 2 cuillères à soupe de sucre.

REMPLACER LE YAOURT

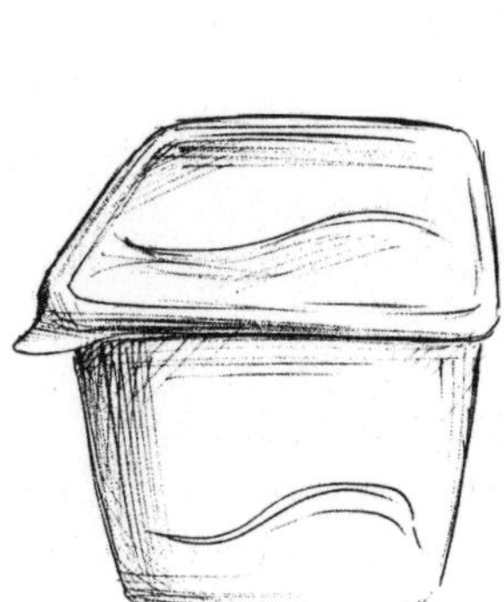

Dimanche, les supermarchés fermés, et vous n'avez plus de yaourt dans votre frigo. Seulement, vous avez déjà commencé à préparer votre gâteau… au yaourt ! Que faire ? Il serait bête de tout jeter ! C'est simple : remplacez le yaourt par du vinaigre. Dans 40 cl de lait, versez 1 cuillère à soupe de vinaigre. Et le yaourt est remplacé !

REMPLACER UN ŒUF

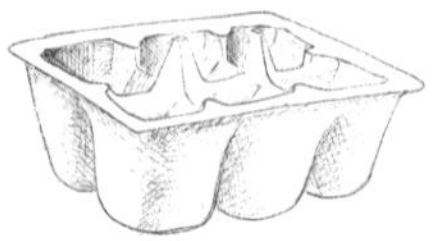

Il vous manque un œuf pour pouvoir faire votre gâteau ? Si la recette contient de la levure, il suffit de remplacer ce dernier par 1 cuillère à soupe de vinaigre blanc. Notez également qu'un jaune d'œuf se remplace facilement par 1 cuillère à soupe de vinaigre de vin.

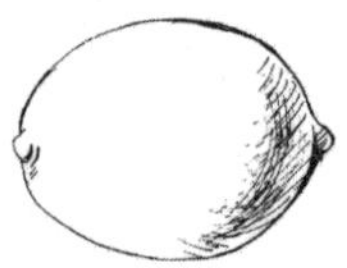

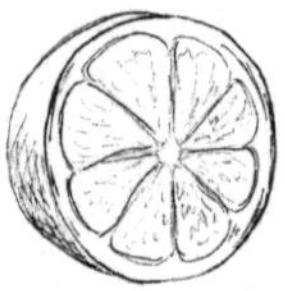

REMPLACER DU JUS DE CITRON

Vous n'avez plus de citron sous la main ? Comment agrémenter votre thé ? Remplacez les quelques gouttes de jus de citron par 1 goutte de vinaigre de cidre. En cuisine, remplacez 1 cuillère à café de jus de citron par un quart de cuillère à café de vinaigre de vin.

LE CARAMEL DE MAMIE

Utiliser le vinaigre dans un dessert ? Tout est possible avec Mamie ! Elle utilisait le vinaigre balsamique pour rehausser le goût d'une sauce caramel par exemple. Préparez votre caramel comme à l'accoutumée et versez 5 cl de vinaigre balsamique hors du feu, puis remettez à feu doux jusqu'à obtenir une consistance sirupeuse. Agrémentez vos desserts de cette sauce originale !

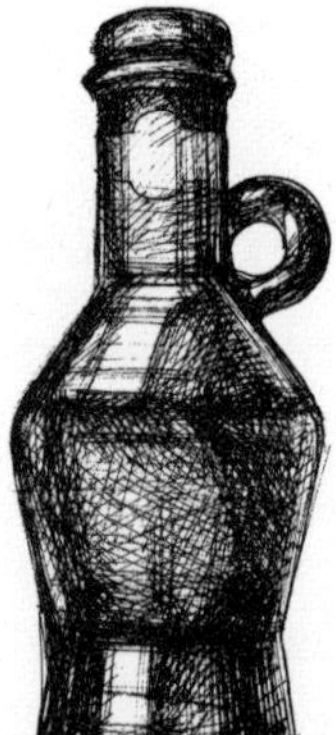

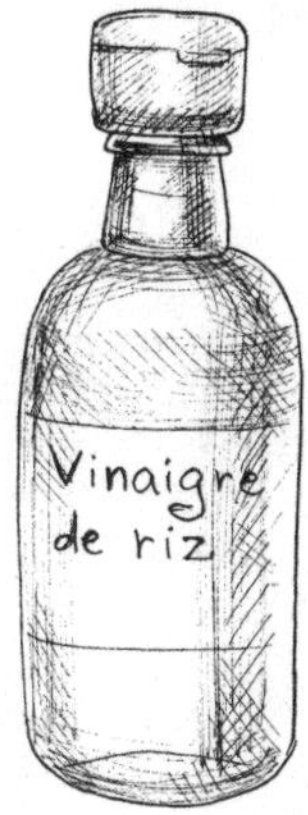

RÉUSSIR LES SUSHIS

Pour bien réussir vos sushis maison, le riz vinaigré doit être préparé à la perfection ! Utilisez du riz à grains courts, qui colle sans être pâteux. Mélangez 125 ml de vinaigre de riz, 55 g de sucre et une grosse pincée de sel. L'assaisonnement est prêt, vous pouvez en arroser le riz une fois cuit !

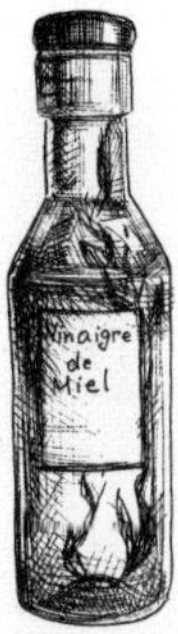

UN VINAIGRE ORIGINAL

Vous en avez assez de la vinaigrette maison habituelle ? Soyez inventif et épatez vos convives avec ce vinaigre original : mettez dans votre bouteille de vinaigre soit de l'estragon, de l'ail, de la sauge, etc. Laissez mariner pendant 2 mois. Soyez patient et vous pourrez utiliser ce vinaigre aromatisé pour vos plats et salades.

UNE SAUCE SAVOUREUSE

Agrémentez votre viande avec cette sauce savoureuse. En plus de l'assaisonnement habituel, sel et poivre, voire noix de muscade, thym, persil et romarin selon votre goût, versez quelques gouttes de vinaigre de Xérès sec. Rôtis, gigots, entrecôtes et volailles n'en seront que meilleurs !

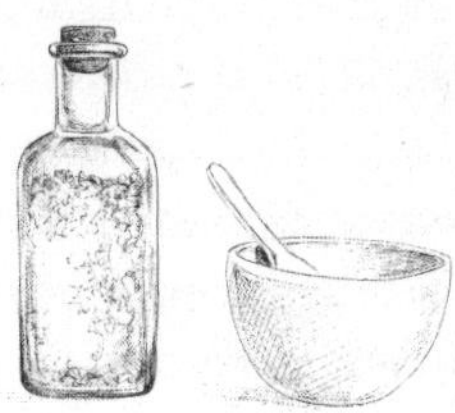

TROP DE VINAIGRE !

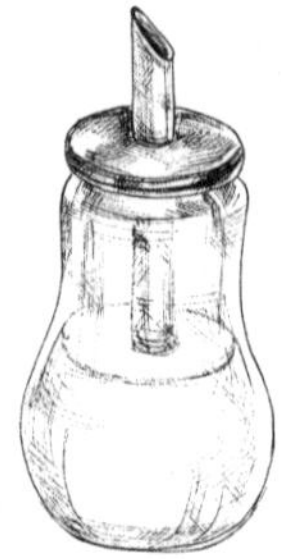

Si vous avez eu la main lourde en vinaigre, pas de panique, ne jetez pas votre sauce. Cependant, il va vous falloir aimer le sucre si vous voulez la récupérer ! Ajoutez-lui 2 morceaux de sucre. Remuez bien pour qu'ils se délayent dans la sauce. L'excès de vinaigre sera résorbé.

DES CONFITURES RÉUSSIES

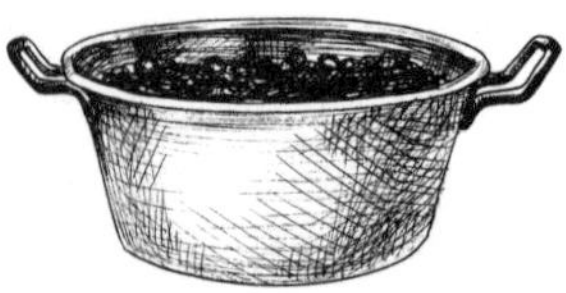

Après avoir passé des après-midi à accompagner votre grand-mère pour cueillir vos fruits préférés, vous la regardiez préparer ses pots de confiture avec attention. Pour réussir à coup sûr ses confitures, elle versait dans la bassine en cuivre 1 cuillère à café de vinaigre.

DES PÂTES NON COLLANTES

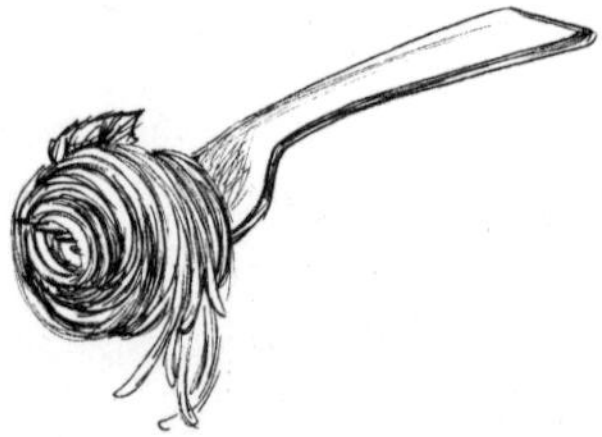

Des pâtes qui collent, non merci ! Difficile de toujours savoir bien minuter la cuisson de vos pâtes et de réussir à les faire al dente. Le petit truc de grand-mère : mettre une cuillère à café de vinaigre de vin dans l'eau de cuisson des pâtes. Et elles ne colleront pas !

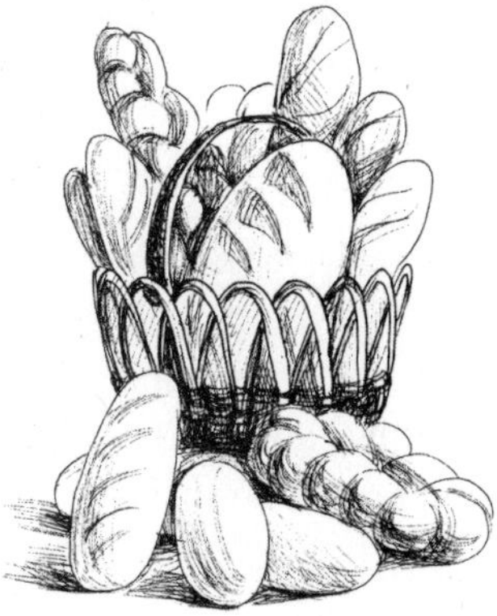

DU PAIN BIEN DORÉ

La bonne odeur du pain dans le four... Vous en bavez déjà. Et pour qu'il ne soit pas seulement bon, mais joli, sortez le pain du four un peu avant la fin de la cuisson, puis passez-lui, à l'aide d'un pinceau, un peu de vinaigre sur le dessus. Remettez au four. Votre pain sera bien doré et brillant.

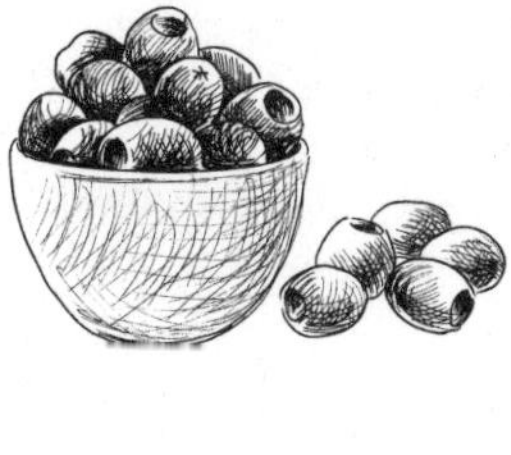

CONSERVER OLIVES, PIMENTS ET CORNICHONS

Pour les trois, même solution : que ce soient les olives, les piments ou les cornichons, il suffit de les mettre en bocal, recouverts de vinaigre et d'entreposer ce dernier au réfrigérateur. Ainsi, vous les conserverez beaucoup plus longtemps.

LENTILLES MOELLEUSES

Certains préfèrent les lentilles qui croquent sous la dent, d'autres les préfèrent bien moelleuses. Si vous faites partie de ces derniers, il vous suffit de rajouter à l'eau de cuisson 2 morceaux de sucre et un peu de vinaigre de vin. Ainsi, vos lentilles seront douces à souhait.

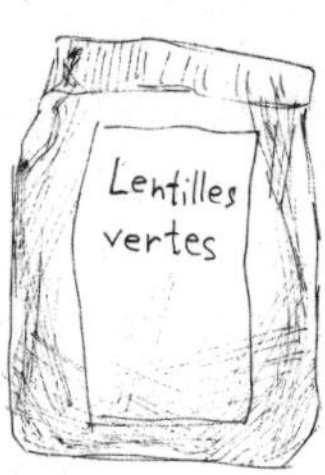

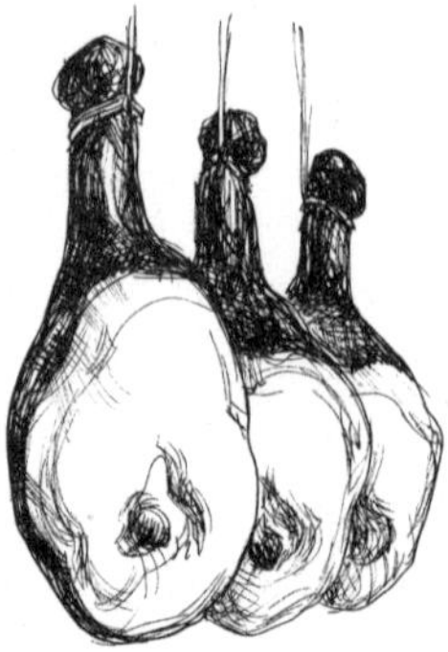

CONSERVER LE JAMBON

Le jambon à l'os se conserve bien, mais il sèche tout de même facilement. Au lieu de couper à chaque fois une bonne tranche car l'entame a durci, pensez à la frotter avec un peu de vinaigre de vin. Ainsi, vous pourrez conserver votre jambon plus longtemps. Et sans gâcher !

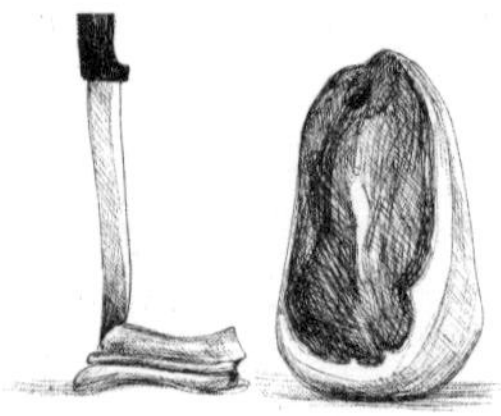

DESSALER LE JAMBON

Le jambon a tendance à être assez salé. Nos aïeules avaient l'habitude, lorsqu'elles le faisaient cuire, d'ajouter un peu de vinaigre à l'eau de cuisson pour le dessaler. D'une pierre deux coups, son goût était rehaussé et le jambon n'en était que meilleur !

CONSERVER LE GINGEMBRE

Épluchez les racines, tranchez-les ou râpez-les et conservez le tout dans un bocal. Recouvrez de vinaigre de cidre et entreposez au réfrigérateur. Pas de gâchis avec Mamie !

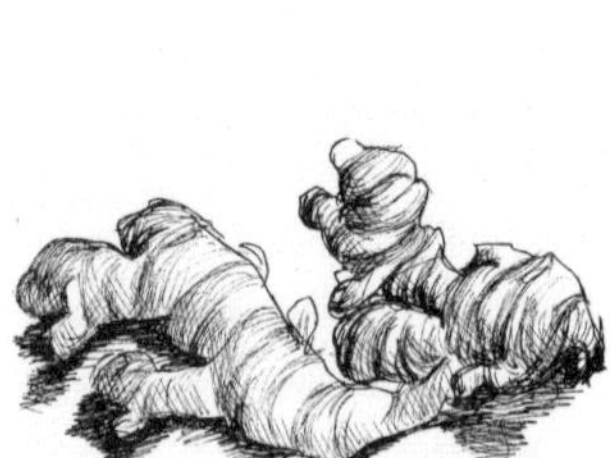

GÉLATINE EN FORME

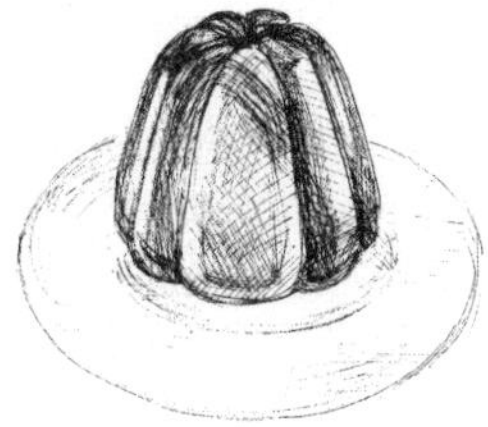

Vous êtes une adepte de la gélatine dans les crèmes et gâteaux ! En vraie petite pâtissière, vous suivez l'enseignement de votre grand-mère à la lettre : pour que la gélatine prenne facilement, utilisez 1 cuillère à café de vinaigre par sachet de gélatine.

CONSERVER LE FROMAGE PLUS LONGTEMPS

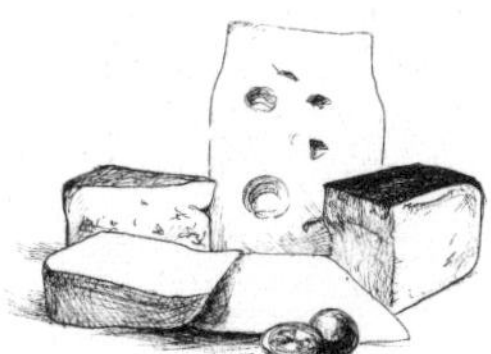

Si vous laissez votre fromage tel quel dans votre réfrigérateur, les moisissures arrivent vite et vous n'avez plus qu'à le jeter. Pour le conserver plus longtemps, Mamie l'enveloppait dans un linge imbibé de vinaigre de vin et l'entreposait au réfrigérateur.

ÉVITER LE BRUNISSEMENT DES FRUITS COUPÉS

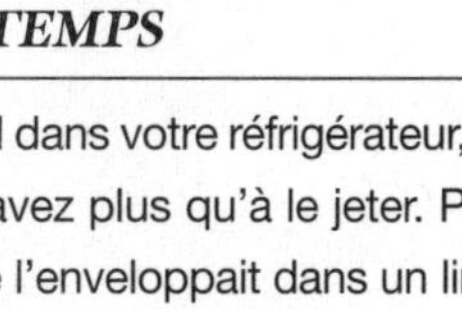

Votre péché mignon, ce sont les salades de fruits. Un peu de pomme, de poire, d'abricot, d'ananas, de brugnon... Mais une fois dans votre bol, ils ont triste mine ! Pour éviter que les morceaux de fruits pelés et coupés ne jaunissent ou brunissent, trempez-les dans un bol d'eau dans lequel vous aurez ajouté 1 cuillère à soupe de vinaigre de cidre.

GOÛT DES FRUITS OPTIMISÉ

Mamie aimait faire sa propre cueillette de fruits pour réaliser moult pots de confiture et de délicieuses tartes ou gâteaux. Lorsqu'elle faisait cuire des fruits, elle ajoutait 1 cuillère à café de vinaigre de vin à la préparation. Ainsi, après cuisson, leur goût n'en était que meilleur.

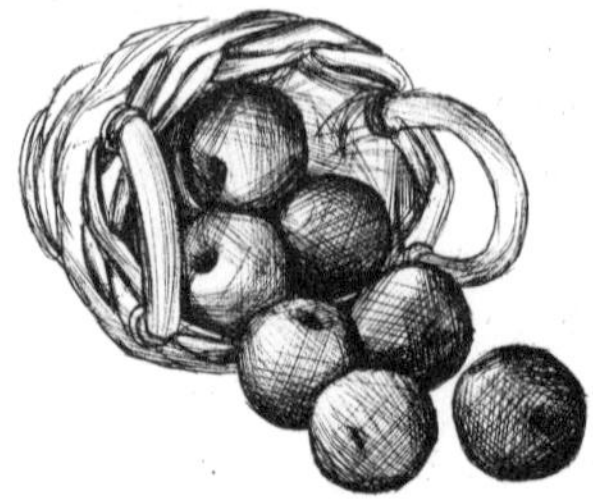

ÉLIMINER LE GOÛT DU GRAS

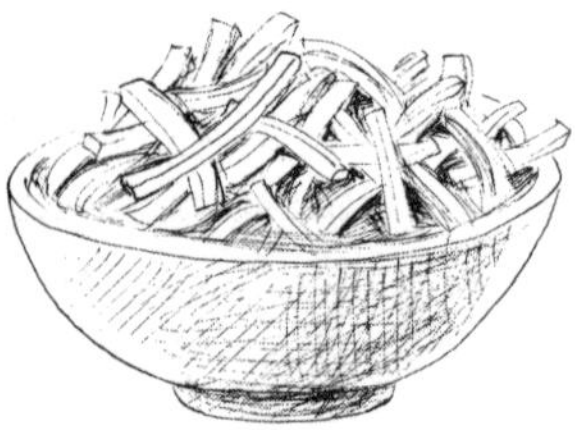

Grand-mère aime faire des frites maison le dimanche midi pour ses petits-enfants. Son truc ? Mettre 1 cuillère à soupe de vinaigre dans l'huile de sa friteuse. Les frites seront moins imprégnées d'huile et n'auront pas ce goût de « gras ». Et elles n'en seront que plus digestes.

DES ÉPINARDS FANÉS

Vos épinards font la tête. Ce n'est pas comme ça que vous parviendrez à convaincre vos bambins d'en manger ! Pour leur redonner un peu de tenue, plongez-les dans un saladier rempli d'eau tiède. Mettez-y 2 morceaux de sucre et 1 cuillère à soupe de vinaigre. Ils auront ainsi meilleure mine !

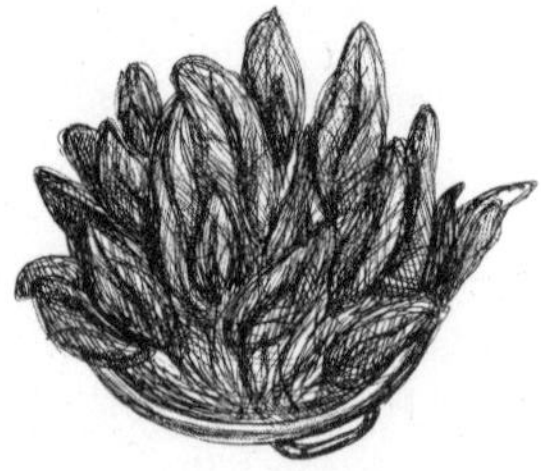

CONSERVER UN CITRON ENTAMÉ

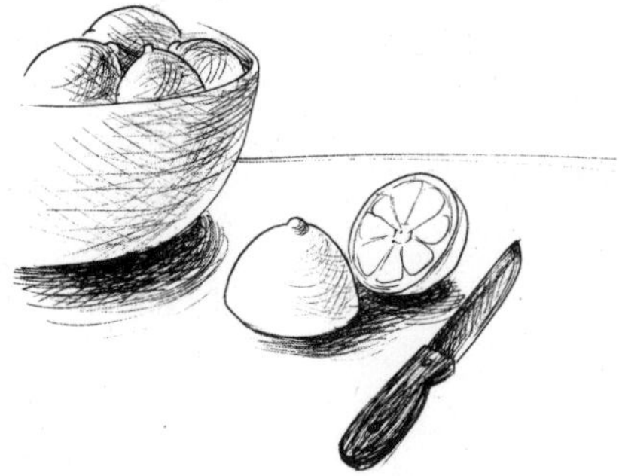

Il vous arrive souvent de n'avoir seulement besoin que de la moitié d'un citron. Que faire de l'autre ? Pour ne pas qu'elle s'abîme, entreposez-la dans une coupelle remplie de vinaigre de vin, au réfrigérateur. Pensez toutefois à la consommer dans les 2 jours.

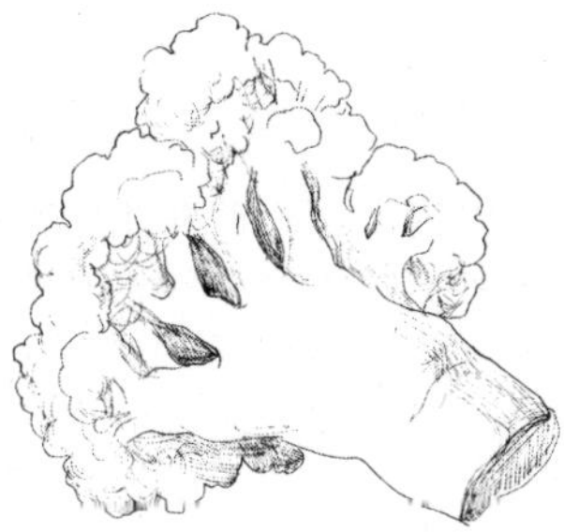

DU CHOU-FLEUR BIEN BLANC

Vous souhaitez conserver la belle couleur de votre chou-fleur une fois cuit ? Utilisez le vinaigre de vin, il a la particularité de garder intacte la couleur des légumes après cuisson. Sa blancheur restera donc inchangée si vous ajoutez une cuillère à soupe de vinaigre dans son eau de cuisson.

DU CHOU PLUS DIGESTE

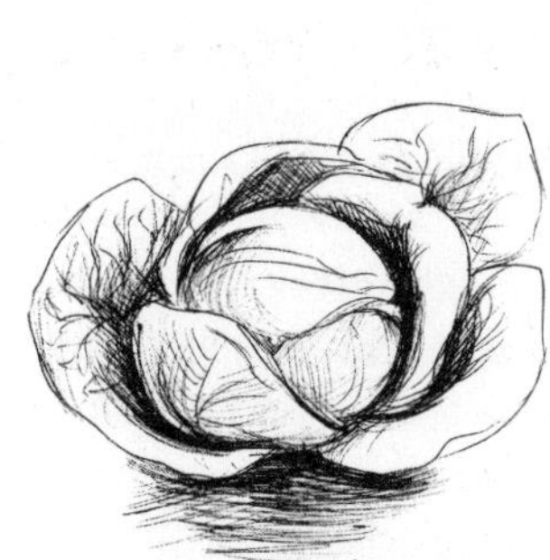

Le chou n'est pas le légume le plus facile à digérer. Pour le rendre plus digeste, grand-père avait l'habitude de verser dans l'eau de cuisson une cuillère à soupe de vinaigre. D'une pierre deux coups, sa forte odeur était atténuée. Ce qui faisait plaisir à grand-mère !

DE JOLIS BEIGNETS

En ajoutant 1 cuillère à soupe de vinaigre dans l'huile de friture, vos beignets garderont une jolie forme. De plus, ils seront plus digestes et moins gras, car le vinaigre empêche l'huile de pénétrer aussi facilement dans les fritures. Vos beignets seront donc allégés.

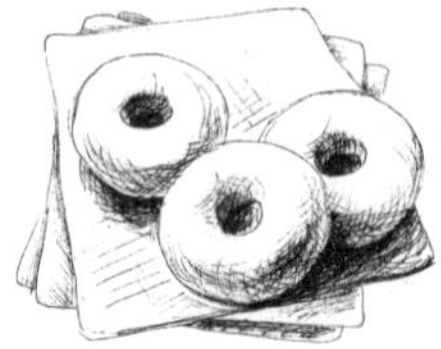

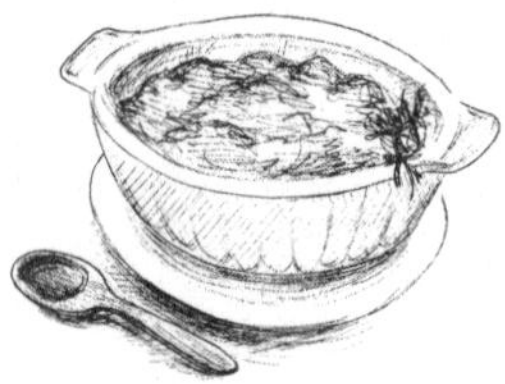

UNE BÉCHAMEL RÉUSSIE

La béchamel n'est pas la sauce la plus facile à réaliser. Ma grand-mère avait un petit truc qui faisait la différence : elle y ajoutait, en fin de préparation, une demi-cuillère à café de vinaigre de vin. Ainsi la béchamel était non seulement réussie mais avait également plus de tenue et d'allant.

EMPÊCHER LA DÉCOLORATION DES AVOCATS

Une fois épluché et coupé en petits morceaux, un avocat se décolore très rapidement. Des taches marron apparaissent, pas très convaincant dans l'assiette. Vous empêcherez ce phénomène en l'aspergeant d'un peu de vinaigre de vin. Le vert, c'est tout de même plus joli !

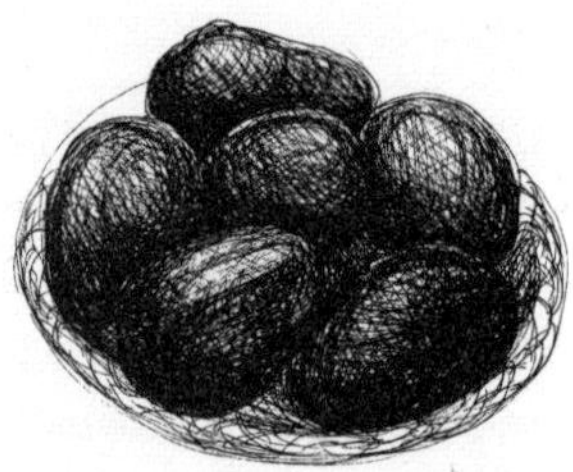

CONSERVER LA BELLE COULEUR DES ARTICHAUTS

Les artichauts, après cuisson, ont tendance à griser voire à devenir marron. Leur goût n'est pas altéré, mais ils deviennent moins appétissants ! Ajoutez un morceau de sucre et une cuillère à soupe de vinaigre dans leur eau de cuisson, dès qu'elle commence à bouillir. Et ils conserveront leur belle couleur verte !

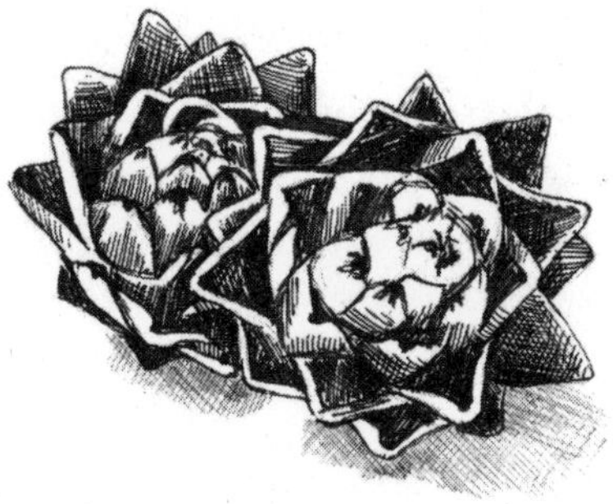

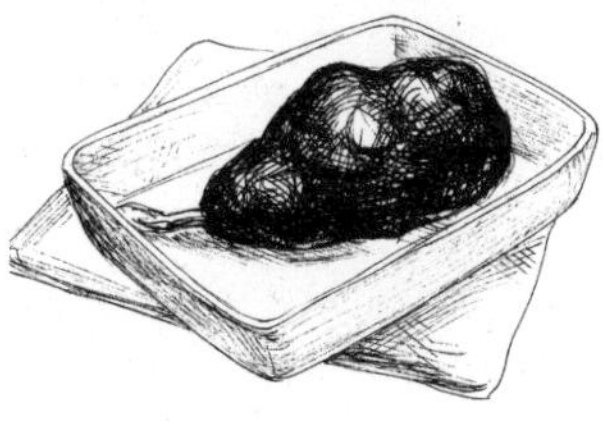

ATTÉNUER L'ODEUR DU GIGOT D'AGNEAU

Le gigot d'agneau dégage une forte odeur. Nos grands-mères y remédiaient en ajoutant 2 cuillères à café de vinaigre de vin et 1 cuillère à café de miel dans le jus de cuisson. Peu avant la fin de la cuisson, elles arrosaient plusieurs fois la viande de jus. Et l'odeur était atténuée.

FRAISES BIEN PARFUMÉES

Les fraises de commerce sont en général bien colorées et calibrées, mais leur parfum est rarement à la hauteur. Vous renforcerez leur goût en versant dessus un trait de citron et un soupçon de vinaigre balsamique. Pensez à les sucrer et à les laisser reposer une demi-heure hors du réfrigérateur avant de les servir pour qu'elles aient le temps de donner un peu de jus.

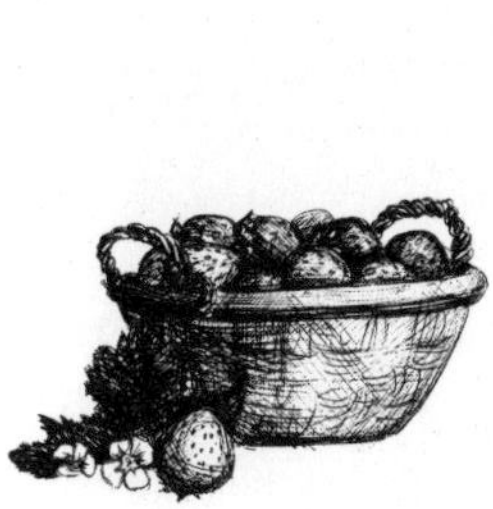

RÉUSSIR UNE MARINADE

Pour mariner votre viande, ajoutez à l'huile du vinaigre, du sel et du poivre. Pour une touche sucrée, mettez du miel, pour un peu d'exotisme, de la sauce soja. Pensez aux aromates : thym, basilic, romarin, ail. Pour que la marinade pénètre bien, faites quelques entailles dans la viande. Laissez reposer la viande dans son jus pendant 1 heure au réfrigérateur.

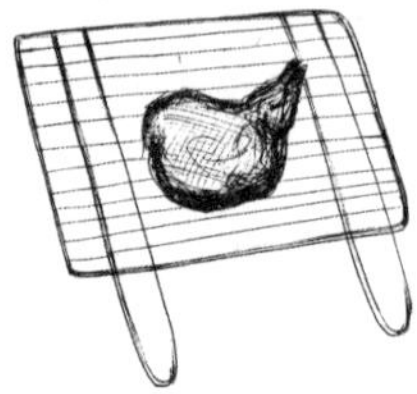

TUYAU D'ARROSAGE OPÉRATIONNEL

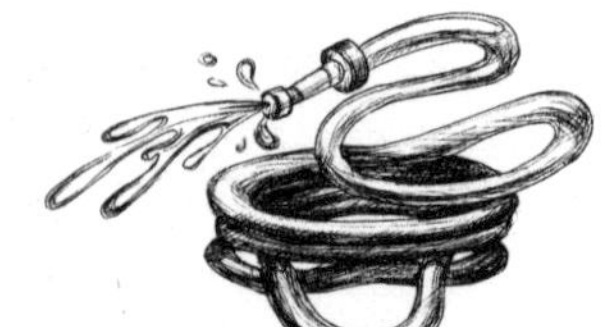

Avec le temps, le tuyau d'arrosage a tendance à s'encrasser et à s'entartrer. Pour le nettoyer, Mamie utilisait le bicarbonate de soude. Tous les 2 mois environ, elle en diluait 2 cuillères à soupe dans 1 verre de vinaigre blanc. Puis elle briquait son matériel à l'aide d'une petite brosse.

DÉSINFECTER SES OUTILS

Grand-père maniait avec le plus grand soin ses outils. Lorsqu'il utilisait ses sécateurs, il les nettoyait à chaque utilisation. La raison est simple : d'une plante à l'autre, les maladies peuvent se propager par le biais des lames. C'est pourquoi il les désinfectait en les frottant avec un chiffon imbibé de vinaigre blanc.

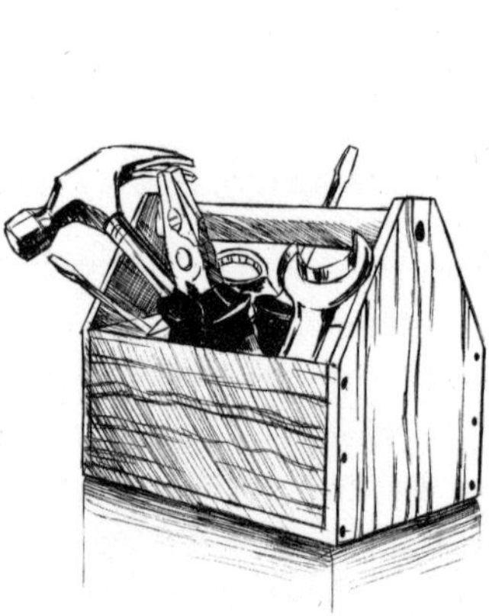

ENTRETIEN DU MOBILIER DE JARDIN

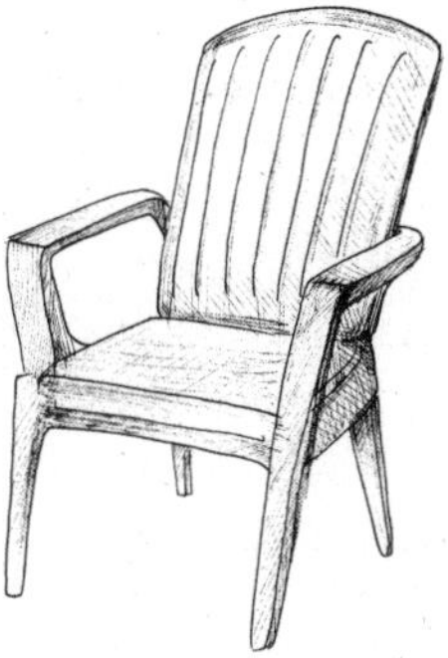

Si vous possédez du mobilier de jardin en plastique, luttez contre les moisissures en le nettoyant avec ce mélange : 25 cl de vinaigre blanc et 2 cuillères à soupe de liquide vaisselle dans 4 litres d'eau. Rincez à l'eau et laissez sécher. S'il est en bois, utilisez cette solution : 10 cl de liquide vaisselle, 5 cl de vinaigre blanc et 1 grosse cuillère à soupe de bicarbonate de soude dans 4 litres d'eau.

NETTOYER LES POTS DE FLEURS

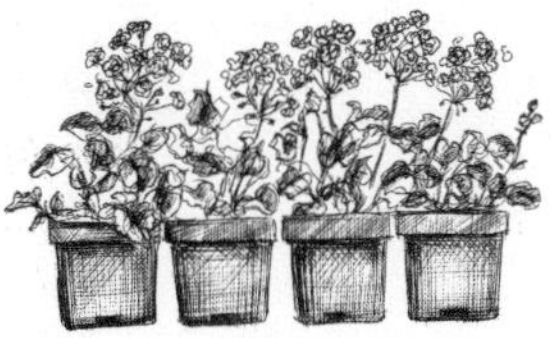

Entre les traces de terre, les moisissures, les dépôts de calcaire et l'usure due aux conditions climatiques, difficile de garder vos pots de fleurs en bon état. Faites tremper vos pots en terre et en plastique dans une bassine d'eau tiède et de vinaigre blanc à parts égales, cela les désinfectera par la même occasion. Pour le calcaire, frottez à la paille de fer.

FAIRE FUIR LES ANIMAUX INDÉSIRABLES

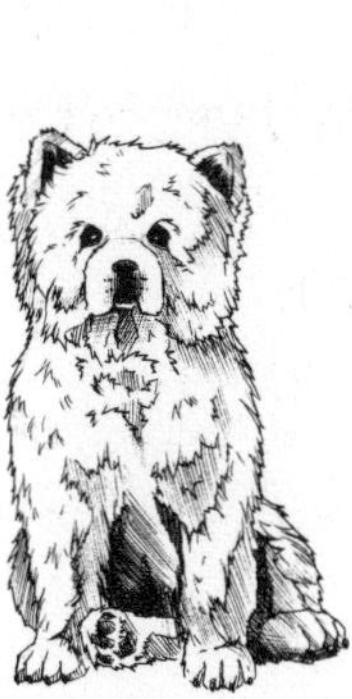

Les animaux ont le don de venir détruire tous les efforts fournis dans votre jardin, tout comme dans votre potager. Faites prendre la poudre d'escampette aux chiens, chats, lapins, hérissons… tout simplement en laissant de part et d'autre quelques bouts de tissus ou des morceaux de journaux froissés et trempés dans du vinaigre blanc.

REVIGORER LES PLANTES

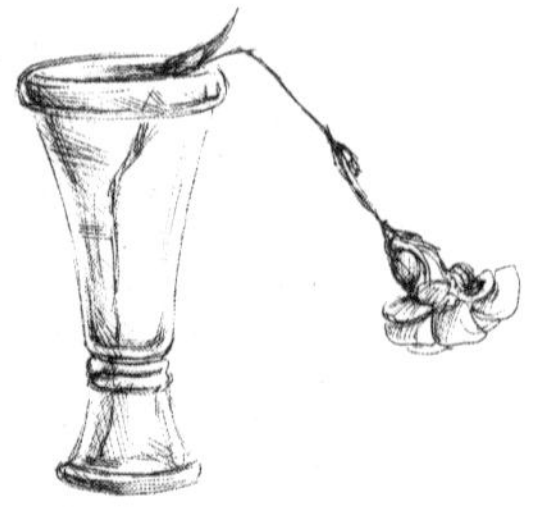

Vos plantes ont triste mine ? Préparez cette potion magique : versez 3 cuillères à soupe de vinaigre de cidre dans 4 litres de jus de compost. Arrosez régulièrement d'un peu de ce mélange vos plantes, cela améliorera leurs défenses contre les divers parasites et maladies.

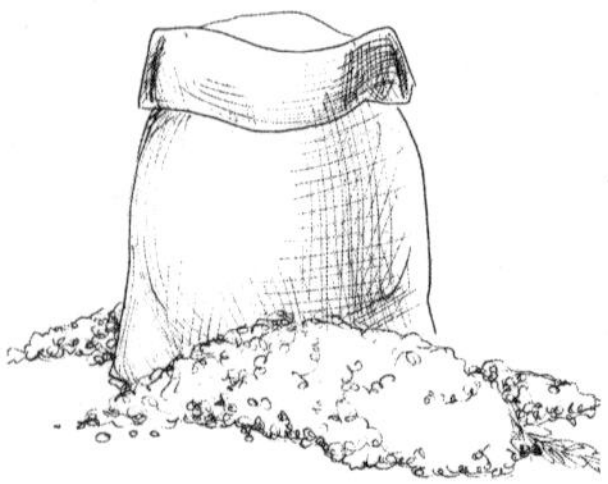

DES GRAINES GERMANT PLUS VITE

Vous souhaitez accélérer la germination de vos graines, impatient de voir pousser vos plantes ? Facile avec Mamie. Il suffit de les faire tremper toute une nuit dans de l'eau vinaigrée, à raison de 10 cl de vinaigre de cidre pour un demi-litre d'eau chaude. Rincez les graines avant de les semer. Si ce sont des graines de plantes ligneuses, frottez-les entre 2 feuilles de papier abrasif au préalable.

CHOISIR LA COULEUR DE SON HORTENSIA OU HYDRANGEA

Vous pouvez modifier la couleur de ces fleurs en faisant varier le pH du sol. Elles seront blanches ou vertes en sol neutre. Dans un sol alcalin, elles ressortiront roses. En revanche, dans un sol plus acide, elles deviendront bleues. Vous donnerez plus d'acidité à votre sol en l'arrosant de vinaigre dilué dans de l'eau.

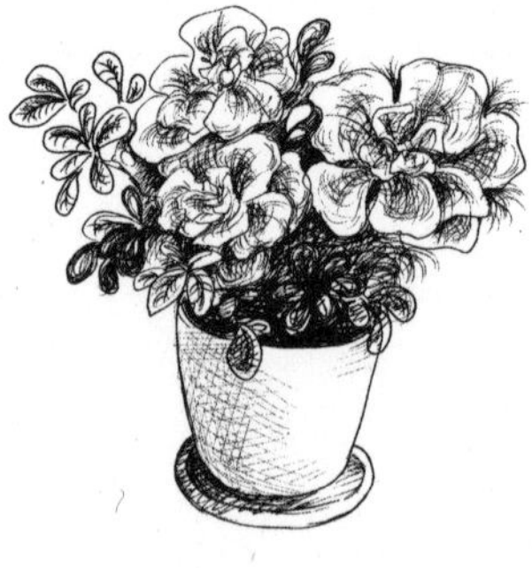

LIQUIDE VAISSELLE MAISON

Confectionnez votre propre liquide vaisselle en suivant la recette de Grand-mère. Versez 10 cl de liquide vaisselle écologique, 1 cuillère à soupe de vinaigre blanc, 1 de bicarbonate de soude et 5 gouttes d'huile essentielle de citron, le tout dans un flacon de 50 cl. Complétez avec de l'eau. Lisez bien les instructions avant d'utiliser les huiles essentielles.

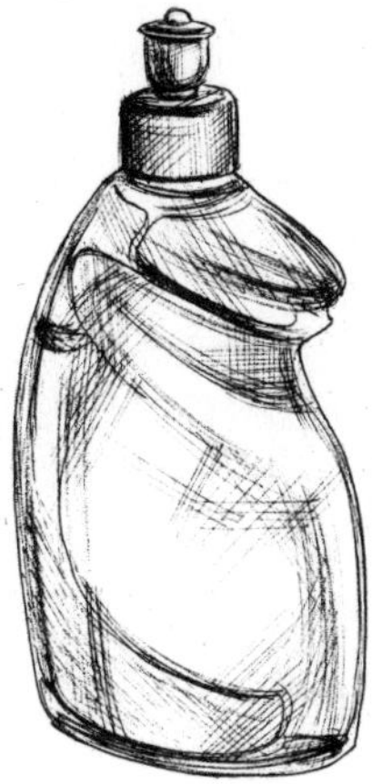

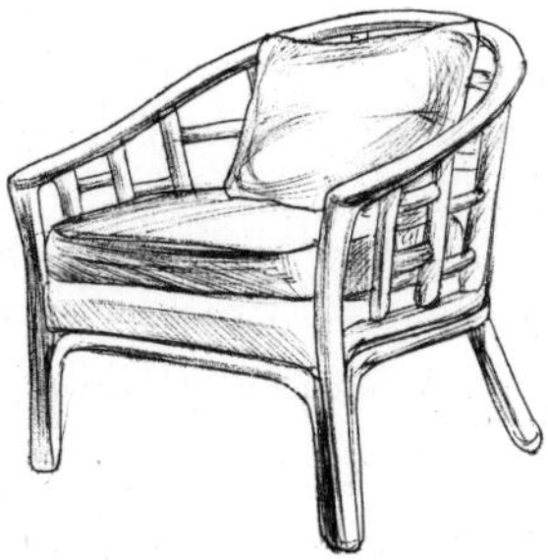

ENTRETIEN DES MEUBLES EN ROTIN OU EN BOIS TISSÉ

Les meubles en rotin ou en bois tissé sont un véritable casse-tête à nettoyer ! Un premier lavage au vinaigre blanc fera l'affaire ; mais pour plus d'efficacité et pour éliminer les traces persistantes, complétez-le avec un second lavage au bicarbonate de soude dilué. Mouillez le moins possible, rincez et essuyez au fur et à mesure.

ENTRETIEN DES MEUBLES EN BOIS MOISIS

Certains de vos meubles en bois présentent des moisissures naissantes ? Imbibez une éponge douce humide de vinaigre blanc, puis trempez-la dans du bicarbonate de soude. Frottez doucement le bois et passez l'éponge dans le sens des fibres. Rincez à l'eau claire et séchez dans l'instant pour éviter la prolifération des moisissures.

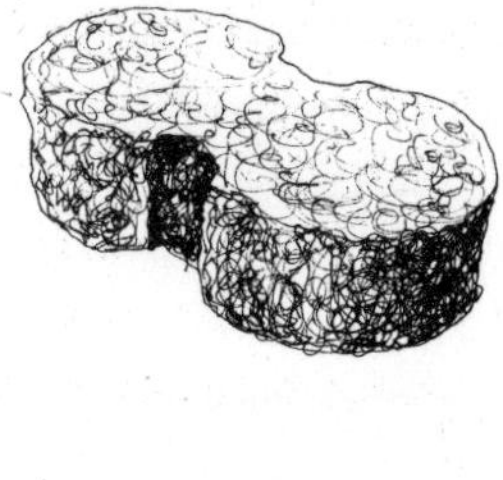

DU BICARBONATE PÉRIMÉ ?

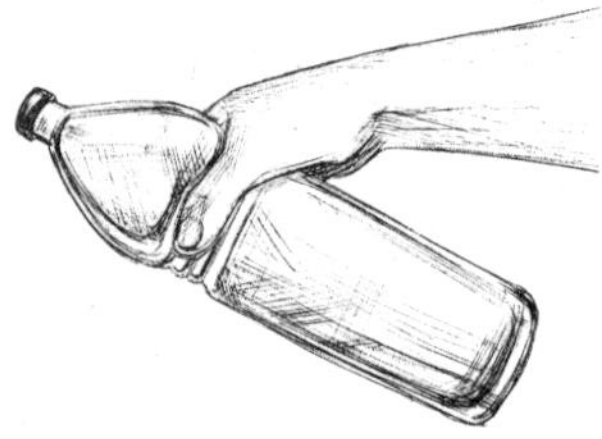

Le bicarbonate de soude n'est pas une substance réutilisable à l'infini : une fois qu'il a servi, s'il a « absorbé » les saletés et les mauvaises odeurs, vous pouvez le jeter d'office. En revanche, pour savoir si votre bicarbonate est utilisable, faites cette expérience sur une pincée : versez dessus quelques gouttes de vinaigre blanc. Si le mélange fait des bulles, c'est qu'il est encore bon !

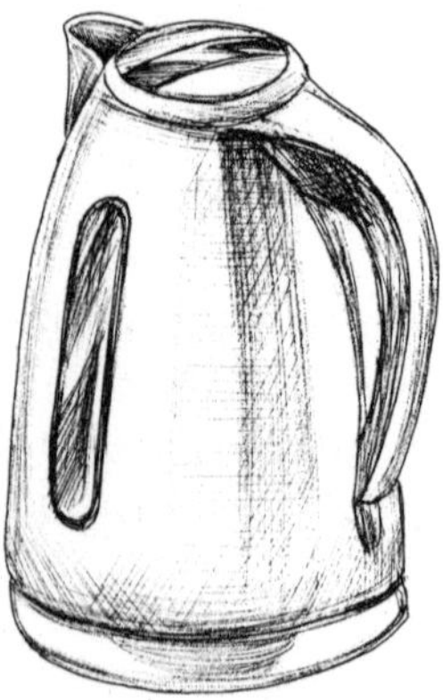

UNE BOUILLOIRE PROPRE

Nettoyer une bouilloire pleine de tartre et de saletés, facile avec Mamie. Mettez à bouillir un mélange d'eau et de vinaigre blanc à parts égales, dans lequel vous ajouterez 2 cuillères à café de bicarbonate de soude. Jetez ensuite ce liquide et rincez à l'eau claire, puis essuyez.

ENTRETIEN DU FER À REPASSER

Pour prolonger la vie et assurer le bon fonctionnement de votre fer à repasser, vous devez le chouchouter. Remplissez le réservoir du fer avec une eau très légèrement bicarbonatée (à 2 % environ). Puis nettoyez la semelle avec un linge imbibé de vinaigre.

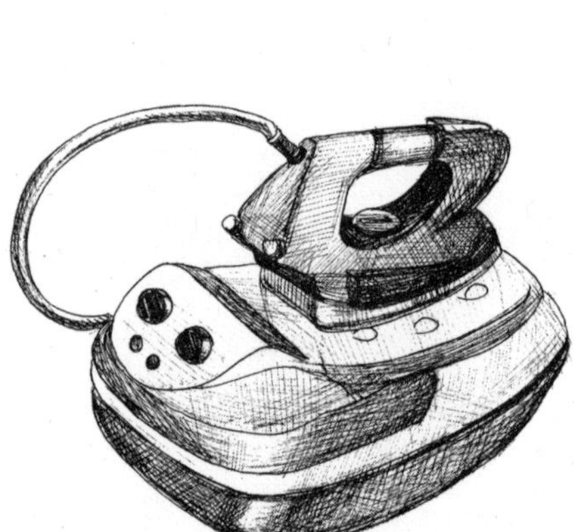

Planche à découper

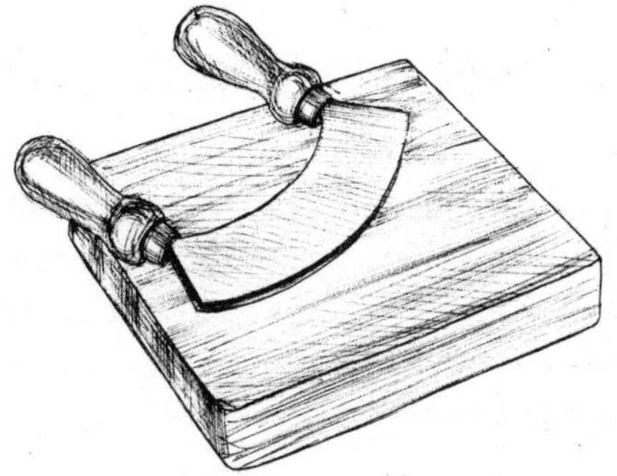

Une planche à découper doit être nettoyée régulièrement : plus vous l'utilisez, plus vous y faites des microrayures… dans lesquelles se loge un paquet de microbes ! Pensez à bien la nettoyer avec un premier lavage au vinaigre blanc, puis un second avec une pâte à base d'eau et de bicarbonate de soude.

Des plaques en vitrocéramique étincelantes

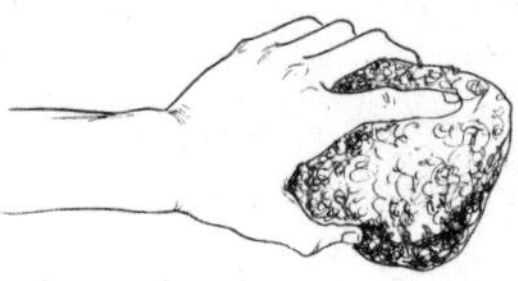

Les plaques en vitrocéramique doivent être nettoyées avec précaution. Il ne faut surtout pas utiliser le côté abrasif vert de votre éponge. Arrosez-les de vinaigre et saupoudrez ensuite de bicarbonate de soude. Le mélange des deux produits devrait faire son effet. Terminez par rincer à l'eau claire.

Nettoyer l'aluminium

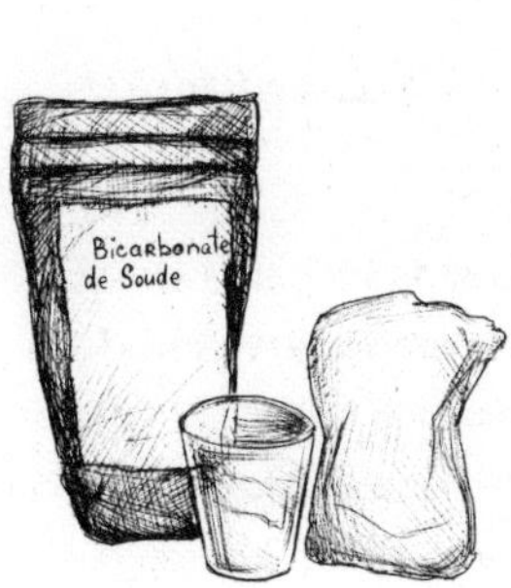

Comment ôter cette pellicule graisseuse qui se fixe sur l'aluminium ? Avec ce mélange : 50 g de bicarbonate de soude, 10 cl de crème de tartre, 10 cl de vinaigre blanc et 2 cuillères à soupe de paillettes de savon de Marseille. Touillez bien et appliquez cette pâte sur un tampon en laine d'acier. Nettoyez l'aluminium avec.

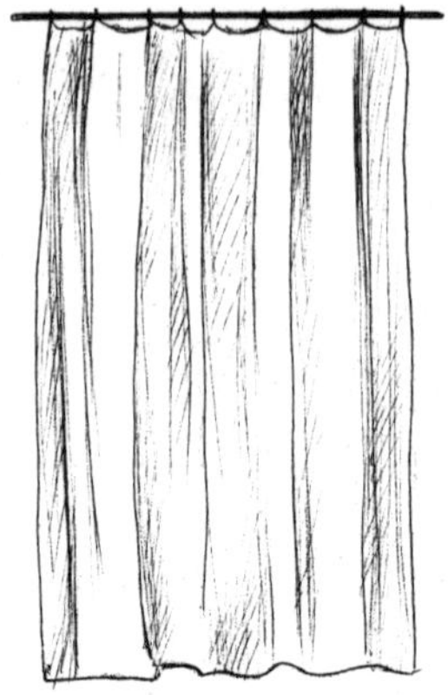

NETTOYER SON RIDEAU DE DOUCHE

Un rideau de douche se salit inévitablement, à cause de l'humidité. De la moisissure se crée et laisse des traces noires pas très esthétiques. Éliminez-les en lavant votre rideau à la machine en ajoutant 15 grammes de bicarbonate de soude à l'eau de lavage, directement dans le bac. Finissez en ajoutant 25 centilitres de vinaigre blanc au cycle de rinçage.

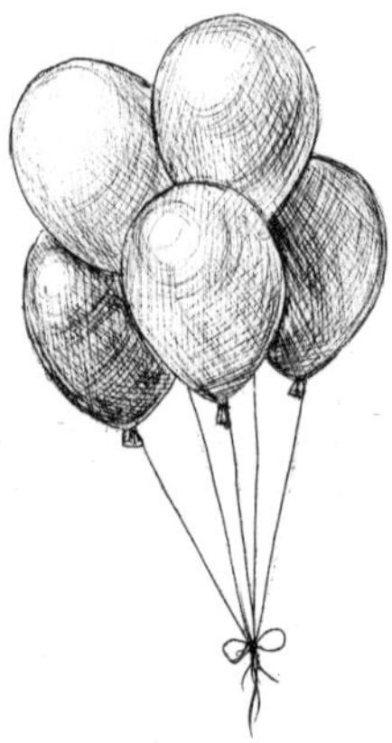

GONFLER UN BALLON

Vous organisez la fête d'anniversaire de votre petit frère et vous avez une multitude de ballons à gonfler pour la décoration. Vous avez mal aux joues ? Arrêtez de souffler : versez 1 cuillère à café de bicarbonate de soude et 5 centilitres de vinaigre dans votre ballon. Fermez-le et secouez : il se gonfle comme par magie !

TACHES SUR DE L'INOX

Qu'il soit simplement terni ou taché, le remède est le même pour l'inox. Un peu de vinaigre blanc, un peu de bicarbonate de soude et un peu d'huile de coude. Brossez les marques avec ce mélange. Si elles persistent, après avoir laissé sécher, frottez directement avec 1 chiffon imprégné de bicarbonate.

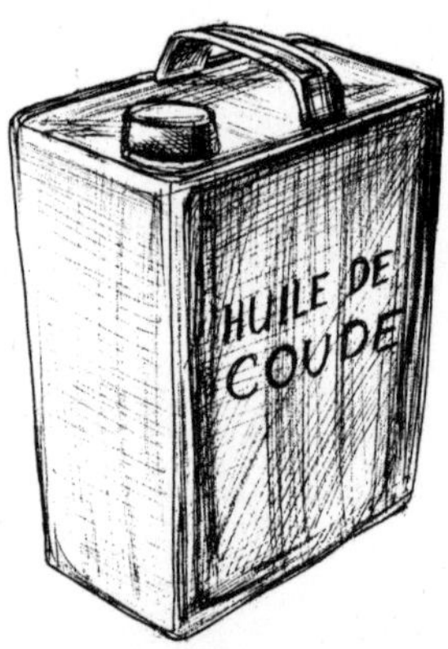

TACHES DE BRÛLÉ À LA CUISSON

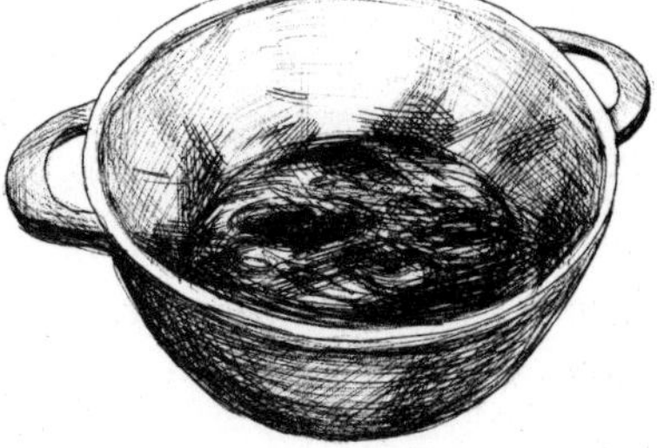

Le fond de votre casserole laisse à désirer ! Les taches noires de brûlé sont difficiles à faire partir. Versez dans la casserole un mélange de vinaigre blanc et de bicarbonate de soude. Laissez agir un instant, videz et grattez à l'aide d'une spatule en bois. Rincez, puis recommencez si elles persistent.

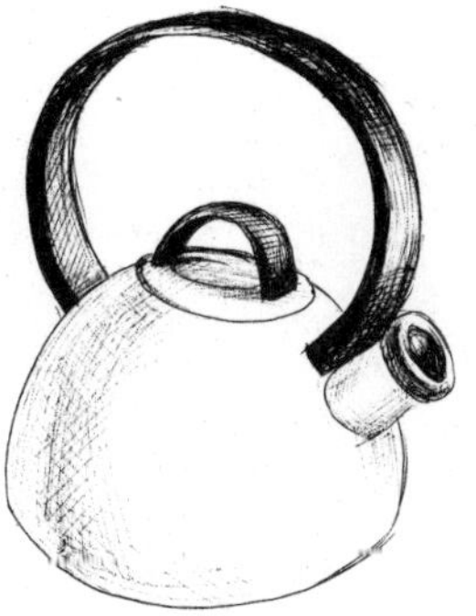

DÉTARTRER LA BOUILLOIRE

Quand la bouilloire est entartrée, produits chimiques et autre vinaigre blanc ne sont pas les seules solutions. Pensez notamment au soda. À faire bouillir comme l'eau habituellement. Votre bouilloire ressort propre et détartrée, comme neuve, sans l'odeur désagréable du vinaigre !

RIDEAU DE DOUCHE IMPECCABLE

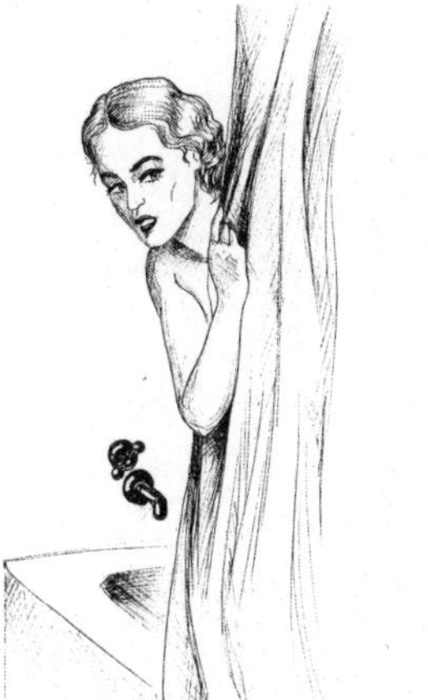

Évitez les marques et les traces de moisissures sur votre rideau de douche avec du vinaigre blanc. Diluez-en avec un peu d'eau et passez régulièrement un coup d'éponge imbibée de cette préparation.

EFFACER LES ÉGRATIGNURES DE CHAT

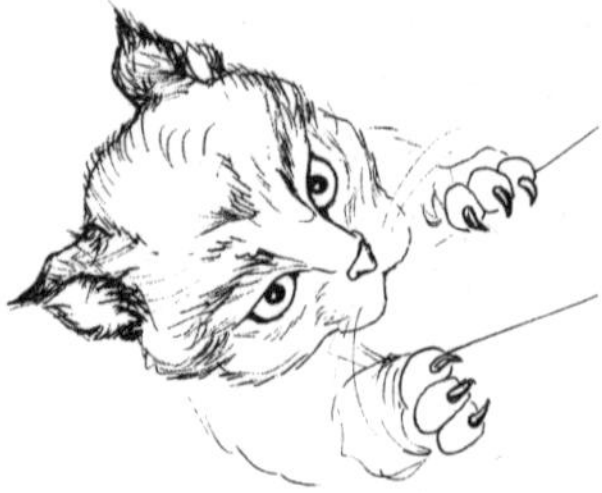

Votre félin adore faire ses griffes sur votre belle table en bois ? Rattrapez ses bêtises en appliquant une lotion maison. Diluez la même quantité de vinaigre blanc et d'eau. Appliquez ensuite à l'aide d'un pinceau sur les zones abîmées.

NETTOYER LES VITRES D'UN INSERT

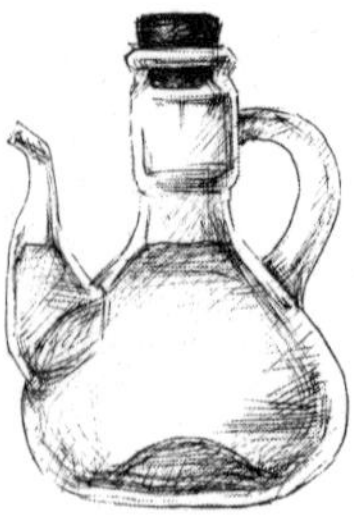

Il n'est pas toujours évident de conserver une vitre d'un insert propre. Ne briquez plus en vain : utilisez plutôt le mélange miraculeux de Mamie. Mélangez du bicarbonate de soude avec du vinaigre blanc jusqu'à obtenir une pâte homogène. Nettoyez la vitre de votre insert avec ce mélange.

CHASSER L'ODEUR DES BOCAUX

Vous utilisez constamment vos bocaux en verre pour stocker vos diverses préparations culinaires : confitures, fruits confits, soupes… Avec le temps, ils conservent l'odeur des aliments qu'ils ont stockés. Remédiez-y simplement en les lavant avec du vinaigre blanc et de l'eau chaude. Puis laissez-les une nuit au réfrigérateur.

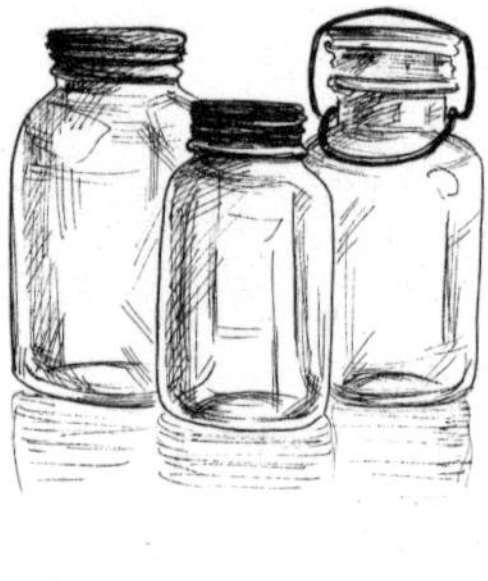

ÉPONGE ENCRASSÉE

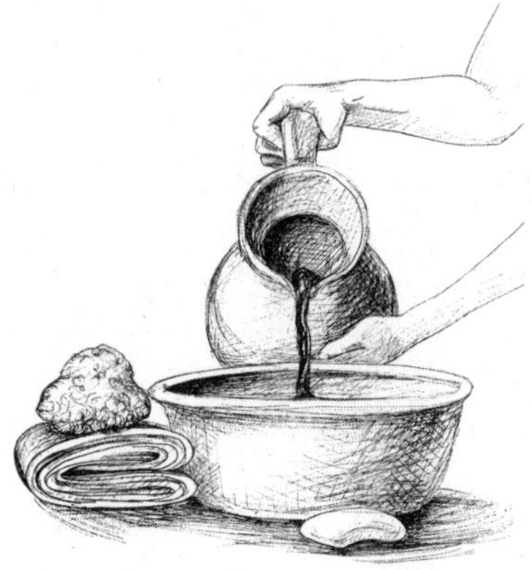

Vous l'utilisez sans cesse pour briquer vos surfaces ou votre vaisselle : l'éponge. À force, elle s'use et s'encrasse. Avant de vous résigner à la jeter, redonnez-lui un coup de neuf en la trempant dans de l'eau vinaigrée : 1 litre d'eau tiède pour 1 tasse de vinaigre. Laissez agir 30 minutes, puis essorez-la : votre éponge sera comme neuve.

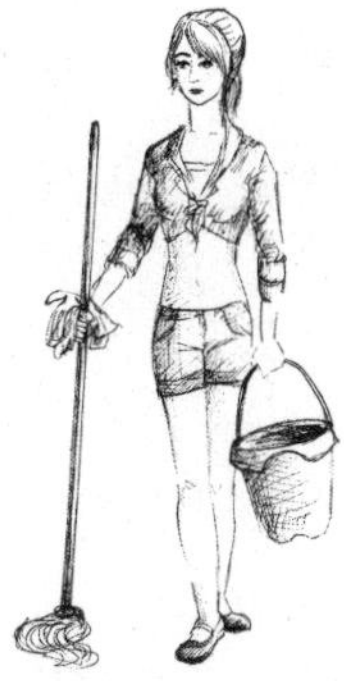

FABRIQUER SON ENCAUSTIQUE

Rien de plus simple que d'entretenir son beau sol en parquet. Mélangez à parts égales de l'huile d'olive et du vinaigre. Appliquez cette préparation sur votre sol à l'aide d'un chiffon plié en quatre et fixé sur votre balai. En un passage, votre parquet brillera de mille feux. En prime, vous réaliserez des économies : 1 pot de yaourt de cette encaustique suffit pour nettoyer 15 m^2.

DÉSINFECTER UNE PLANCHE DE TRAVAIL

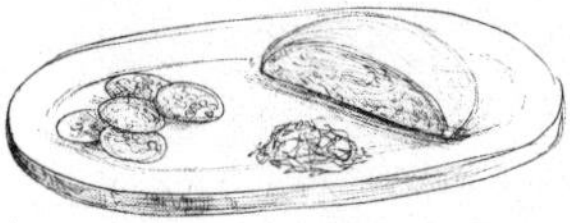

Les aliments déposent naturellement des bactéries lors de leur manipulation. Si vous ne nettoyez pas correctement votre planche de travail, elle se retrouve infectée de salmonelles. Le vinaigre blanc fera des miracles pour les éliminer ! Versez-en sur l'ensemble de la surface, puis frottez.

POUBELLE PARFUMÉE

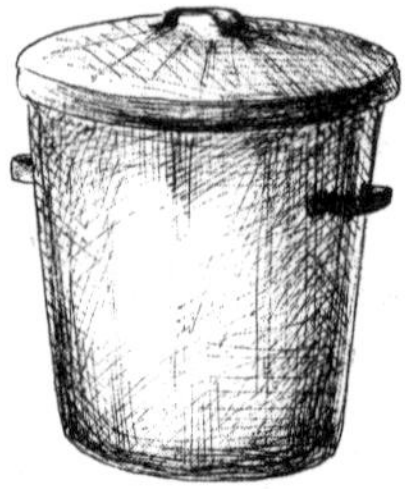

Votre poubelle dégage une odeur nauséabonde ? Chassez-la avec le nettoyant maison de Mamie : mélangez de l'eau chaude avec du vinaigre d'alcool et quelques gouttes d'huile essentielle d'eucalyptus ou de lavande. Un coup d'éponge avec ce mélange et le tour est joué.

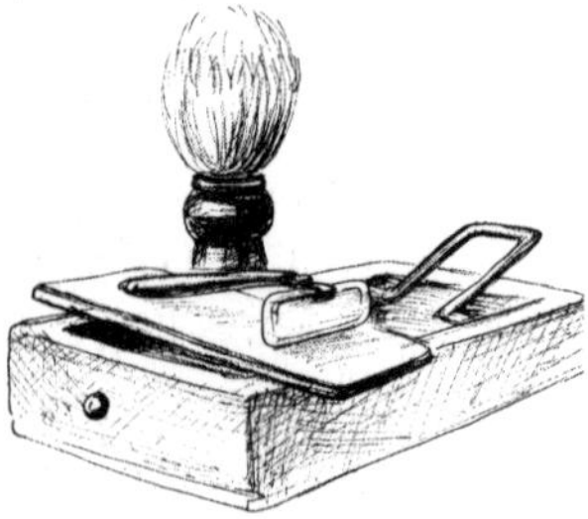

RASOIR TOUJOURS IMPECCABLE

Avec le temps, vos rasoirs électriques s'encrassent : les poils s'y accumulent petit à petit. Faites d'une pierre deux coups en les rinçant une fois par semaine avec du vinaigre blanc. Non seulement ils seront propres comme au premier jour mais ils sentiront bon !

FINI LES TACHES D'URINE

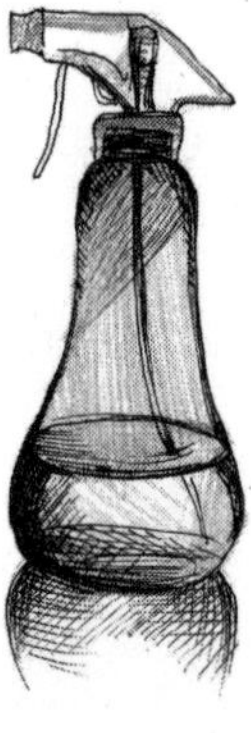

Votre enfant a eu un accident de couche et a taché votre beau tapis blanc ? Vaporisez immédiatement du vinaigre blanc sur la surface touchée et laissez agir 15 minutes. Si vous n'avez pas de vaporisateur sous la main, utilisez un chiffon qui en est imbibé et tapotez doucement la marque avec.

DES VITRES IMPECCABLES

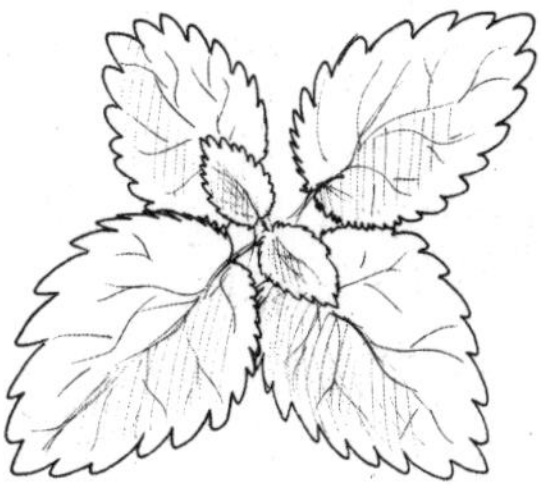

Vos vitres sont très encrassées ? Suivez les conseils de Grand-mère : cueillez une poignée d'orties et laissez-les sécher 2 jours. Imprégnez-les avec du vinaigre blanc. Les feuilles des orties deviennent ainsi une éponge naturelle parfaite pour nettoyer vos carreaux. N'oubliez pas vos gants : vous éviterez les piqûres !

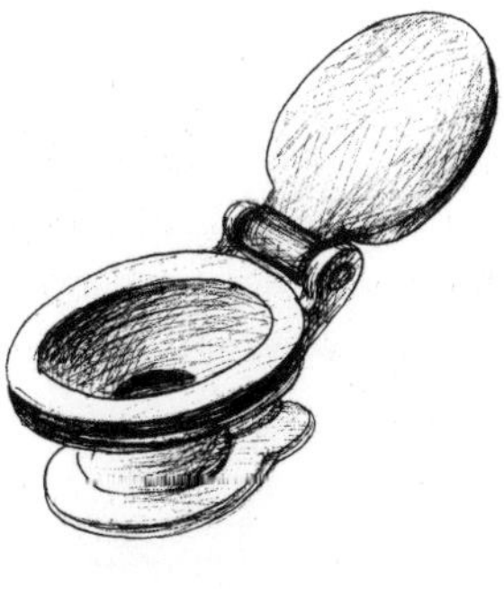

GARDER LES TOILETTES PROPRES

Mamie était maligne : elle nettoyait régulièrement ses WC en y versant 1 verre de vinaigre blanc. Un coup de brosse et elle n'avait plus qu'à laisser agir durant une nuit entière. Le lendemain, le produit avait fait son effet : le tartre n'était plus et la brillance était là. Et pour le parfum, elle ajoutait 5 gouttes d'huile essentielle de lavande. Lisez bien les instructions des huiles essentielles avant leur utilisation.

CHASSER LES MAUVAISES ODEURS D'UNE GLACIÈRE

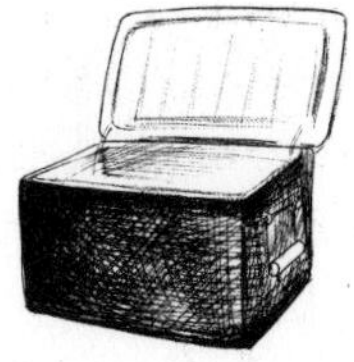

Vous avez oublié des aliments dans votre glacière fermée ? Ils ont pourri et ont laissé une odeur nauséabonde à l'intérieur… Avant de vous résigner à la jeter, essayez de la récupérer en y laissant un bol d'eau très chaude avec du vinaigre blanc. Fermez votre glacière et changez l'eau toutes les heures. Si l'odeur persiste, recommencez le lendemain.

BIJOUX ET PIERRES PRÉCIEUSES

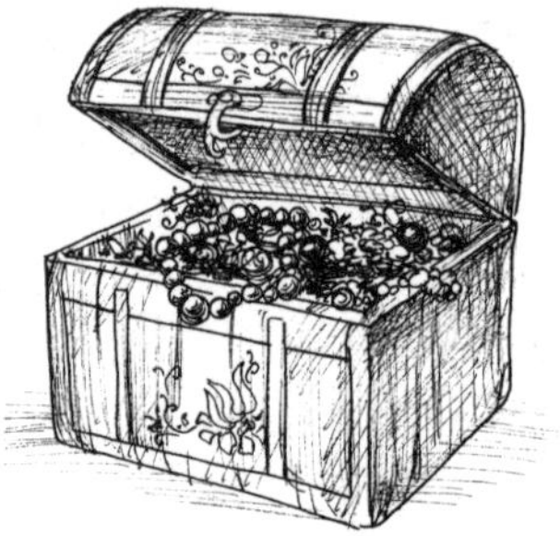

Si le vinaigre fait briller vos bijoux en tout genre, il est fortement déconseillé sur vos pierres précieuses incrustées. Il en est de même pour vos perles. L'acide qu'il contient les ferait fondre. Une seule goutte suffit à causer des dommages irréparables. N'hésitez pas à faire un test sur une surface non visible.

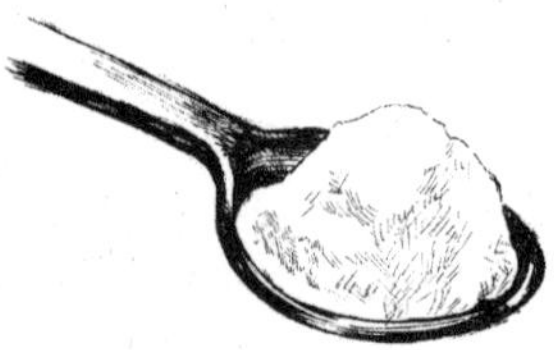

NETTOYANT MULTISURFACE

En vraie fée du logis, grand-mère avait toujours sous la main son nettoyant magique. Faites-en de même : dans une bouteille d'eau chaude, versez 2 cuillères à soupe de bicarbonate de soude avec 1 verre de vinaigre blanc et 5 gouttes d'huile essentielle de lavande. Pensez à secouer avant utilisation. Lisez bien les instructions des huiles essentielles avant d'en faire usage.

DES MAINS TOUJOURS PROPRES

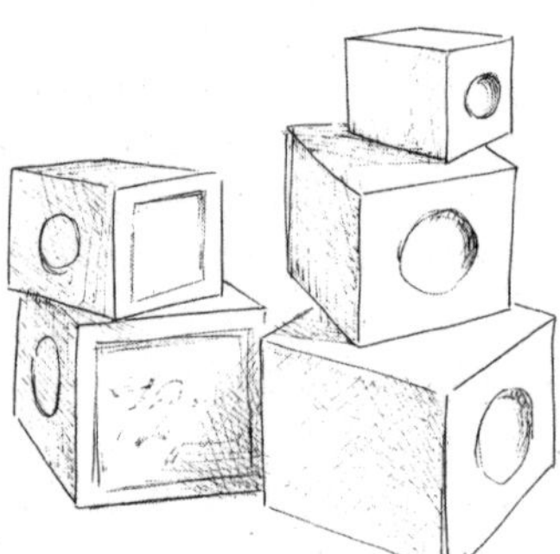

Lorsque vous cuisinez, vos mains sentent souvent mauvais après. Elles se sont imprégnées des aliments que vous avez manipulés. Surtout lorsque vous venez de préparer du poisson ou des crustacés ! Chassez ces mauvaises odeurs simplement en frictionnant vos mains avec du vinaigre blanc et du savon de Marseille.

DES LUNETTES IMPECCABLES

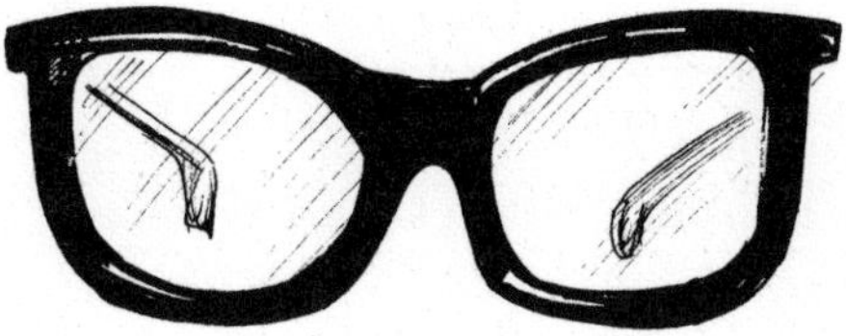

Vos lunettes sont toujours sales ? Même après un coup de chiffon, des traces de gras ou de doigts peinent à partir ? Pour y remédier, dans un vaporisateur, mélangez la même quantité de vinaigre blanc et d'eau et nettoyez-les avec.

DÉSINFECTANT NATUREL

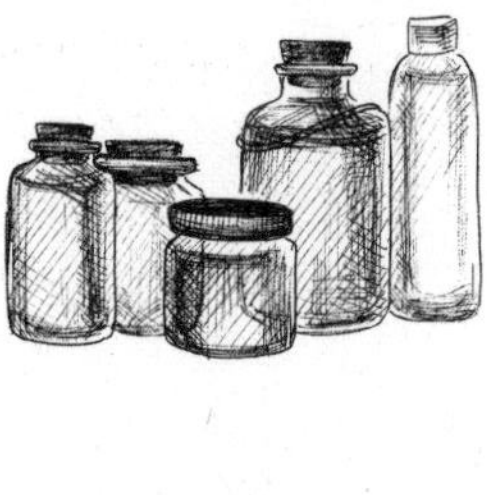

Si vous cherchez une lotion qui désinfecte naturellement, optez pour celle de Mamie ! Voici sa recette magique : dans un flacon, diluez 5 gouttes d'huile essentielle d'arbre à thé dans 1 litre de vinaigre blanc. Secouez énergiquement. Votre désinfectant est prêt à l'emploi. Lisez bien les instructions des huiles essentielles avant leur utilisation.

FABRIQUER SES LINGETTES NETTOYANTES

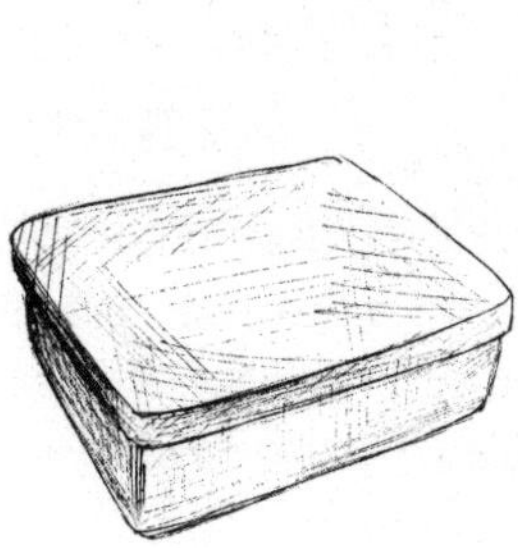

Récupérez des vieux morceaux de tissu doux et propres et découpez-les en carrés de 15 à 20 cm de côté. En parallèle, préparez votre nettoyant maison : dans un seau, versez 3 cuillères à soupe de vinaigre blanc, 1 cuillère à soupe de savon liquide et 2 tasses d'eau. Trempez-y vos bouts de tissu et conservez le tout dans une boîte fermée et hermétique. Vous aurez ainsi toujours une lingette nettoyante à portée de main.

UN FOUR TOUJOURS PROPRE

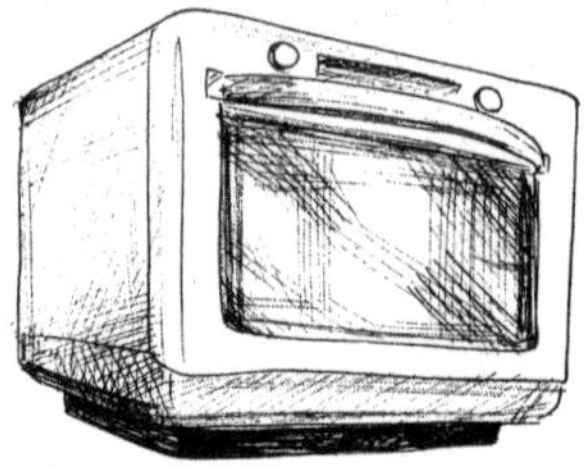

Décrasser son four est loin d'être une partie de plaisir ! Le gras accumulé refuse souvent de partir du premier coup. Facilitez-vous la tâche avec la préparation miracle de Mamie. Dans 1 litre d'eau, diluez 2 cuillères à soupe de bicarbonate de soude et 2 de vinaigre blanc. Le mélange doit mousser légèrement. Passez un coup d'éponge avec votre nettoyant maison sur un four tiède.

NETTOYER UNE LÈCHEFRITE

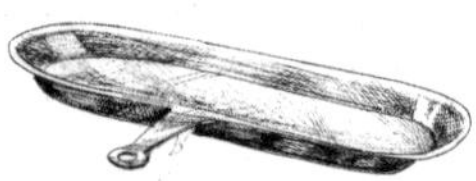

Vous adorez cuisiner mais faites très attention aux matières grasses ? La lèchefrite n'a donc plus de secret pour vous ! Si vous peinez à la dégraisser, versez 1 tasse de vinaigre et 2 cuillères à soupe de sucre dessus lorsqu'elle est encore tiède. Laissez agir 5 minutes, puis décollez le gras à l'aide d'une éponge abrasive.

UN LIQUIDE VAISSELLE OPÉRATIONNEL

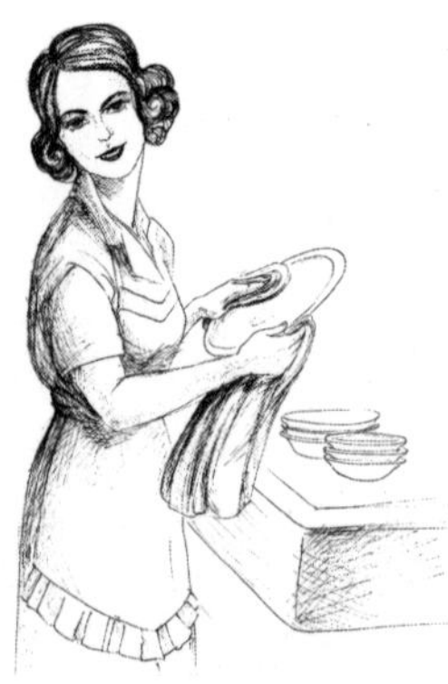

Lorsque vos casseroles sont trop graisseuses, il est difficile d'enlever le gras accumulé durant leur utilisation. La raison : votre liquide vaisselle n'est pas un nettoyant assez efficace ! Boostez-le donc avec du vinaigre blanc ! Ajoutez-en 5 cl à votre flacon. Vos ustensiles seront propres presque sans effort !

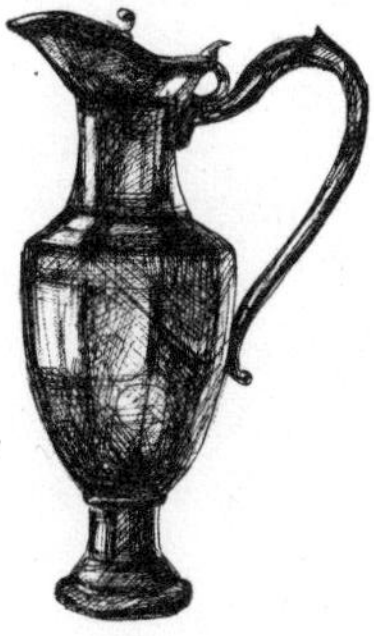

UNE CARAFE ÉTINCELANTE

Votre carafe a terni avec le temps ? Redonnez-lui de la brillance : versez une poignée de riz cru avec du vinaigre blanc à l'intérieur. Fermez-la, puis secouez énergiquement. Finissez votre coup d'éclat en passant un chiffon doux imbibé de vinaigre blanc.

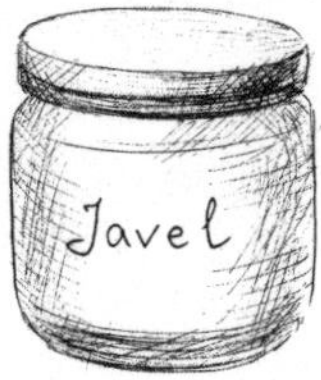

MÉLANGE À PROSCRIRE

Si le vinaigre blanc est un puissant nettoyant naturel, il ne faut absolument pas le diluer avec de l'eau de Javel. Les deux produits associés dégagent une vapeur toxique dangereuse pour votre santé. Maniez-les donc avec précaution lorsque vous les utilisez dans votre maison.

CHASSER LES INSECTES NATURELLEMENT

Vous avez beau tout faire : vos placards sont constamment envahis par les insectes. Pour les éradiquer une bonne fois pour toutes, diluez 75 cl de vinaigre de cidre avec 1 bouchon de liquide vaisselle dans un petit bol. Laissez-le reposer dans votre placard 1 semaine. Les petits nuisibles seront attirés par l'odeur et s'y noieront.

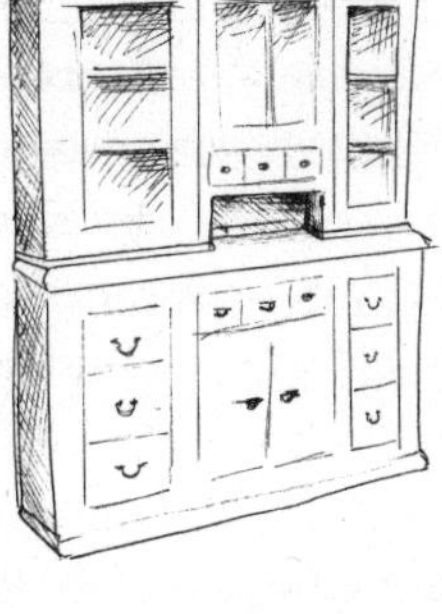

UNE MAISON TROP VINAIGRÉE

Vous l'avez compris et l'utilisez partout dans votre maison : le vinaigre a tout bon, côté nettoyant. Du sol au plafond, vous briquez votre maison avec. Tout brille, certes, mais l'odeur du vinaigre s'est imprégnée dans votre intérieur. La solution : diluez 10 gouttes d'huile essentielle de votre choix dans un bol rempli d'eau et laissez-le dans les pièces de votre maison.

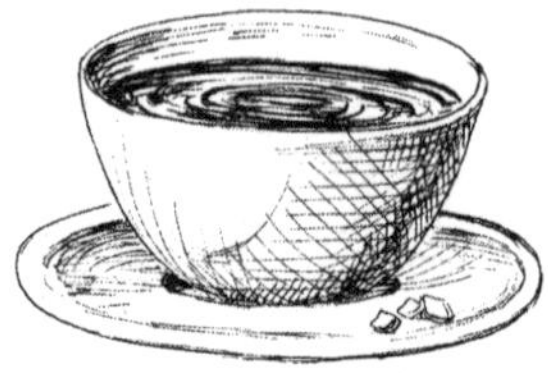

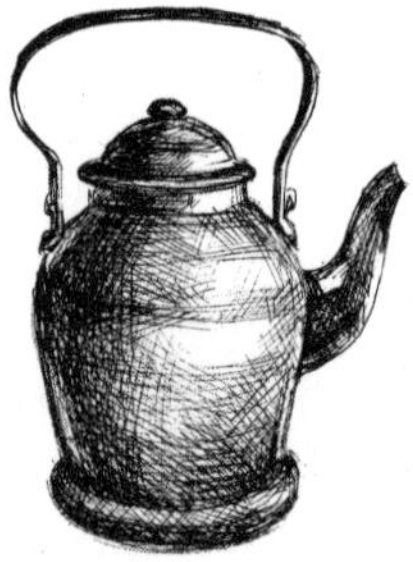

HALTE AUX BOUILLOIRES VINAIGRÉES

Le vinaigre fait des miracles pour enlever le tartre de votre bouilloire. En un lavage, le résultat est là… et l'odeur aussi. Grand-mère a la solution : le citron ! Passez-en une rondelle sur les parois de votre bouilloire, puis faites-la bouillir avec des zestes à l'intérieur. Sentez : un doux parfum citronné s'en dégage à présent.

PRÉCAUTION À PRENDRE

Si le vinaigre est un nettoyant multifonction, il ne fait pas bon ménage avec le marbre. Étant un puissant agent anticalcaire, cette roche poreuse serait rapidement abîmée à son contact. Évitez donc d'en mettre sur vos éviers, vos sols ou vos plans de travail composés de cette matière. Une goutte suffit pour que votre surface ne reste pas de marbre justement !

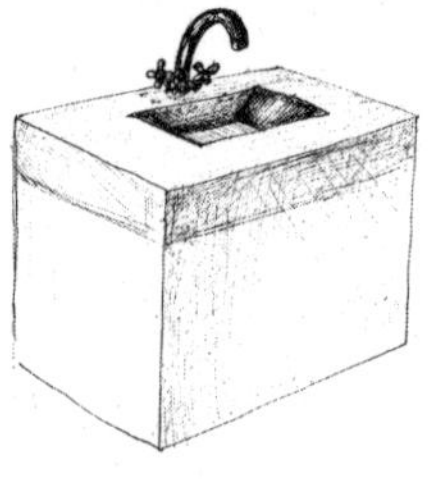

ENLEVER L'ODEUR DU VINAIGRE SUR LE LINGE

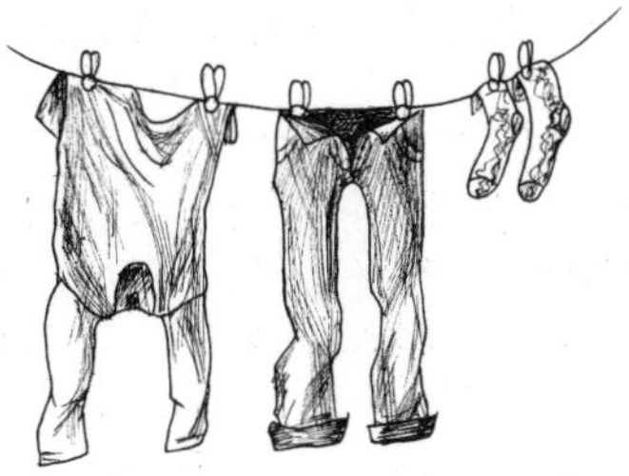

Vous avez opté pour le vinaigre blanc pour adoucir vos vêtements ? Efficace, certes, mais l'odeur reste déplaisante… Chassez-la rapidement en ajoutant 3 gouttes d'huile essentielle à votre eau de lavage : de pamplemousse, d'orange ou de lavande, il ne reste plus qu'à faire votre choix.

DES CASSEROLES EN CUIVRE IMPECCABLES

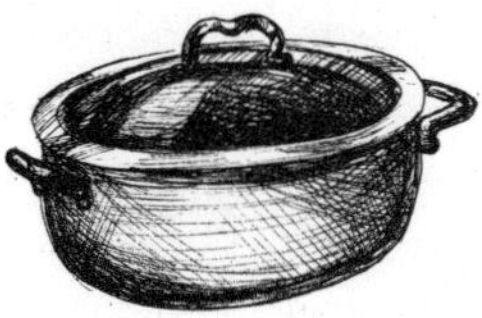

Vous adorez faire la cuisine ? Gâteau au chocolat, hachis Parmentier… vous pouvez y passer la journée. Par contre, nettoyer vos casseroles en cuivre est loin d'être votre tasse de thé ! Ne perdez plus de temps à frotter en vain : diluez 1 cuillère à café de gros sel marin dans 1 verre de vinaigre blanc. Vos casseroles seront opérationnelles pour la prochaine fois.

DÉCOLLER LES ÉTIQUETTES

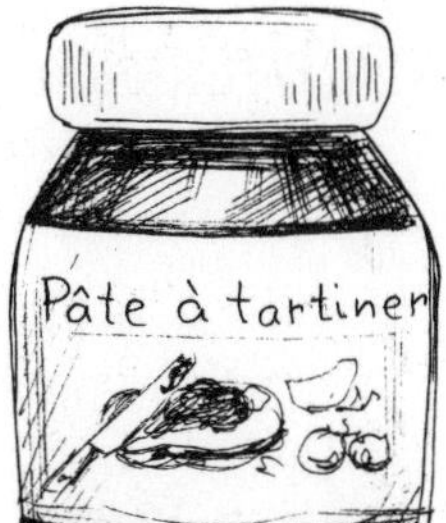

Vous venez de finir votre petit pot de pâte à tartiner et souhaitez récupérer le récipient pour en faire un verre ? Le hic : l'étiquette refuse de partir entièrement. Ne perdez plus votre temps à frotter ! Imprégnez simplement l'étiquette visée de vinaigre blanc tiède à l'aide d'une éponge. Laissez agir, puis passez un coup d'eau. Renouvelez l'opération si besoin.

DES CUIVRES ÉTINCELANTS

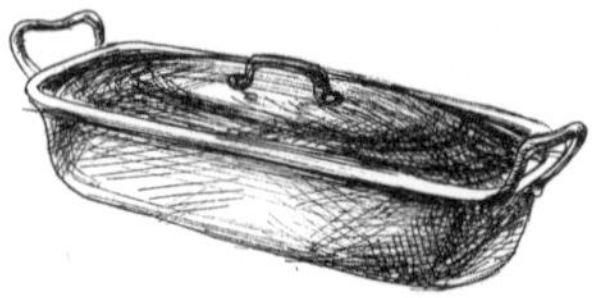

Si vous souhaitez avoir des cuivres impeccables, suivez la recette magique de Mamie. Mélangez à parts égales du jus de citron avec du vinaigre blanc. Frottez les zones à nettoyer à l'aide d'une brosse à dents et essuyez à l'aide d'un papier absorbant ou d'un chiffon doux. Brillance assurée !

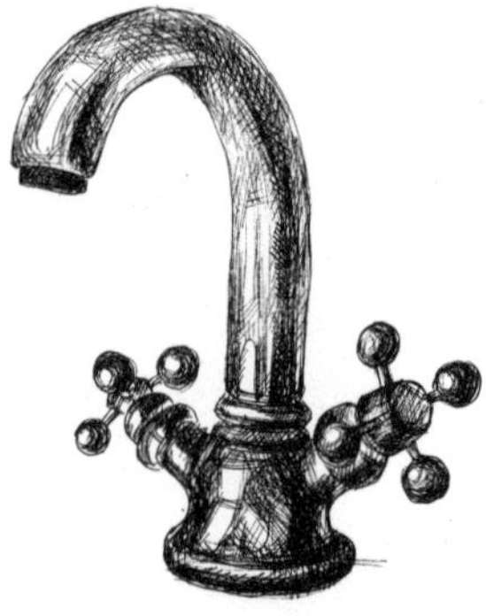

BRIQUER LES ROBINETTERIES EN CHROME

Vous n'avez pas hésité lors de l'achat : vous vouliez des robinets en chrome dans votre salle de bains. Ils sont aussi design que difficiles à nettoyer. Heureusement, le vinaigre blanc est là ! Il vous suffit d'en vaporiser sur les surfaces à nettoyer. Laissez agir 2 minutes, puis passez un coup de chiffon et le tour est joué !

SOS CASSEROLE BRÛLÉE

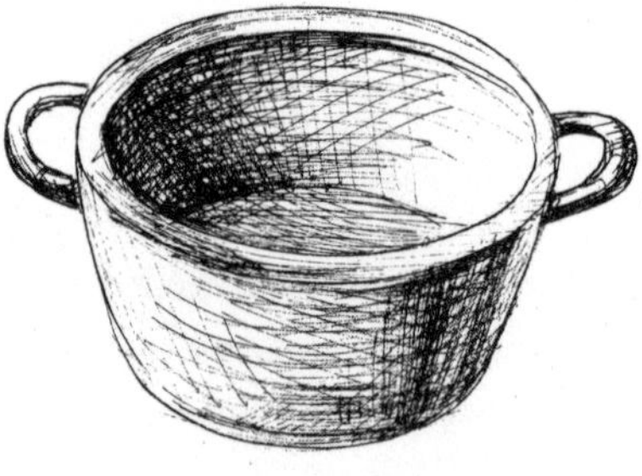

Vous avez oublié votre casserole sur le feu ? Résultat : elle accroche et vous ne parvenez pas à la nettoyer correctement. Avant de vous résigner à la jeter, remettez-la sur le feu avec 3 verres de vinaigre blanc. Couvrez-la et portez le tout à ébullition pendant 5 minutes. Finalisez l'opération sauvetage à l'aide d'une éponge si besoin.

Entretenir le carrelage

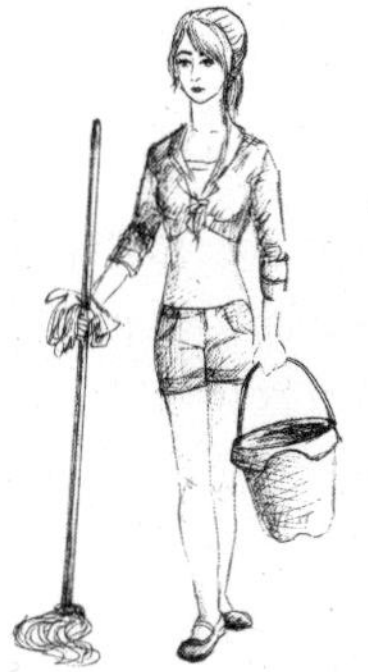

Votre carrelage devient de plus en plus terne ? Vous avez beau le laver régulièrement, rien n'y fait. Essayez le vinaigre blanc ! Diluez-en 2 bouchons avec des paillettes de savon de Marseille dans un grand seau d'eau chaude. Lavez votre sol avec.

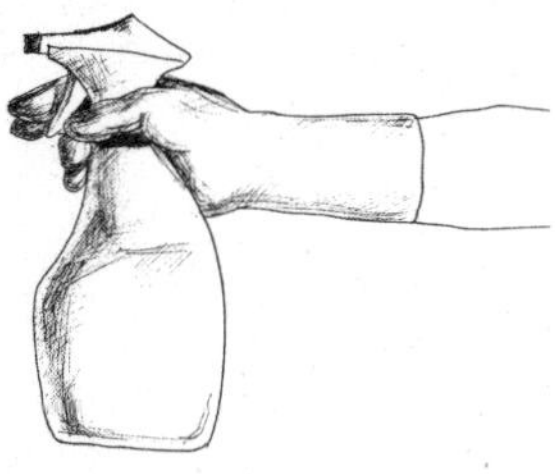

Éradiquer les fourmis

La campagne amène souvent son lot de petits nuisibles tels que les fourmis ! Elles envahissent vos plaintes et vos placards sans arrêt. Chassez-les à l'aide du vinaigre blanc. Vaporisez-en sur les surfaces où elles ont l'habitude d'aller et étalez une éponge imbibée de vinaigre blanc sur l'ensemble de la trajectoire des insectes.

Briquer l'argenterie

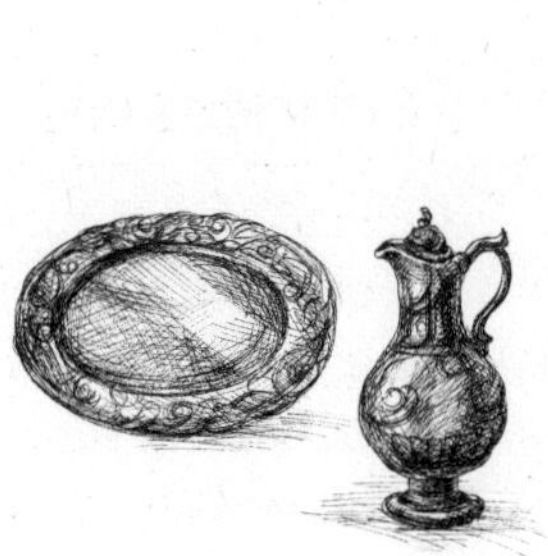

Vous recevez ce soir et souhaitez que votre présentation soit parfaite ? Donnez un coup d'éclat à votre belle argenterie avant que vos invités arrivent. Passez un coup de chiffon doux imbibé de vinaigre blanc dessus. Elle brillera ainsi de mille feux toute la nuit !

DÉSODORISER LA LITERIE

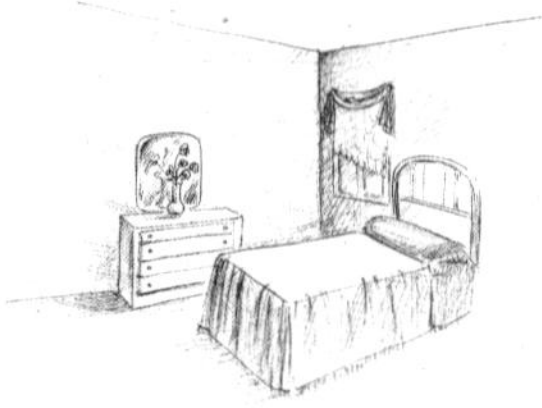

Les matelas sont des surfaces contraignantes à nettoyer. Ils s'imprègnent facilement des mauvaises odeurs qui sont difficiles à chasser. Sauf si vous connaissez le secret de Mamie : dans un vaporisateur, diluez du vinaigre blanc avec de l'eau et vaporisez votre literie avec.

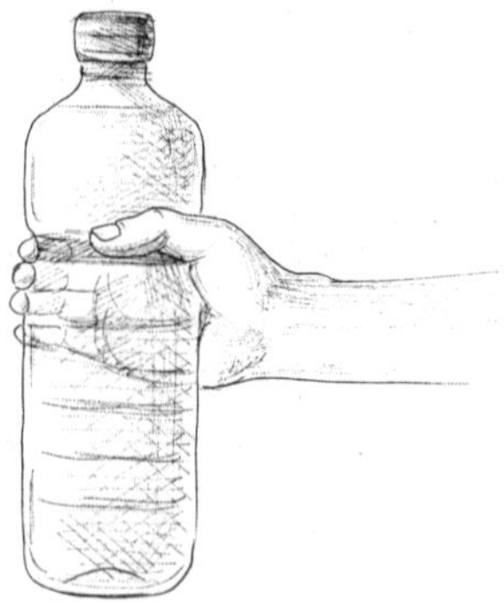

UN ADOUCISSEUR MAISON

Vous souhaitez faire une lessive en vitesse. Malheureusement, vous n'avez plus d'adoucissant sous la main ? Allez fouiner dans vos placards, vous y trouverez sûrement du vinaigre blanc. Mettez-en 2 bouchons dans votre machine à laver.

DÉTARTRER UN FER À REPASSER

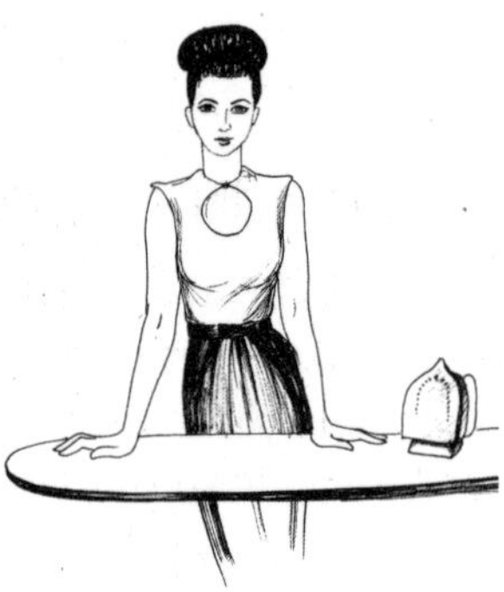

Avec le temps, votre fer à repasser s'est entartré. Résultat : il accroche de plus en plus. Désencrassez-le avec du vinaigre blanc. Imbibez-en un coton et passez-le sur la semelle de votre précieux instrument. Il glissera à nouveau comme au premier jour.

Une machine à laver propre

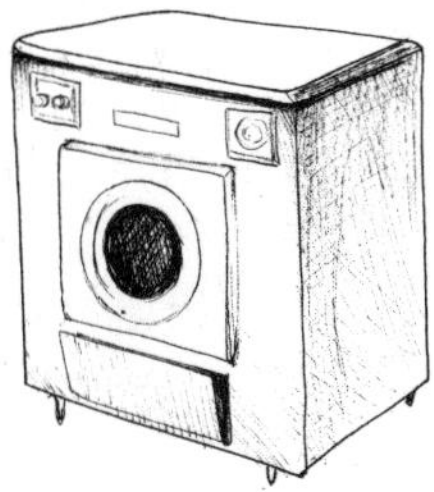

Au fil des lavages, votre machine à laver s'est encrassée et fonctionne moins bien. La cause : le calcaire ! Pour le chasser une bonne fois pour toutes, glissez un verre de vinaigre blanc dans votre machine et lancez-la à vide à 30°. Attention : le vinaigre blanc ne doit pas bouillir.

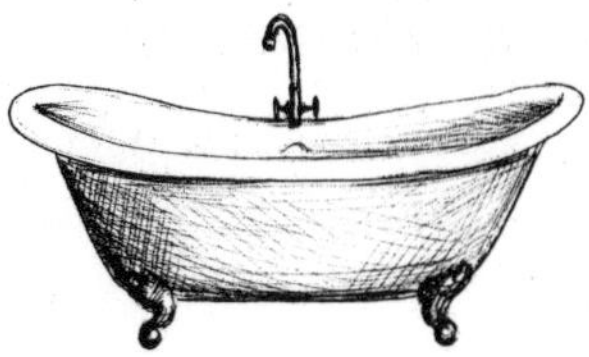

Détartrer une baignoire

Vous avez beau frotter, rien n'y fait : le tartre de votre baignoire refuse de partir. Ne vous fatiguez plus en vain, suivez plutôt l'astuce de Mamie, qui briquait le tout en un coup de chiffon. Dans une bassine d'eau bien chaude, diluez 5 cuillères à café de vinaigre blanc et nettoyez votre baignoire avec.

Détacher l'argenterie

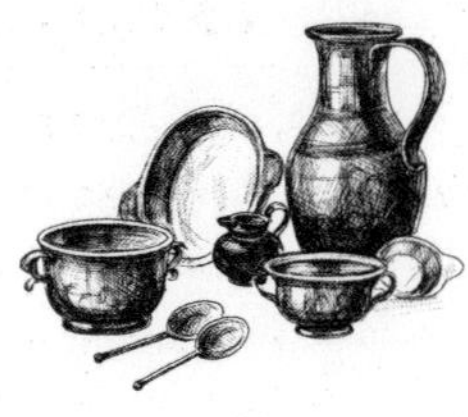

Redonnez un coup de neuf à votre argenterie tachée et ternie par le temps avec du vinaigre blanc. Versez-en 3 cuillères à café dans une bassine d'eau bien chaude. Laissez tremper vos ustensiles durant 15 minutes avant de rincer soigneusement à l'eau.

RENDRE BAS ET COLLANTS PLUS RÉSISTANTS

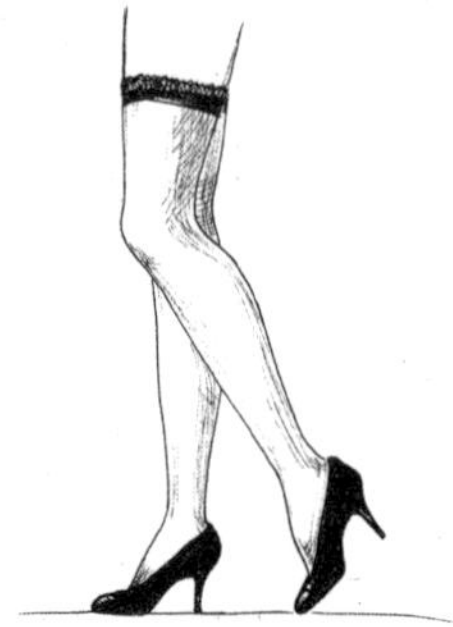

Vous rendrez vos collants plus solides si, avant de les porter pour la première fois, vous les trempez dans de l'eau froide additionnée de vinaigre. Ensuite, vous pouvez, au choix, soit les repasser en réglant le fer sur une température basse, soit les laisser séjourner un petit quart d'heure au congélateur.

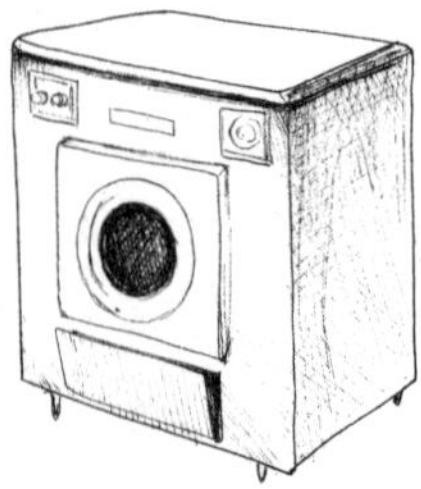

QUAND LA MACHINE À LAVER DÉBORDE

Si votre machine se met à déborder parce que vous avez mis trop de lessive, versez un demi-verre de vinaigre blanc dans la machine pour arrêter le débordement. Avant de réutiliser la machine, faites-la tourner une fois à vide.

NOIR QUI RESTE NOIR

Pour éviter qu'au fil des machines la grisaille s'empare de vos vêtements noirs, à chaque fois que vous faites une machine de linge noir, versez dans le tambour un demi-verre de vinaigre blanc.

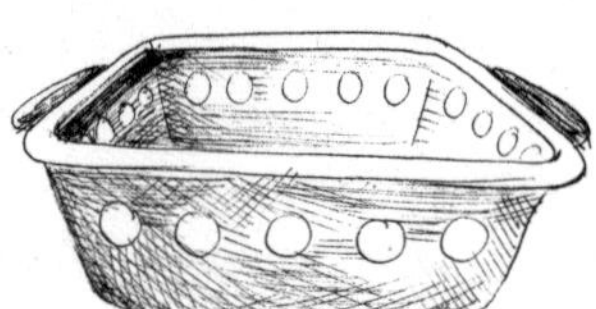

Micro-ondes propre

Pour nettoyer l'intérieur du micro-ondes facilement, mettez du vinaigre blanc dans un bol, faites chauffer le micro-ondes, et passez un coup d'éponge.

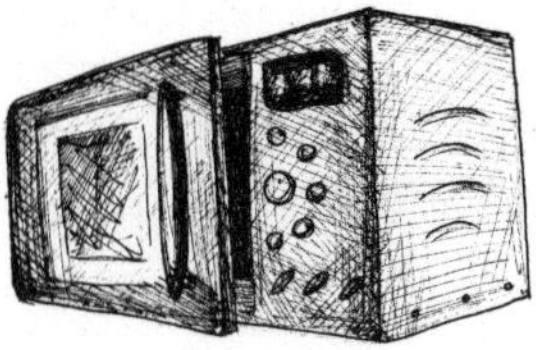

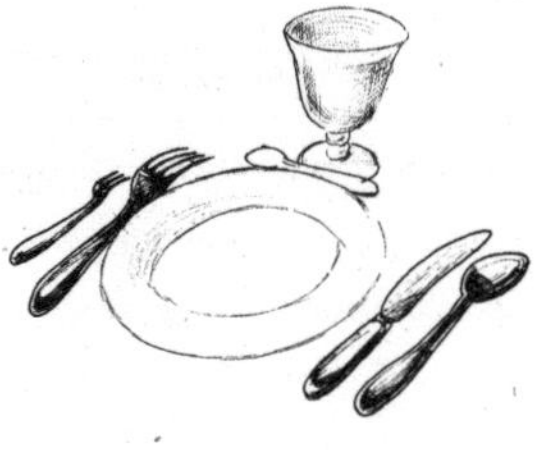

Lave-vaisselle sans mauvaises odeurs

Pour éliminer les mauvaises odeurs d'un lave-vaisselle, vous pouvez le faire tourner à vide en remplaçant le produit par du vinaigre blanc.

Joints propres

Pour blanchir les joints d'une salle de bains ou d'une cuisine, remplissez un spray d'eau de Javel, vaporisez généreusement la zone à nettoyer. Laissez poser 30 minutes et rincez. Si certaines zones ne retrouvent pas leur blancheur, munissez-vous d'une brosse à dents à poils durs et frottez avec un peu de vinaigre blanc ou de produit vaisselle.

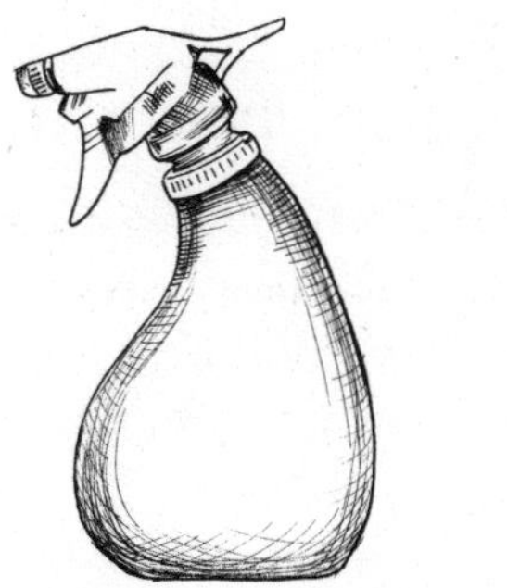

FAIRE BRILLER LES CUIVRES

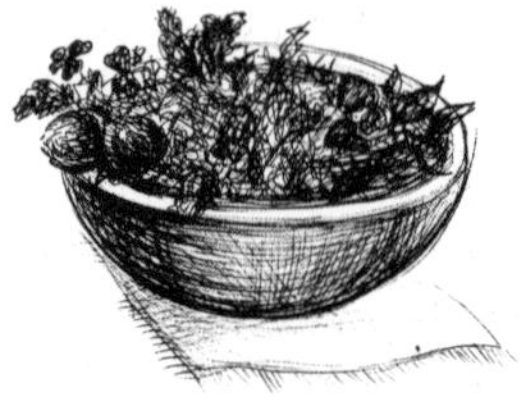

Pour nettoyer un objet en cuivre, frottez-le avec des feuilles d'oseille. Moins fatigant : faites bouillir de l'eau avec les feuilles d'oseille et faites tremper vos cuivres dans cette « infusion ». Pour les détails ciselés, frottez à la brosse à dents mouillée de jus de citron ou de vinaigre de vin blanc.

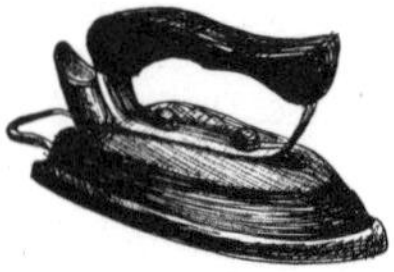

DÉTARTRER UN FER À REPASSER

Pour détartrer rapidement un fer à repasser, il suffit de remplir son réservoir avec un verre de vinaigre blanc et de le mettre en position vapeur. Pour éviter tout problème, si votre eau du robinet est très calcaire, pensez à utiliser de l'eau déminéralisée.

DÉBOUCHER LES CANALISATIONS

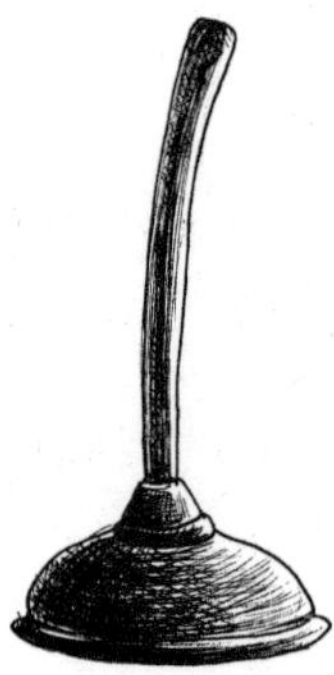

Les déboucheurs de canalisations sont sans aucun doute les produits les plus corrosifs que nous conservons dans nos placards de cuisine. Essayez cette solution naturelle : versez dans le tuyau un mélange à parts égales de vinaigre blanc, de sel et de soda. Ces produits étant moins corrosifs que ceux du commerce, il faut parfois renouveler l'opération.

ANTIBOULOCHES

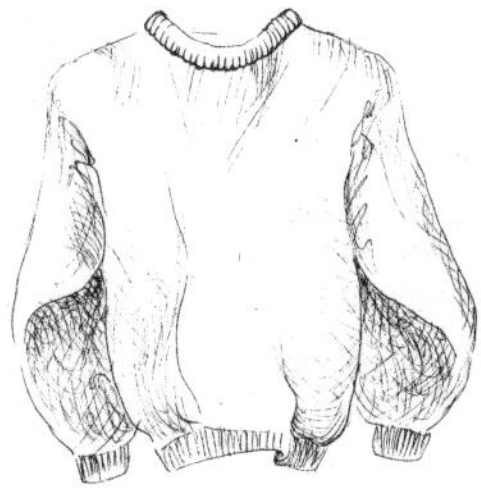

Pour que vos pulls en laine boulochent moins, lavez-les sur l'envers et ne les passez jamais au sèche-linge. Ajoutez un trait de vinaigre blanc ou quelques gouttes de glycérine à votre lessive liquide. Utilisez toujours le cycle « laine » de votre machine à laver. Si vous lavez vos pulls à la main, chassez-en l'eau en compactant la laine plusieurs fois, mais ne la tordez pas.

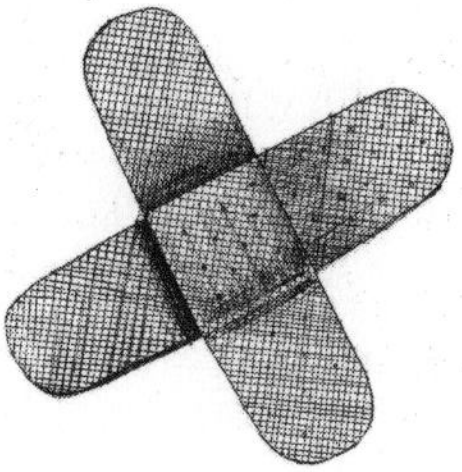

CHASSER LES VERRUES

Une vilaine verrue vous gâche l'existence ? Ne désespérez pas, Mamie est là et vous explique comment la faire disparaître. Faites macérer les écorces de 4 citrons avec du vinaigre durant une semaine. Appliquez-en sur votre peau puis couvrez à l'aide d'un pansement. Renouvelez l'opération 2 fois par jour jusqu'à ce que la verrue tombe.

PIQÛRE D'ABEILLE

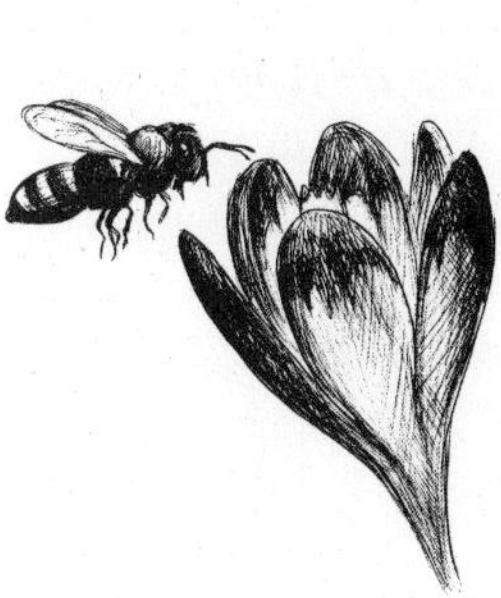

En cas de piqûre d'abeille, courez vite chercher votre paquet de bicarbonate. Mélangez-en 3 cuillères à café dans un peu de vinaigre. Vérifiez que le dard de l'abeille n'est pas resté dans votre chair. Tamponnez ensuite localement à l'aide d'une compresse humidifiée de votre vinaigre bicarbonaté.

SOULAGER LES PIEDS GONFLÉS

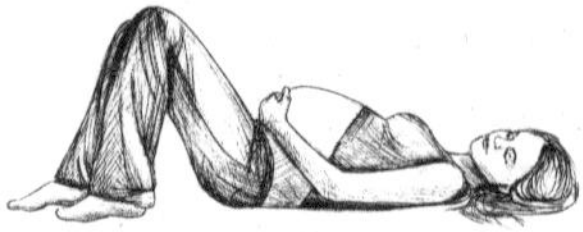

Ce remède rendra le sourire à toutes les femmes enceintes dont les pieds gonflent. Dans une bassine, versez 1 verre de vinaigre de cidre et 2 cuillères à soupe de bicarbonate de soude. Plongez-y vos pieds et relaxez-vous. Le soulagement sera (presque) immédiat.

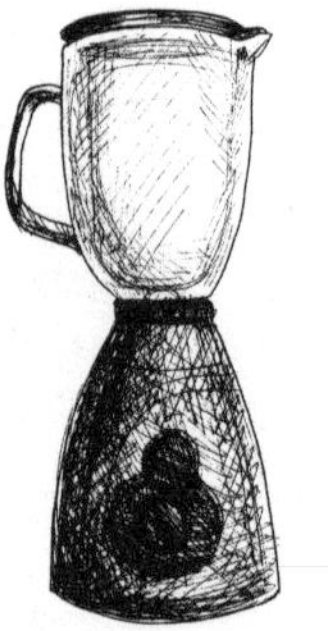

LENDEMAIN DE FÊTE DIFFICILE

Vous avez fait la fête la nuit dernière ? La soirée était superbe et très arrosée... le lendemain est cependant plus difficile à gérer. Retrouvez du tonus avec le cocktail antigueule de bois de Mamie. Mélangez 1 grand verre de jus de tomate, 3 cuillères à soupe de vinaigre de cidre, 1 jus de citron, 4 tranches d'oignon, 3 cuillères à soupe de sucre, 4 branches de céleri, 2 cuillères à café de Tabasco, une pincée de sel et de poivre dans un récipient. Mixez le tout, filtrez et buvez. Le meilleur remède reste encore de ne pas boire ou de ne boire que très modérément.

APAISER UNE ENTORSE

En vrai petit sportif, vous avez trop forcé et vous vous retrouvez avec une entorse à la cheville. Commencez par appliquer de la glace, puis essayez cette astuce de Grand mère : trempez un linge propre dans du vinaigre blanc et enveloppez-le autour de votre cheville. Recouvrez le tout à l'aide d'un film étirable. Laissez agir toute la nuit et recommencez l'opération si besoin le lendemain. Bien sûr, si le mal persiste, consultez rapidement.

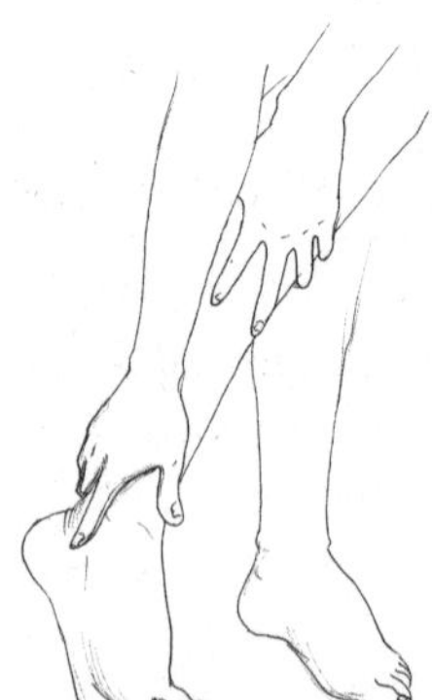

BAIN RELAXANT

Rien de plus reposant qu'un bon bain chaud, surtout en période de stress ! Boostez son effet en rajoutant 3 cuillères à soupe de vinaigre de cidre dans votre eau de lavage. Restez-y 15 minutes au minimum.

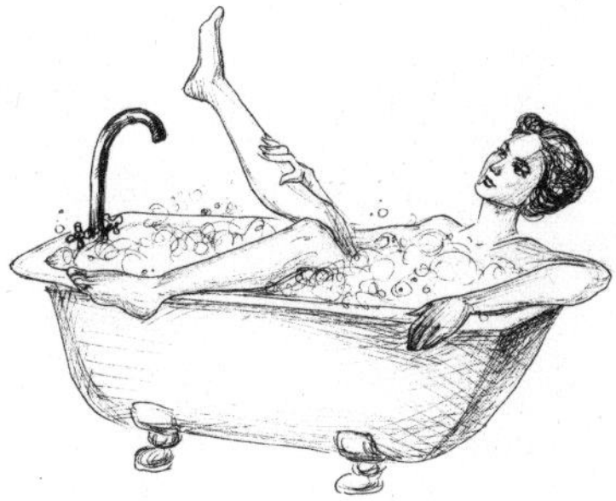

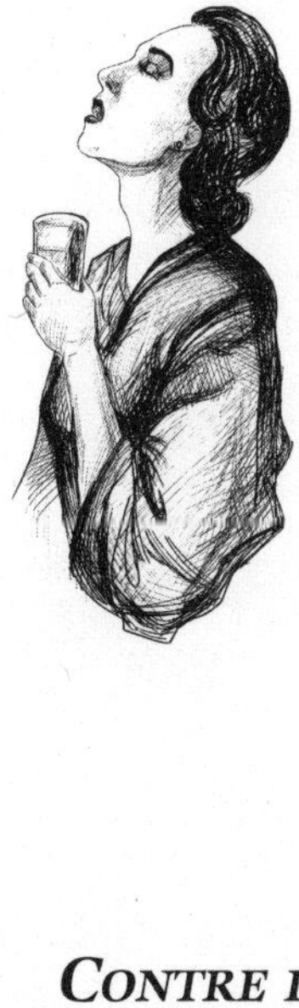

APAISER UNE GINGIVITE

Vous souffrez de douleurs aux gencives ? Suivez ce conseil de grand-mère : soulagez vos gencives rapidement avec un bain de bouche de vinaigre de cidre. Renouvelez l'opération plusieurs fois par jour. Si le mal persiste, consultez rapidement.

CONTRE LE RHUME DES FOINS

Chaque printemps, c'est la même histoire : votre nez coule, vos yeux pleurent… Le rhume des foins vous gâche votre quotidien. Pour éviter son apparition, buvez du vinaigre de cidre dilué dans de l'eau avec 2 cuillères à café de miel. Commencez le traitement 15 jours avant les saisons à risque.

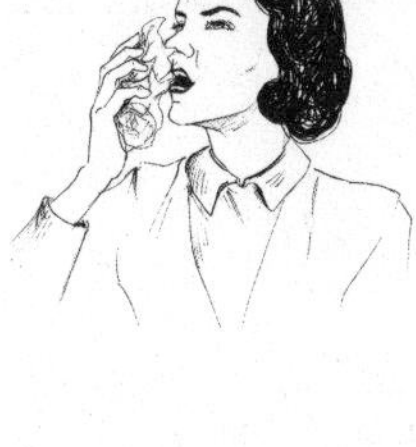

HALTE AU NEZ BOUCHÉ

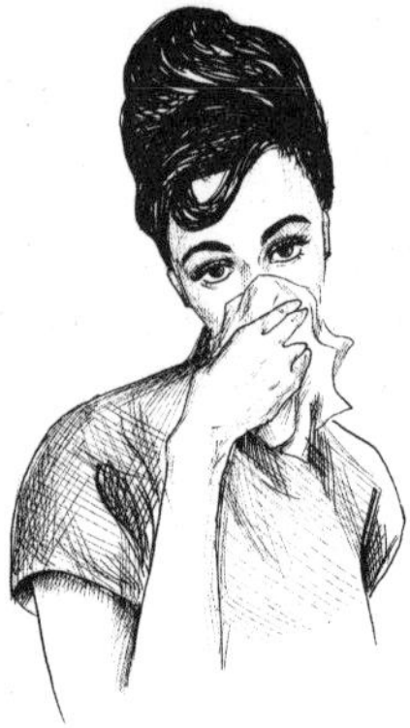

Rien de plus désagréable que d'avoir le nez pris. Remédiez-y avec l'inhalation préférée de Grand-mère. Portez à ébullition 1 verre d'eau avec 1 verre de vinaigre de cidre. Hors du feu, inhalez cette potion en vous recouvrant avec une serviette. 10 minutes plus tard, respirez : votre nez est débouché.

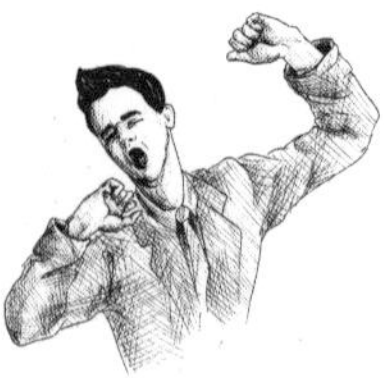

FATIGUE PASSAGÈRE

Vous êtes éreinté sans raison particulière ? Essayez ce cocktail que se préparait Grand-mère : diluez dans un grand verre d'eau plate ou gazeuse 1 cuillère à soupe de vinaigre de cidre avec 1 cuillère de miel. Buvez cette préparation tous les matins à jeun.

STOPPER LE HOQUET

Vous avez avalé de travers et vous vous retrouvez avec le hoquet ? Essayez ce remède de grand-mère. Faites-le passer simplement en ingurgitant du vinaigre de cidre. Imbibez-en 1 morceau de sucre et croquez-le.

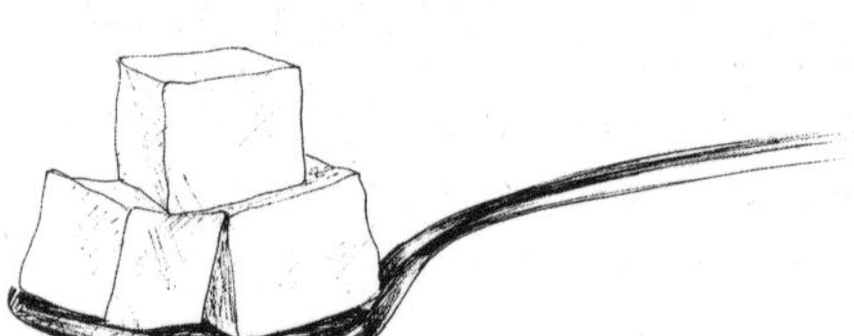

MIEUX DIGÉRER LES FRAISES

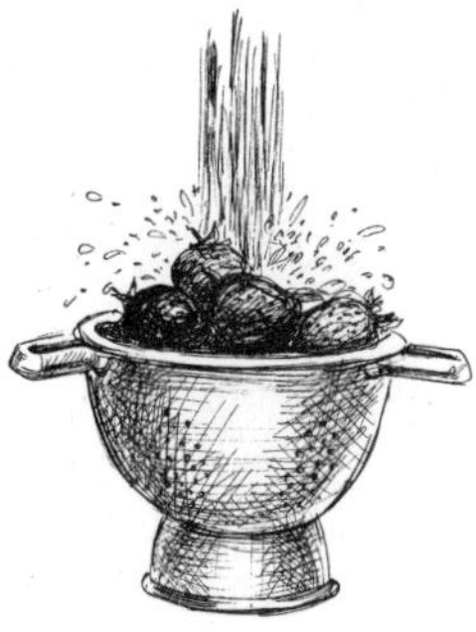

Les fraises, c'est votre péché mignon. Le souci, c'est que vous que vous avez du mal à les digérer... La solution ? Les tremper quelques minutes dans de l'eau additionnée d'un peu de vinaigre. Elles pèseront ainsi moins lourd sur l'estomac. Rincez bien les fruits et régalez-vous !

HALTE AUX POUX

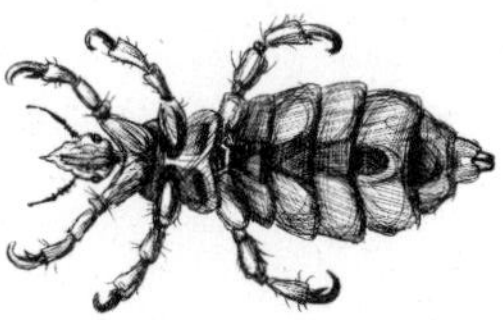

Vos petits ont attrapé des poux à l'école ? Les vilaines bêtes résistent de mieux en mieux aux produits du commerce, semble-t-il. Fabriquez donc votre propre shampooing antipoux : mélangez à parts égales de l'eau tiède et du vinaigre blanc. Laissez agir 30 minutes en ayant pris soin d'enrouler votre tête dans une serviette chaude puis rincez.

CONTRE UNE PIQÛRE D'INSECTE OU DE MÉDUSE

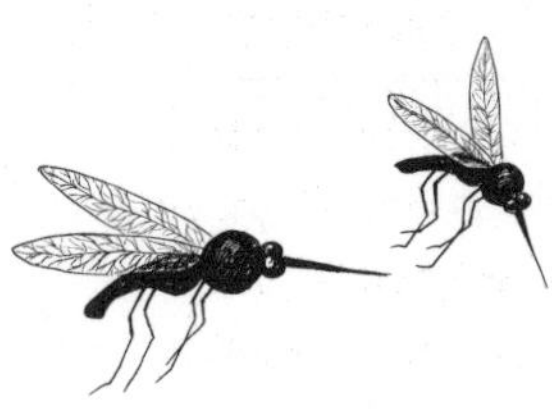

Une abeille vous a piqué ? Ou bien une araignée ? Pire, une méduse ! Ayez toujours un petit flacon de vinaigre blanc dans lequel vous aurez mélangé 2 à 3 cuillères à café de bicarbonate de soude. Tamponnez cette lotion sur la piqûre, cela vous soulagera. Agissez au plus vite, elle n'en sera que plus efficace.

UNE PIQÛRE D'ORTIE

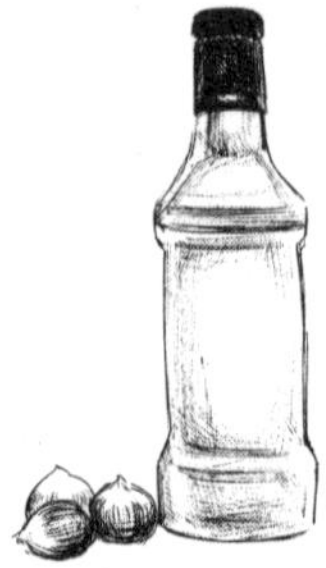

Si l'on saisit les feuilles d'ortie par en dessous, on ne se pique pas. Lorsqu'on ne sait pas prendre l'ortie dans le sens du poil, en revanche, l'irritation est immédiate. Pour la faire passer, frottez-vous vigoureusement avec du vinaigre.

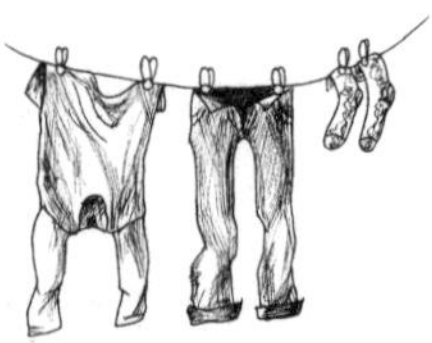

FIXER LES COULEURS

Tout comme le vinaigre blanc, le sel peut être utilisé pour fixer les couleurs d'un vêtement neuf, c'est-à-dire pour éviter que celui-ci ne se délave trop rapidement. Avant de laver le vêtement pour la première fois, laissez-le tremper toute une nuit dans une eau fortement salée.

DÉSODORISER LE LINGE

Vous vous servez de vinaigre blanc comme adoucissant naturel pour vos vêtements. Seulement, l'odeur n'est pas des plus agréables. Utilisez les vertus du citron pour la faire disparaître. Lors du cycle de lavage, ajoutez à l'eau 3 gouttes d'huile essentielle de citron. Votre linge sentira bon l'agrume !

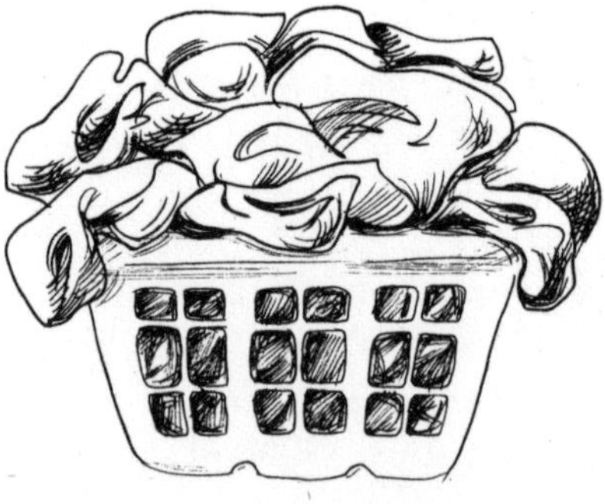

TACHES SUR DU CUIR

Vous aimez entretenir vos beaux souliers en cuir. Il suffit d'1 bon brossage et d'1 coup de chiffon humide. Mais certaines traces sont tenaces ! Diluez un peu de vinaigre blanc et un peu de jus de citron dans du bicarbonate de soude. Laissez cette pâte agir sur les taches quelques instants puis rincez bien. Il ne reste plus qu'à cirer vos chaussures !

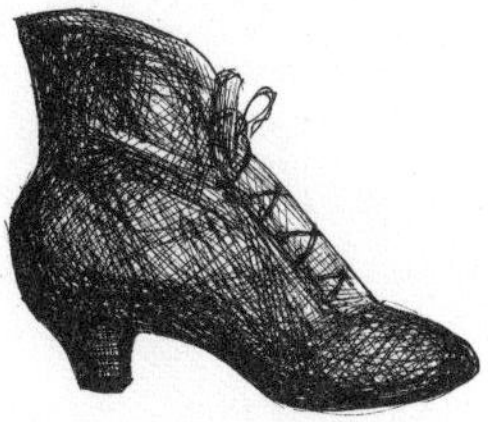

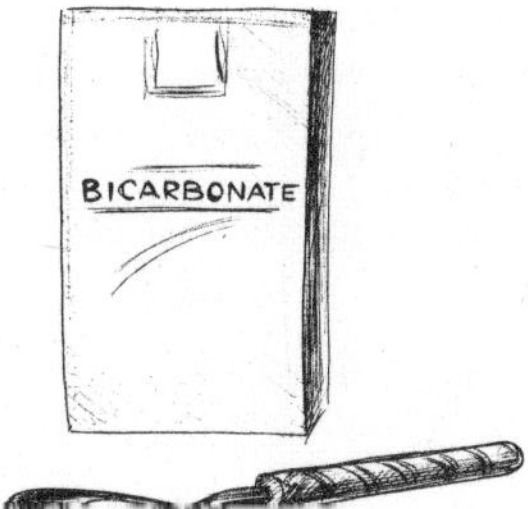

TACHE D'HUMIDITÉ

Vos draps n'étaient pas bien secs mais vous les avez pliés et rangés sans attendre. Résultat : votre linge est « piqué de moisissure ». Pour faire partir ces taches, vous pouvez les imbiber de jus de citron ou de bicarbonate de soude humide puis frotter. Ou donnez à votre linge un bain dans une eau additionnée de vinaigre blanc.

TACHE DE CERISE

Pour faire partir une tache de cerise, imbibez la tache encore fraîche de lait. La méthode la plus efficace consiste à plonger le vêtement toute une nuit dans un bain de lait. Si la tache a disparu, passez le vêtement en machine. Dans le cas contraire, il vous reste un dernier espoir : tamponner la zone tachée avec un coton mouillé de vinaigre blanc.

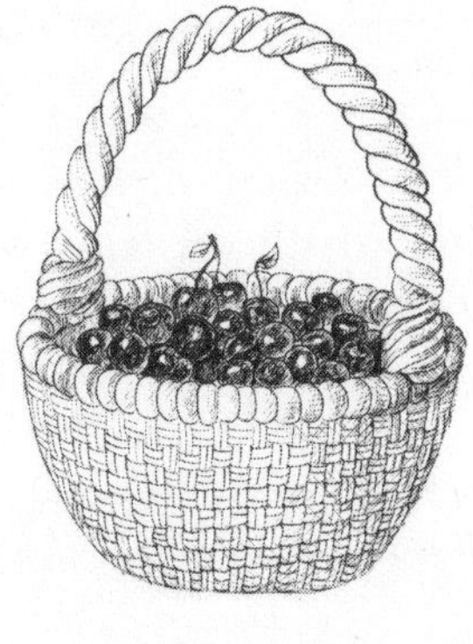

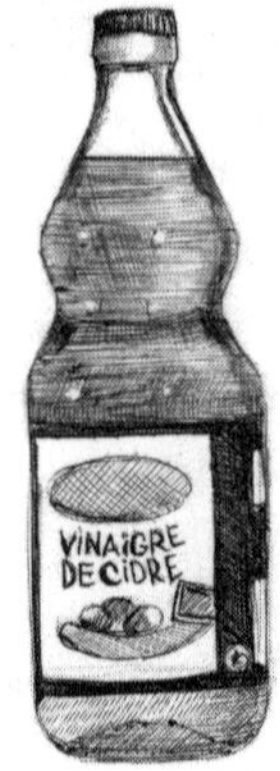

SIROP CONTRE LA TOUX

Pour fabriquer un sirop antitussif, faites chauffer 15 minutes 30 cl d'eau ou de vinaigre de cidre en y ajoutant 5 gousses d'ail hachées, quelques feuilles de thym et de sauge. Ôtez l'ail et les feuilles. Versez dans le liquide, sur feu doux, un volume de miel équivalent en remuant bien. Conservez votre sirop dans un flacon dans la porte du réfrigérateur.

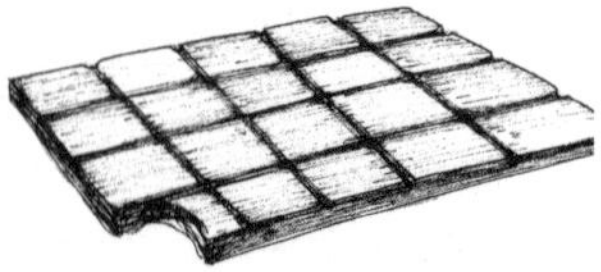

ENLEVER UNE TACHE DE CHOCOLAT

Vous avez tout essayé pour faire partir cette tâche de chocolat incrustée sur votre chemisier. Rien à faire, elle résiste ! Avant un lavage en machine, frottez la tache avec un mélange d'eau et de vinaigre blanc, à parts égales.

CALMER UNE CRISE D'URTICAIRE

En cas d'urticaire, la médecine traditionnelle chinoise propose une décoction de gingembre. Versez 60 grammes de sucre en poudre brun et 30 grammes de gingembre frais dans 20 centilitres de vinaigre. Portez à ébullition pendant quelques minutes. Diluez ensuite avec un peu d'eau chaude et appliquez sur un coton. À tamponner plusieurs fois par jour.

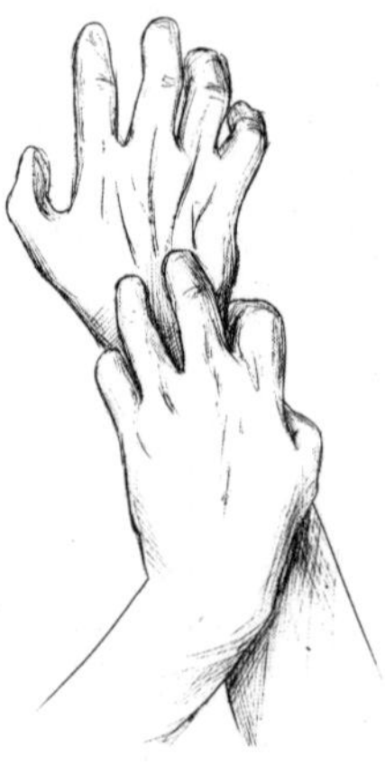

Soulager une piqûre d'abeille

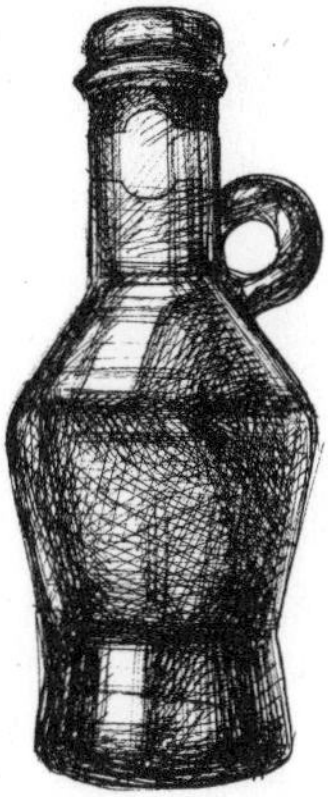

Si une abeille vous a piqué, commencez par expulser le dard. Apaisez ensuite la sensation de brûlure avec du vinaigre blanc appliqué en compresse. Laissez agir au moins 30 minutes. Poursuivez le traitement en apposant ensuite de la glace durant 30 minutes. Si la douleur persiste, alternez compresse vinaigrée et glace sur la zone touchée.

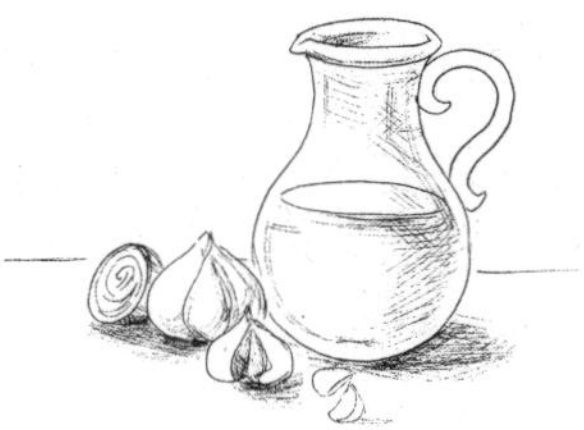

Lotion contre les furoncles

Les furoncles ne résisteront pas à la mixtion maison de Mamie. Diluez quelques gousses d'ail épluchées, lavées et écrasées dans du vinaigre blanc. Faites un cataplasme sur la zone infectée. Laissez agir une nuit afin de faire mûrir le furoncle. Une fois ce dernier vidé, désinfectez soigneusement la plaie.

Règles abondantes

Certaines femmes ont des pertes trop importantes de sang durant leur période d'indisposition. Si tel est votre cas, il paraîtrait que l'on peut réguler le flux en avalant simplement 3 fois par jour 1 cuillère à soupe de vinaigre de cidre. Si vous voulez tester l'efficacité de ce remède de grand-mère, commencez la veille de vos règles si possible et poursuivez le traitement tout au long de celles-ci.

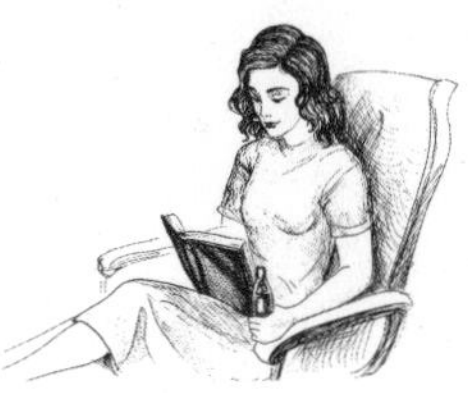

Le citron

Le citron

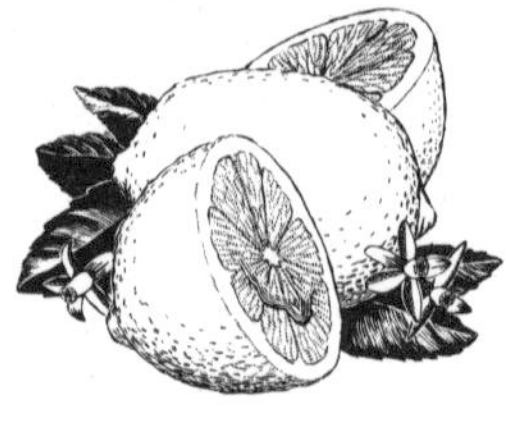

Originaire de Chine et d'Inde, le citron, malgré ses allures de fruit exotique, se cultive très bien en France. La ville de Menton, où les citrons s'épanouissent depuis cinq siècles, leur dédie même une fête.

Le citron permet de donner du goût aux aliments, sans les charger en sel ou en gras. Riche en vitamine C, cet agrume est antioxydant et aurait également un effet bénéfique sur le cholestérol. On le dit acide, pourtant, son jus, consommé avec modération sous forme de citronnade par exemple, facilite la digestion. Il a de plus l'avantage d'être tonifiant et est particulièrement recommandé pour gérer les coups de fatigue ponctuels. Le citron a aussi des vertus purifiantes ; il assainit aussi bien les peaux que les cheveux gras. En cuisine, on utilise abondamment son jus et son zeste. Celui-ci parfume quantité de plats et de gâteaux. Pour éviter de consommer les pesticides que l'écorce retient, mieux vaut toujours choisir des citrons issus de l'agriculture biologique. On trouve également dans le commerce des citrons dits « non traités » mais cela s'entend uniquement après la récolte. En général, les recettes ne demandent que quelques grammes de zeste, mais n'hésitez pas à râper le citron en entier ; vous pourrez conserver les épluchures restantes dans un bac à glaçons au congélateur.

Soin des ongles

Le jus de citron est tout indiqué pour entretenir vos ongles. Il les renforce et les blanchit. Il peut également remplacer le dissolvant si vous en manquez. En revanche, il faudra frotter un peu plus fort !

Conservation

Vous pouvez conserver vos citrons à température ambiante une dizaine de jours. En revanche un citron coupé doit être consommé rapidement, perdant très vite ses vitamines. Il en est de même pour un citron cuit.

Huile essentielle

C'est de l'écorce du citron que l'on extrait l'huile essentielle, recommandée, assez paradoxalement, pour aider à diminuer « l'effet peau d'orange », mais aussi dans le traitement de petites affections cutanées. Comme toujours, cette huile essentielle ne s'utilise jamais pure. On introduit seulement quelques gouttes dans une huile neutre. Il est particulièrement important de respecter ce dosage limité dans le cas de l'huile essentielle de citron, car elle est photosensibilisante : la peau traitée par cette huile, si elle est exposée au soleil, aura tendance à se tacher. Abstenez-vous de prendre un bain de soleil jusqu'à 12 heures après utilisation.

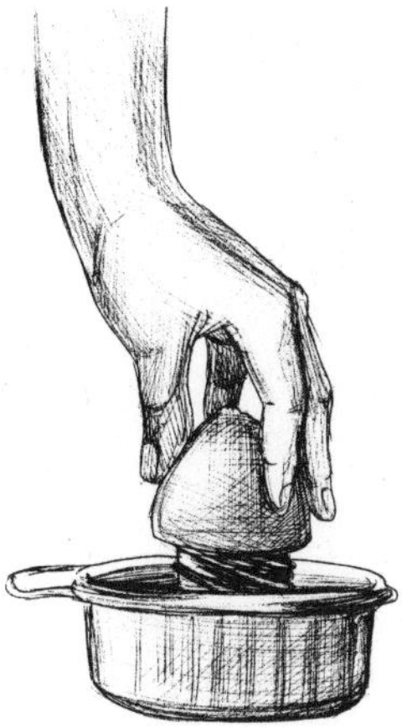

PURIFIER LA PEAU

Mamie connaît plus d'une recette miracle pour prendre soin de sa peau. Sa préférée reste la lotion purifiante citronnée. Voici sa recette : faites infuser 2 fleurs de souci fraîches avec 1 cuillère à soupe de thym dans de l'eau bouillante, durant vingt minutes. Filtrez et ajoutez le jus de 1 citron. Appliquez cette préparation matin et soir, durant une semaine, sur le visage, le cou et le décolleté.

GOMMAGE CORPOREL

Retrouvez une peau douce et soyeuse avec le gommage maison de Grand-mère. Mélangez énergiquement le jus de 1 citron avec 2 cuillères à soupe de sucre roux et 1 cuillère à café d'huile de macadamia. Mouillez votre corps et massez-vous avec cette mixture en faisant des gestes circulaires. Renouvelez l'opération 2 fois par semaine.

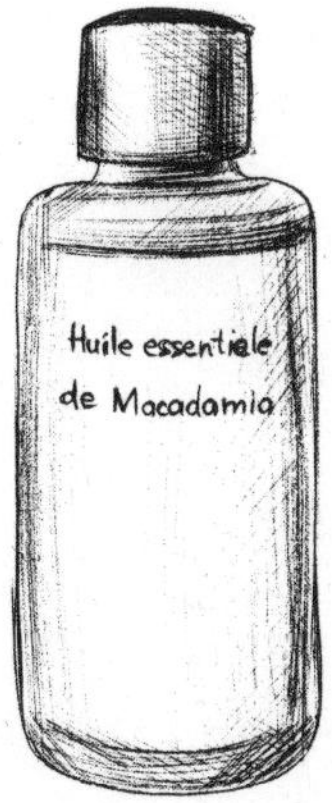

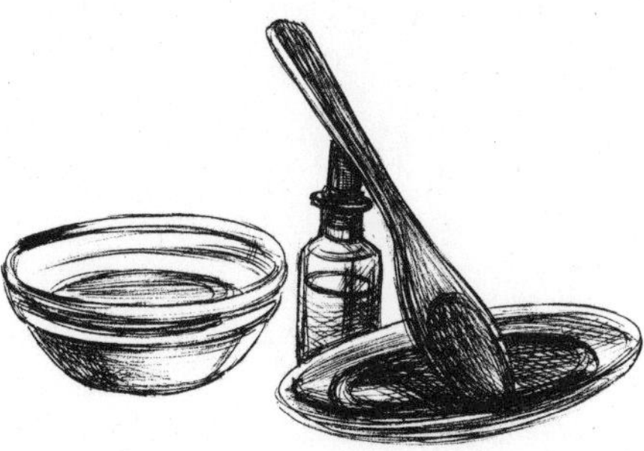

PRÉVENIR LES VERGETURES

Ces stries nacrées se forment après un changement de poids trop brutal. Une fois qu'elles sont là, rien ne les fera disparaître ! Si vous êtes en période de régime, il vaut mieux prévenir leur apparition. Dans un flacon, diluez 10 gouttes d'huile essentielle de citron, 10 de lavande, 15 d'avocat et 15 d'huile d'argan. Tous les jours, massez-vous énergiquement avec cette préparation sur le ventre, les cuisses et les seins. Attention, ce traitement ne convient pas aux femmes enceintes ni qui allaitent.

Bain détoxifiant

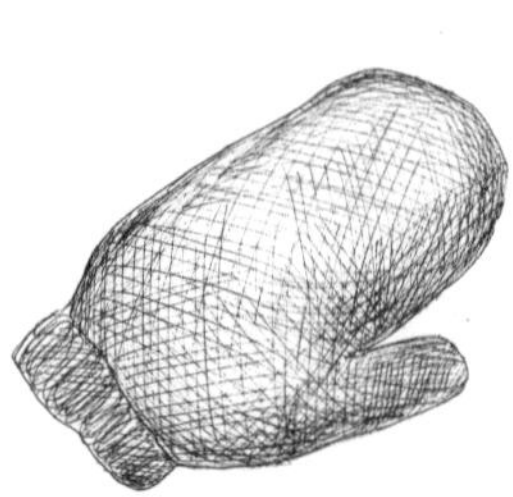

Grand-mère aimait se relaxer et nettoyer sa peau en profondeur en même temps ! Dans son eau de lavage, elle rajoutait 8 gouttes d'huile essentielle de citron, 6 d'Atlas, autant de genièvre et de cyprès, et 1 cuillère à café d'huile d'olive. Après dix minutes d'immersion, elle se frictionnait avec un gant de crin afin d'activer la circulation sanguine et de potentialiser l'action des essences. En prime, elle éliminait les peaux mortes. D'une pierre, deux coups !

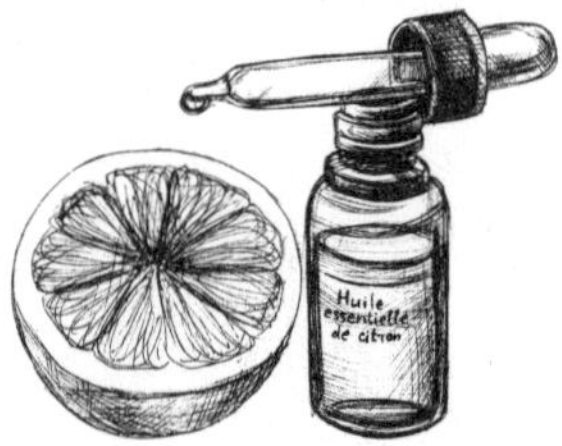

Massage drainant

Lorsque Grand-mère n'avait pas le temps de prendre un bain détoxifiant, elle optait pour un massage drainant. Dans une fiole, elle diluait 3 cl d'huile d'amande douce avec 5 gouttes d'huile essentielle de citron, autant de pamplemousse, de romarin et 3 de menthe poivrée. Elle se massait énergiquement avec cette lotion en insistant sur les jambes, le ventre et les fesses.

Massage zenifiant

Nos aïeux étaient rarement angoissés. Leur secret ? Un massage relaxant à base d'huile essentielle. Chaque soir, ils se massaient les pieds et la nuque avec une préparation 100 % naturelle composée de 5 cl d'huile d'amande douce, 5 gouttes d'huile essentielle de citron, 5 de lavande, 5 d'orange douce et 5 autres d'ylang-ylang. Faites le test : vous serez totalement relaxé pour aller dormir.

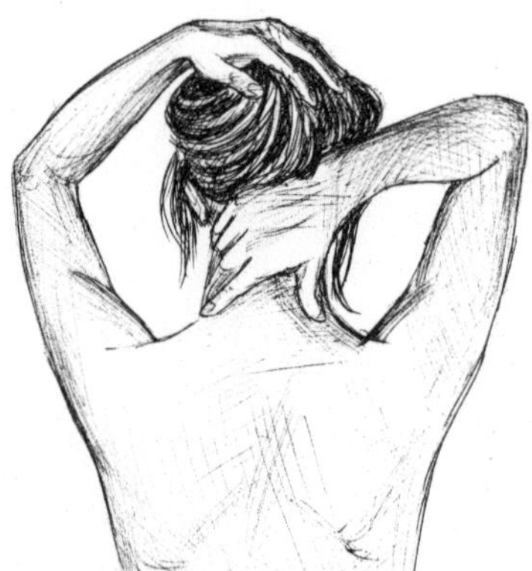

BAIN APAISANT

Quoi de mieux qu'un bon bain relaxant après une journée stressante ? Faites couler l'eau, Mamie vous livre son secret pour être parfaitement détendu : les huiles essentielles. Elle rajoutait 1 goutte d'huile essentielle de citron, 1 autre de mandarine, autant de lavande et 1 verre de lait à son eau de lavage. Ce mélange agit aussi bien par voie cutanée qu'aérienne. De quoi vous relaxer et enchanter tous vos sens !

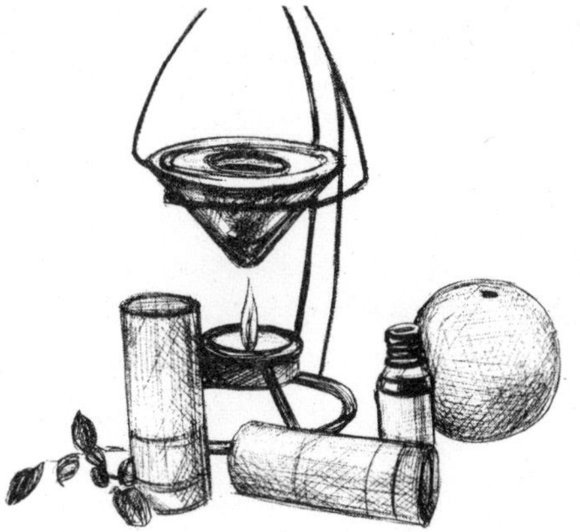

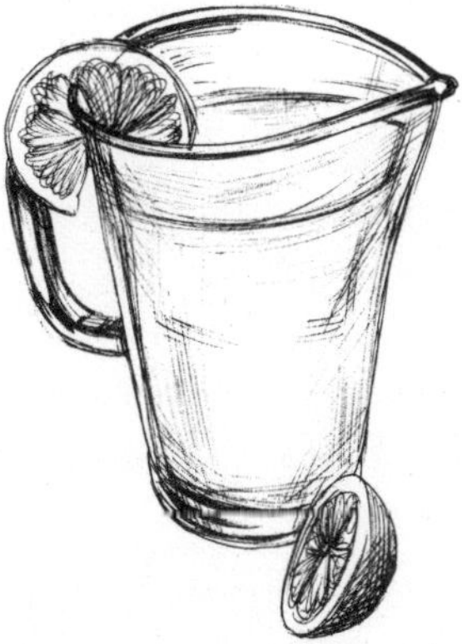

CITRONNADE DIURÉTIQUE

Mamie permettait à son organisme de chasser les impuretés en buvant simplement une citronnade drainante. Tous les matins, à jeun, elle buvait le jus de 1 citron dans un verre d'eau au moins trente minutes avant de prendre son petit-déjeuner. Faites de même ! Avalez-en dès votre réveil et allez prendre votre douche. Vous ne perdrez pas de temps et pourrez manger tranquillement après.

HUILE ANTICELLULITE

L'huile essentielle de citron est prodigieuse pour atténuer la peau d'orange. À condition de savoir avec quoi l'associer. Heureusement Mamie est là et vous confie sa recette : diluez 10 gouttes d'huile essentielle de citron avec 10 de pamplemousse, 10 de cyprès et 5 cl d'huile végétale de macadamia. Conservez le tout dans une fiole foncée hermétique. Après chaque douche, massez-vous avec ce mélange, en insistant sur les zones les plus touchées : le ventre, les cuisses et les hanches.

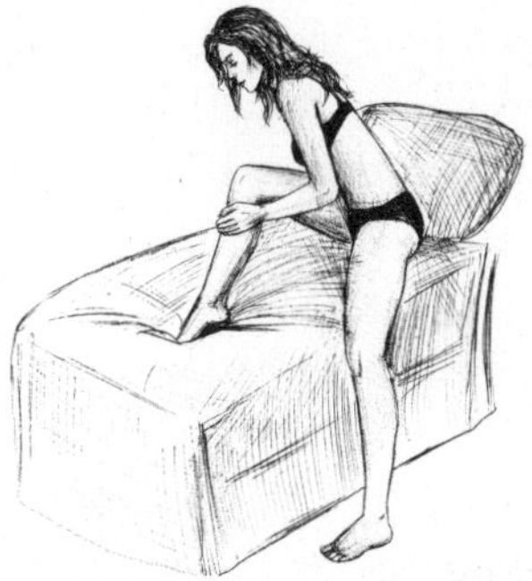

UN ANTITRANSPIRANT NATUREL

Le citron ne chassera pas les senteurs de sudation, cependant il vous permettra de les réguler. Après chaque douche, passez un coton imbibé de jus de citron sur vos aisselles et sur vos pieds. Vous éviterez ainsi la prolifération bactérienne responsable des mauvaises odeurs corporelles. Si vous transpirez facilement, complétez le traitement en saupoudrant un peu de talc sur les zones qui ont tendance à transpirer.

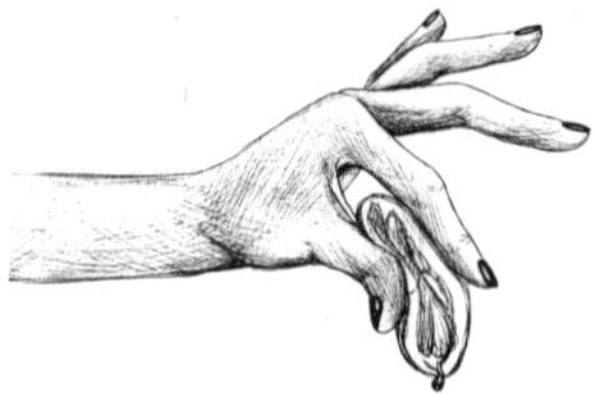

FIXER LE MAQUILLAGE

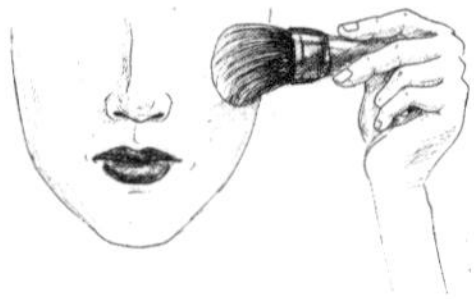

Vous avez la peau grasse et votre maquillage a tendance à couler en fin de journée ? Le matin, après vos soins habituels, imbibez un coton de jus de citron et passez-le sur votre visage avant de vous maquiller. Laissez sécher et appliquez votre fond de teint et votre poudre libre. Votre make-up tiendra ainsi jusqu'au soir. Attention à bien éviter le contour des yeux.

SAUNA PURIFIANT

Lorsque Grand-mère souhaitait nettoyer sa peau en profondeur, elle préparait un bain vapeur citronné. Piquez-lui son astuce! Portez à ébullition ½ litre d'eau. Retirez du feu et ajoutez 1 goutte d'huile essentielle de citron, 1 de cyprès et 1 de géranium. Transvasez dans un saladier. Penchez votre tête, couverte avec une serviette, au-dessus de votre préparation. Les vapeurs que celle-ci dégage assainiront naturellement votre peau. Gardez cette position pendant dix minutes, puis séchez votre visage. Lisez bien les instructions avant d'utiliser les huiles essentielles.

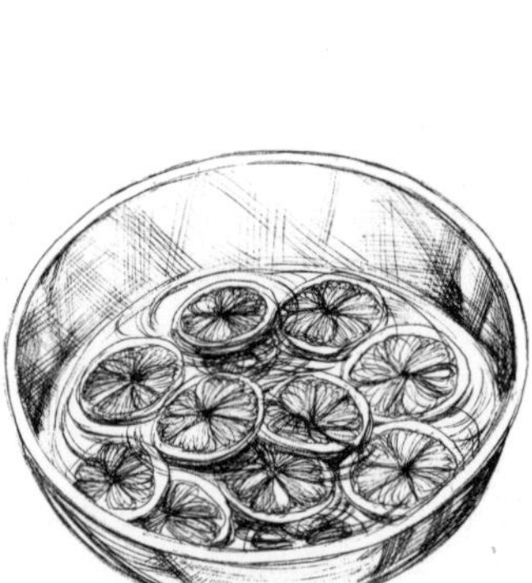

RESSERRER LES PORES

Vous en avez assez de ces vilains points noirs sur votre visage ? Suivez la recette ancestrale de Grand-mère, rapide et efficace. Mélangez le jus de 1 citron avec 1 cuillère à soupe de poudre d'amandes et 1 cuillère à soupe d'huile de jojoba. Massez votre peau avec cette mixture, en formant des petits cercles. Terminez en rinçant abondamment.

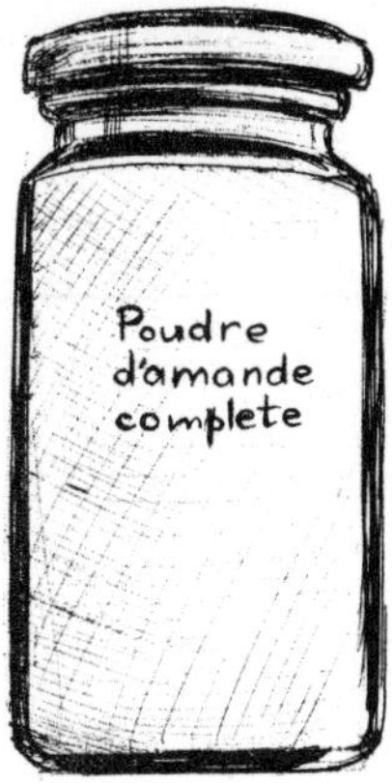

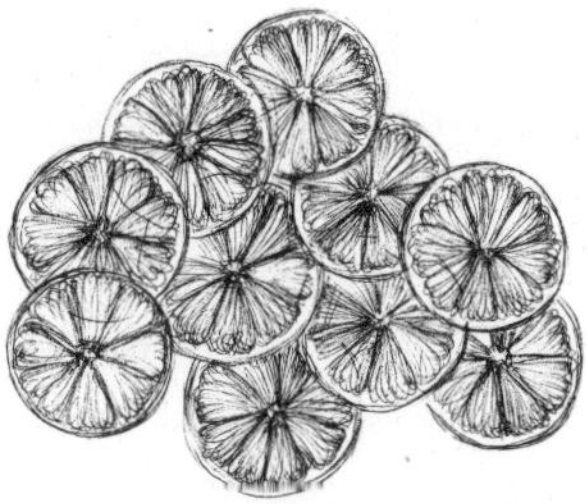

TONIQUE MAISON

Grand-mère obtenait une peau nette sans imperfection en la nettoyant régulièrement avec son tonique maison. Voici sa recette : dans une fiole, diluez 20 cl d'eau, 5 gouttes d'huile essentielle de lavande, 1 cuillère à soupe d'huile d'argan et le jus de 1 citron. Tous les matins, appliquez ce tonique sur votre visage en évitant soigneusement le contour des yeux et en secouant bien votre flacon au préalable. Conservez le tout au réfrigérateur.

HYDRATER SA PEAU EN PROFONDEUR

Dans un bol, mélangez 2 cuillères à soupe d'argile en poudre avec le jus de 1 citron. Ajoutez 1 cuillère à café de miel d'acacia, 1 autre d'huile de jojoba et 2 gouttes d'huile essentielle de géranium. Une pâte onctueuse doit se former. Apposez sur le visage et laissez sécher avant de rincer à l'eau. Renouvelez l'opération toutes les semaines.

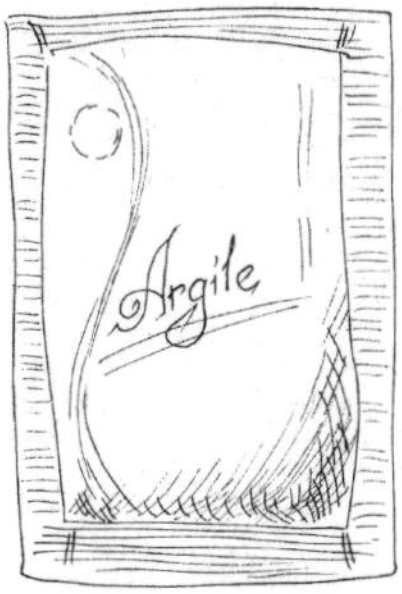

MASQUE RÉGÉNÉRANT

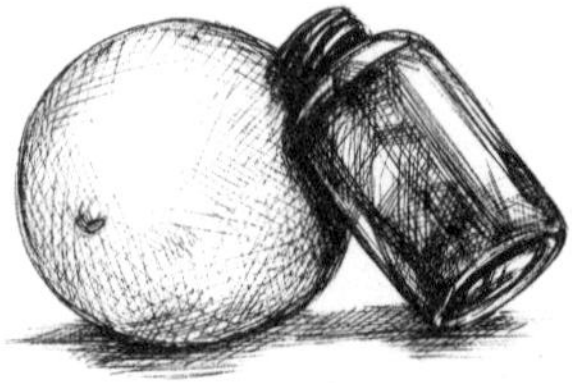

Votre peau est terne ? Rendez-lui sa vitalité avec le simple masque hydratant 100 % bio de Mamie. Mélangez énergiquement 1 goutte d'huile essentielle de citron avec la même quantité d'huile essentielle de palmarosa, 1 cuillère à soupe de miel et 1 yaourt nature. Appliquez le mélange obtenu sur le visage durant quinze minutes, puis rincez.

HUILE ANTI-ÂGE

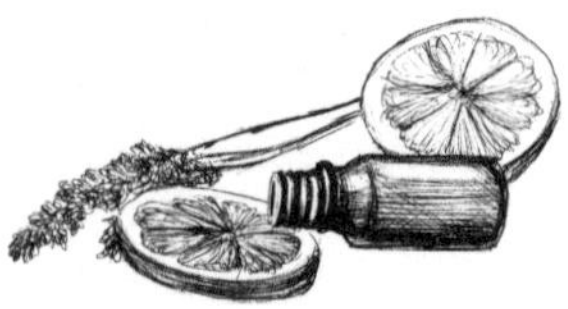

Il est inutile de vous ruiner en crèmes antirides onéreuses pour éviter les effets du vieillissement cutané. Le soin ancestral de Grand-mère est tout aussi efficace ! Dans un flacon hermétique, mélangez de l'huile essentielle de citron, de lavande, de géranium et de palmarosa : 3 gouttes de chaque. Ajoutez-y 10 cl d'huile végétale de bourrache, puis étalez en petite quantité sur votre peau, nettoyée au préalable en prenant soin d'éviter le contour des yeux. Faites bien pénétrer et retirez l'excédent avec un mouchoir.

SOS MAINS GERCÉES

Chaque hiver, c'est la même rengaine : le froid assèche vos mains, qui finissent par gercer. Apaisez-les rapidement : pressez 1 citron, et récupérez son jus. Ajoutez-y 1 cuillère à café d'huile d'olive et 1 cuillère à soupe de miel liquide. Appliquez cette mixture sur vos mains et laissez agir vingt minutes avant de rincer.

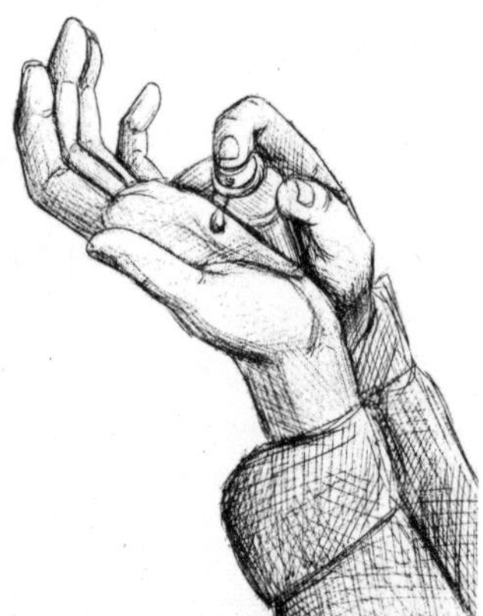

HYDRATER LES MAINS RAPIDEMENT

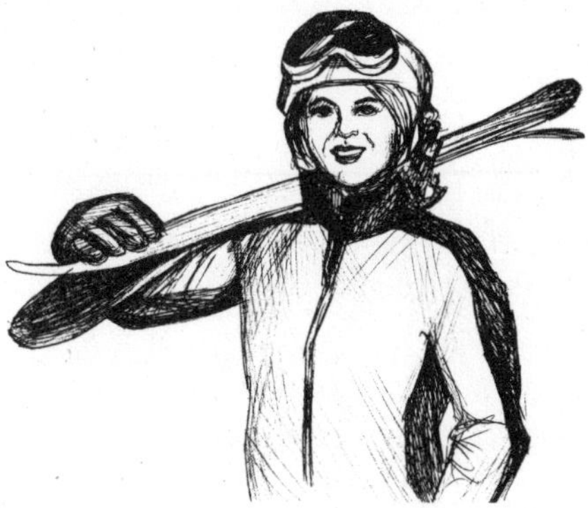

Vous partez au ski et vous avez oublié d'acheter votre crème pour les mains ? Pas de panique : si vous avez de l'huile essentielle de citron, mélangez-en 5 gouttes avec 1 cuillère à soupe d'huile d'amande douce dans une fiole. Dès que vous le pouvez, massez vos mains avec. Elles seront ainsi protégées du froid et, en prime, sentiront bon le citron !

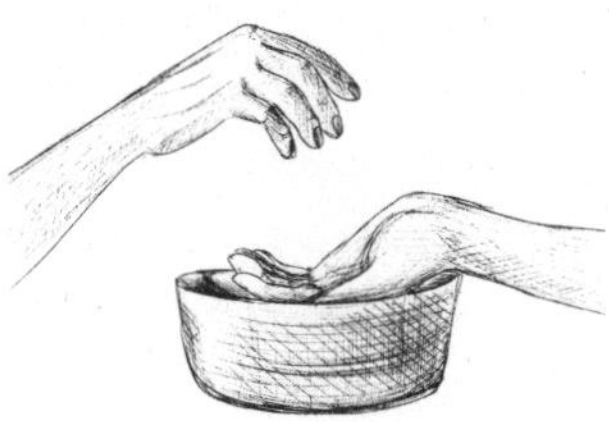

CHASSER LES MAUVAISES ODEURS DES MAINS

À la maison, c'est vous qui cuisinez et qui régalez toute la famille. À force de manipuler les aliments, vos mains empestent souvent le poisson ou l'oignon. Remédiez à ce petit désagrément en les frottant simplement avec le jus d'un citron puis rincez à l'eau froide. Sentez : vos mains sont citronnées !

HALTE AUX CHEVEUX MOUS

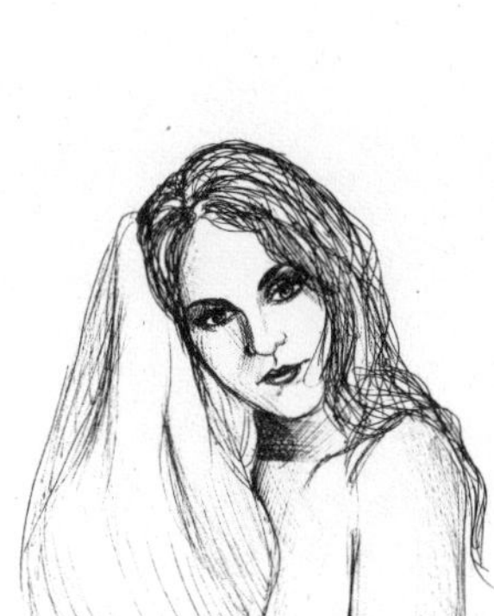

Vos cheveux sont raplapla et sans volume ? Suivez la recette de Mamie : elle est simple et rapide. Dans un bol, mélangez 1 jaune d'œuf, 2 cuillères à soupe de jus de citron, 1 cuillère à soupe d'huile d'avocat et 1 cuillère à soupe de rhum blanc. Étalez sur votre chevelure humide et laissez agir dix minutes. Terminez en vous lavant la tête avec un shampooing doux.

RÉGULER LES CHEVEUX GRAS

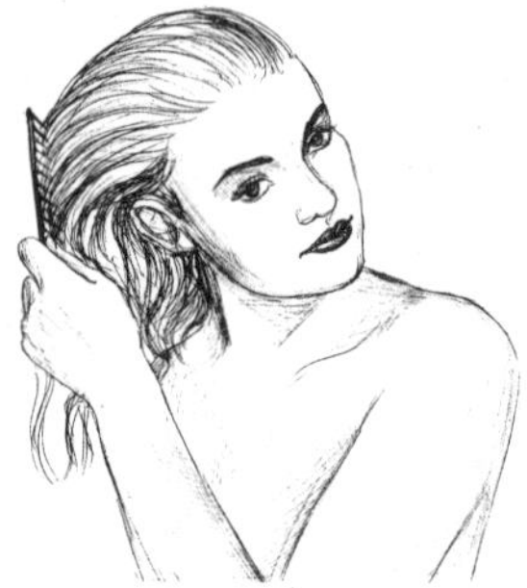

Dans un flacon, diluez 2 cuillères à soupe de jus de citron avec 25 cl d'eau de source. Ajoutez-y 1 goutte d'huile essentielle de sauge sclarée, la même quantité d'huile essentielle de cyprès, de lavande et de cèdre. Appliquez cette lotion sur vos cheveux secs et laissez agir toute une nuit. Le lendemain, lavez vos cheveux avec votre shampooing habituel. Lisez bien les instructions avant d'utiliser les huiles essentielles.

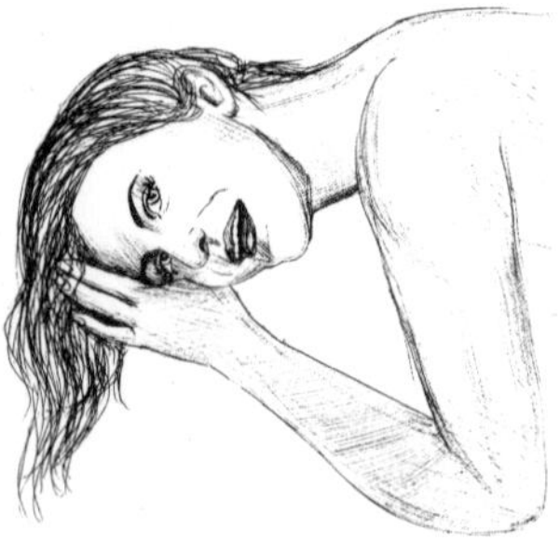

CHASSER LES PELLICULES

L'excès de pellicules résulte souvent de l'irritation du cuir chevelu. Apaisez-le en le régulant naturellement. Mélangez 1 yaourt au lait entier avec 2 gouttes d'huile essentielle de citron et 2 de romarin. Humidifiez vos cheveux et massez-vous la tête avec cette lotion. Dix minutes plus tard, rincez et lavez avec un shampooing doux. Renouvelez l'opération 1 fois par semaine durant un mois.

SHAMPOOING ANTIPELLICULAIRE

Vous n'avez pas le temps de fabriquer des soins maison pour chasser vos pellicules ? Pas de panique, pensez à l'astuce de nos grands-mères. Ajoutez 5 gouttes d'huile essentielle de citron à votre flacon de shampooing habituel. Il deviendra ainsi un prodigieux produit antipelliculaire. En prime, il sera citronné à souhait ! Lisez bien les instructions avant d'utiliser les huiles essentielles.

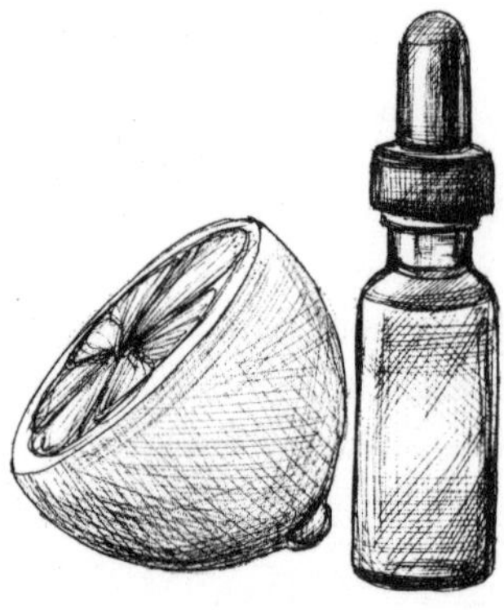

CRÈME NOURRISSANTE DE NUIT

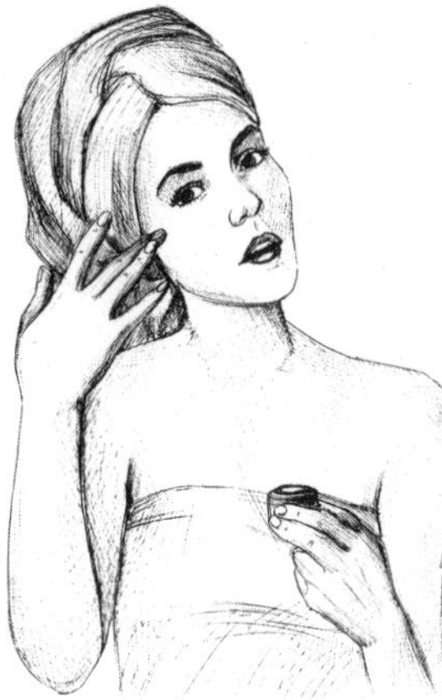

Confectionnez vous-même votre crème hydratante. Pour cela, mixez 1 abricot avec le jus d'1 citron. Faites chauffer au bain-marie à feu doux 3 cuillères à soupe de beurre de karité. Mélangez le tout jusqu'à l'obtention d'une crème opaque. Transvasez dans un pot hermétique et mettez au réfrigérateur. Tous les soirs, avant de vous coucher, appliquez-en une petite noisette sur votre visage.

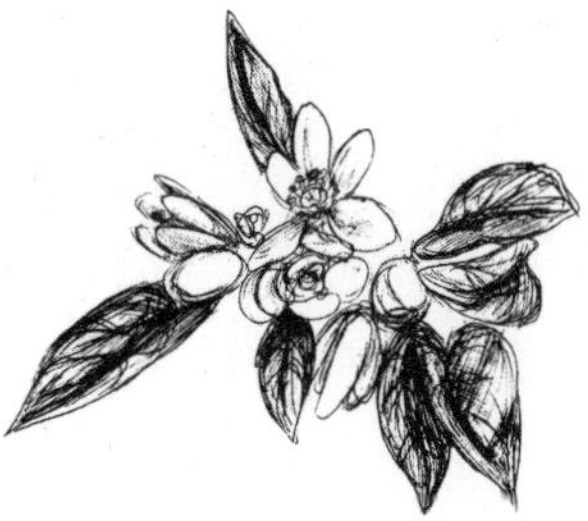

LOTION ASTRINGENTE CITRONNÉE

Chassez les impuretés de la peau avec une lotion astringente 100 % bio. Faites tiédir dans une casserole 10 cl d'eau de fleur d'oranger. Retirez du feu et ajoutez le zeste d'un citron entier. Couvrez et laissez infuser 24 heures. Filtrez et conservez dans une fiole hermétique que vous laisserez au réfrigérateur. Matin et soir, nettoyez votre visage avec un coton imbibé de cette préparation.

APAISER LA PEAU

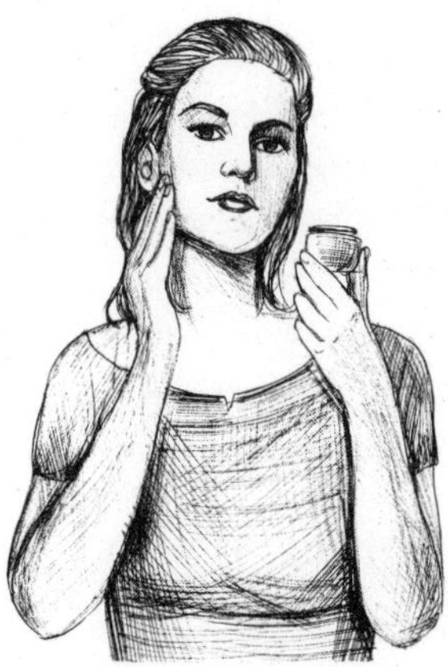

Vous avez la peau irritée par les crèmes industrielles ? Soulagez-la rapidement avec un lait maison. Portez à ébullition 25 cl d'eau avec une poignée d'amandes émondées. Retirez du feu et ajoutez 3 feuilles de laitue. Passez le tout au mixeur jusqu'à l'obtention d'un liquide laiteux. Terminez en ajoutant le jus d'un citron. Utilisez cette crème matin et soir pour nettoyer votre visage.

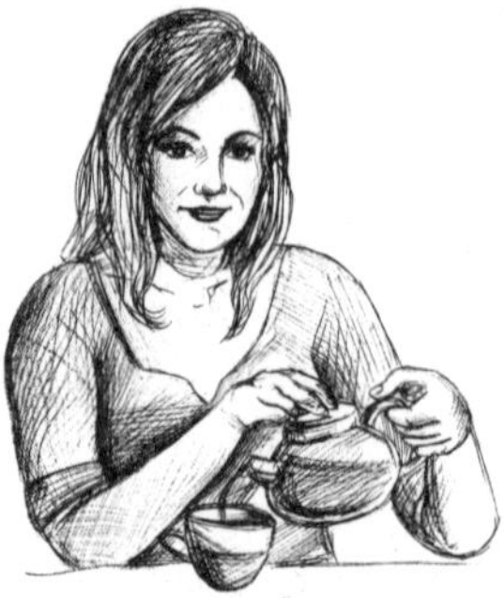

EFFET BONNE MINE

Rien de mieux que le citron pour détoxifier l'organisme et le purifier. Durant trois semaines, buvez à jeun, chaque matin, le jus d'un citron additionné d'eau chaude. Vous allez ainsi nettoyer votre foie, ce dernier influant sur votre teint. En une semaine à peine celui-ci deviendra plus lumineux et plus clair. En prime, vous éviterez l'apparition de nouveaux boutons !

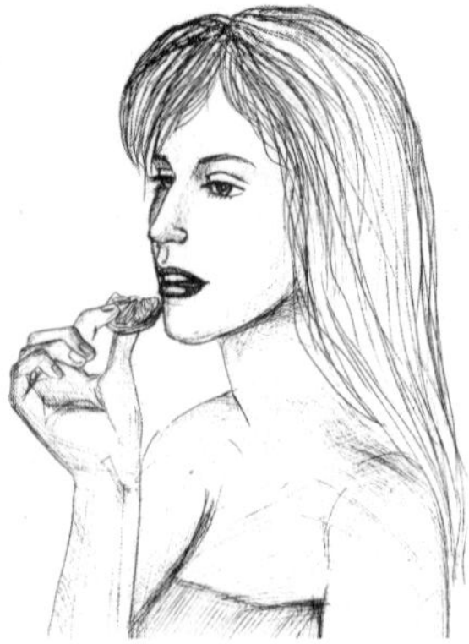

ROUGE À LÈVRES NATUREL

Vous avez oublié votre rouge à lèvres fétiche ? Pas de panique : frottez énergiquement durant cinq minutes votre bouche avec une rondelle de citron. Celle-ci activera la circulation sanguine et vous fera une bouche bien rouge. Ni vu ni connu, vous aurez des lèvres à croquer !

GOMMAGE CORPOREL

Une fois par mois, il est conseillé de faire un gommage corporel afin d'éliminer les peaux mortes. Voici une recette facile à réaliser : battez 1 œuf jusqu'à ce qu'il mousse. Ajoutez le jus d'un citron, 2 cuillères à soupe de crème fraîche et 4 de farine de pois chiches. Remuez à l'aide d'un fouet pour qu'il ne reste aucun grumeau. Mouillez-vous le corps et appliquez cette mixture en vous en frottant énergiquement. Rincez-vous et terminez en hydratant à l'aide d'une huile.

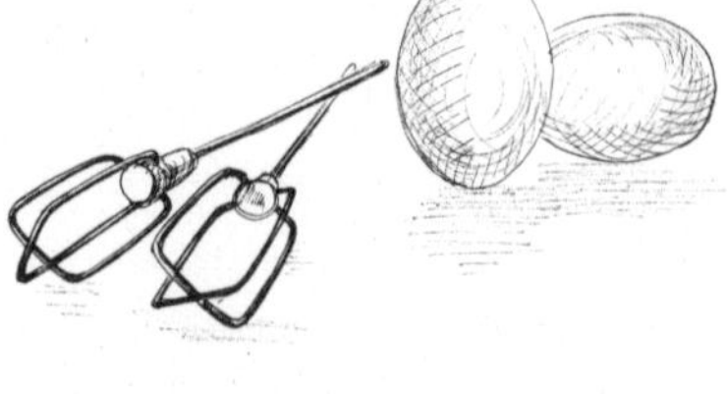

HALTE AUX CHEVEUX TERNES

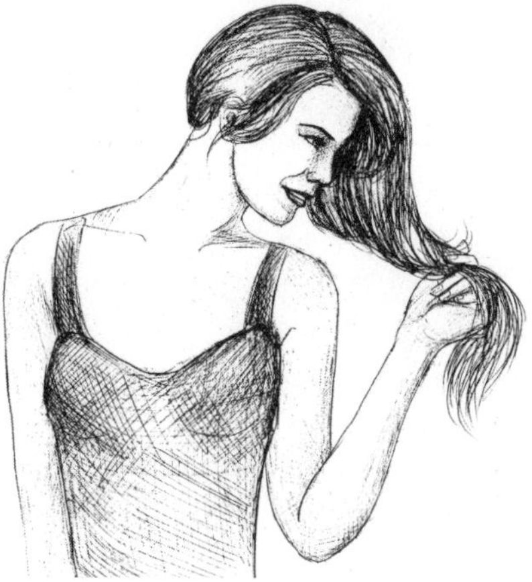

Mamie avait toujours une belle chevelure quelle que soit la saison ! Son secret ? Sa lotion revitalisante maison. Piquez-lui sa recette : faites bouillir 30 g de sauge séchée dans 1 litre d'eau durant cinq minutes. Retirez du feu et laissez infuser dix minutes. Filtrez et ajoutez le jus d'un citron. Lavez-vous les cheveux et utilisez cette mixture comme dernière eau de rinçage. Renouvelez l'opération pendant un mois.

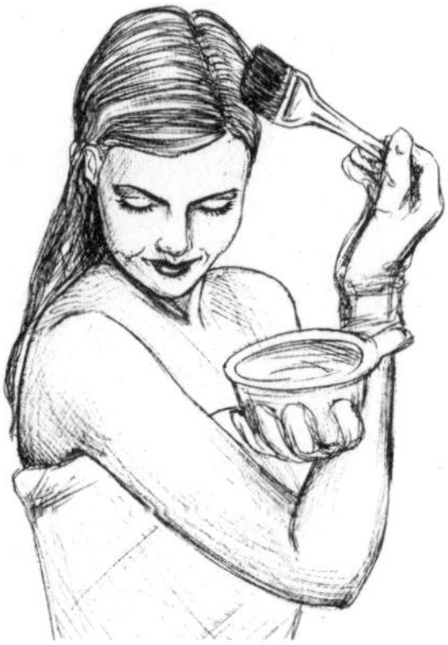

MASQUE POUR CHEVEUX SECS

Vous avez les cheveux secs ? Hydratez-les efficacement avec un masque nourrissant spécifique. Écrasez 1 banane jusqu'à l'obtention d'une purée puis ajoutez 1 jaune d'œuf, 2 cuillères à café de miel liquide et le jus d'un citron. Appliquez cette mixture sur vos cheveux et laissez-la pendant une heure. Rincez-vous la tête puis lavez-la avec un shampooing doux. Renouvelez le soin 2 fois par semaine, pendant un mois.

UN TONIQUE MAISON

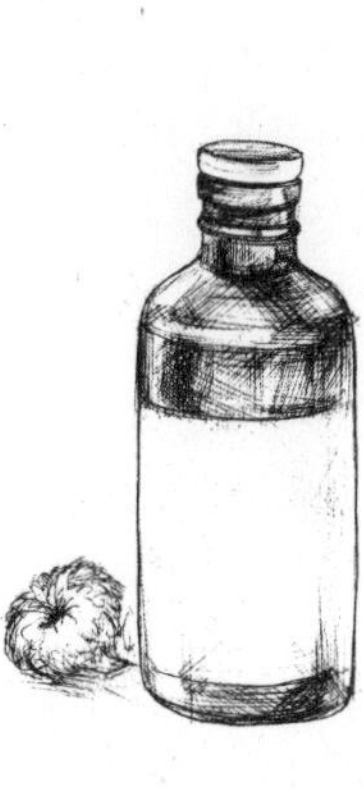

Matin et soir, il faut toujours appliquer un tonique sur son visage afin de purifier l'épiderme. Vous n'en avez pas sous la main ? Portez à ébullition 10 cl d'eau de rose. Retirez du feu et ajoutez les zestes d'un citron coupés fins ainsi que son jus. Couvrez et laissez reposer. Le lendemain, filtrez et transvasez dans une fiole hermétique. Imbibez-en 1 coton et passez-le sur votre visage en évitant les contours des yeux..

LOTION ASTRINGENTE

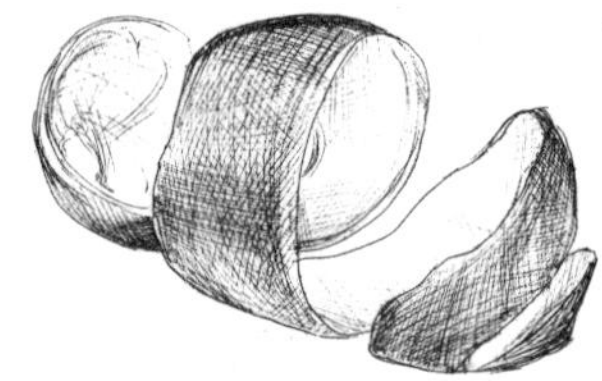

Le citron sera votre allié pour assainir votre peau en profondeur. Pressez-en 2 dans 20 cl de fleur d'oranger. Faites bouillir durant deux minutes puis retirez du feu. Ajoutez le jus de 2 autres citrons, cette fois les zestes coupés en lamelles. Laissez reposer pendant une journée, puis filtrez. Conservez dans une bouteille hermétique que vous laisserez au réfrigérateur. Matin et soir, nettoyez-vous le visage avec cette lotion. Veillez à contourner les yeux.

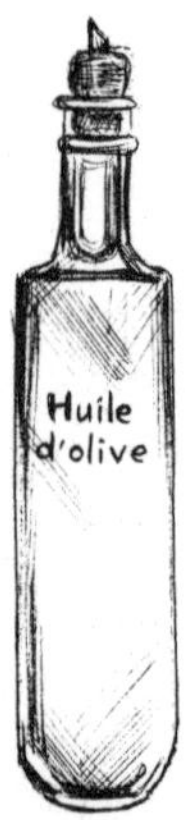

HUILE NOURRISSANTE

Dans un flacon opaque, diluez 10 cl d'huile d'olive avec 2 gouttes d'huile essentielle de citron. Râpez le zeste de 1/2 citron et incorporez-le au mélange. Fermez et laissez reposer 48 heures. Filtrez et transvasez de nouveau dans la fiole. Après vous être soigneusement démaquillée, appliquez cette huile sur votre visage en évitant le contour des yeux. Votre peau sera ainsi parfaitement hydratée.

SOIN POUR PEAUX SÈCHES

Lorsque l'épiderme est fragilisé, la peau tire et s'assèche. Pour y remédier il vous suffit d'appliquer un soin doux nourrissant et hydratant. Mamie en connaît un qui n'agressera pas votre peau : mélangez 2 gouttes d'huile essentielle de citron, 2 cuillères à soupe d'huile d'amande douce et 2 cuillères à soupe de miel jusqu'à l'obtention d'un mélange bien lisse. Appliquez ce masque sur votre visage en veillant à éviter le contour des yeux. Une heure plus tard, retirez l'excédent avec un coton imbibé d'eau de rose. Recommencez l'opération tous les soirs, pendant un mois.

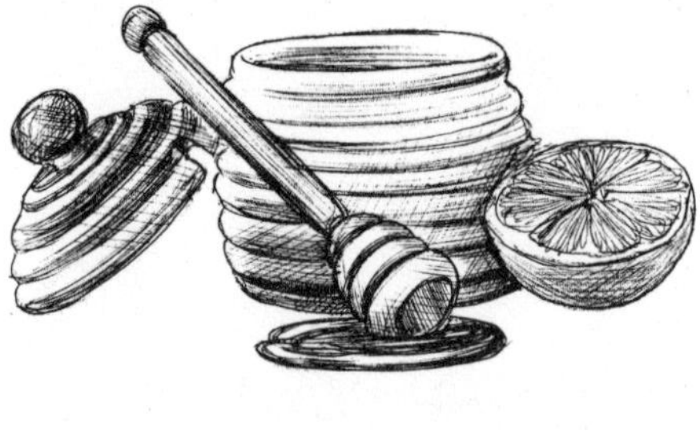

BAUME MAISON

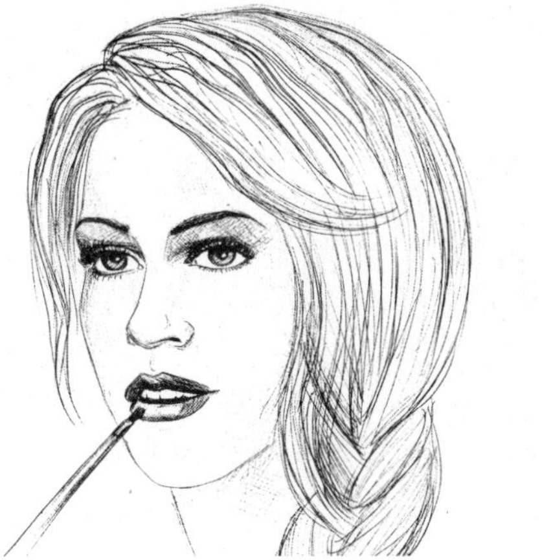

Vous avez tendance à avoir les lèvres sèches ? Apaisez-les en vous fabriquant une crème réparatrice naturelle. Dans un pot muni d'un couvercle, mélangez 1 goutte d'huile essentielle de citron, 1 d'orange, 1 cuillère à café de crème fraîche épaisse entière et 1 cuillère à soupe de miel liquide. Une crème onctueuse se forme : hydratez-en votre bouche. Conservez votre préparation six jours au maximum dans votre réfrigérateur.

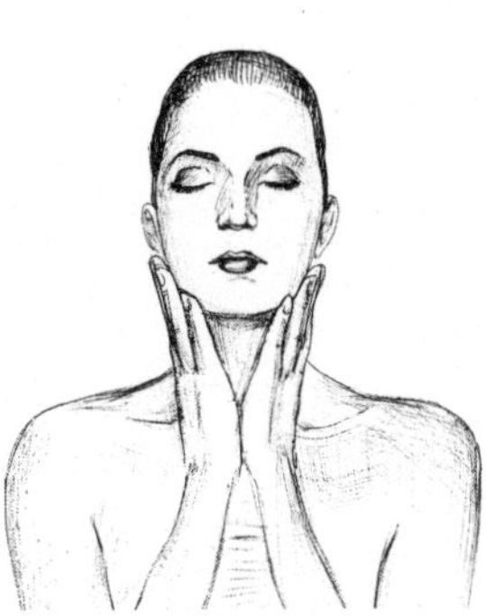

CURE ANCESTRALE ANTI-ÂGE

Ne cherchez plus en vain comment faisait Mamie pour rester jeune ! Faites plutôt sa cure anti-âge et vous aurez la réponse. Pendant deux semaines, le matin, à jeun, buvez le jus de 2 carottes additionné d'un jus de citron. Mangez ensuite des fruits secs à coques au petit-déjeuner : amandes, noix ou noisettes. Faites vos autres repas en essayant de limiter les sucres rapides et les lipides. Cette cure vous apportera beaucoup de vitalité et détoxifiera votre organisme.

CHASSER LES KILOS EN TROP

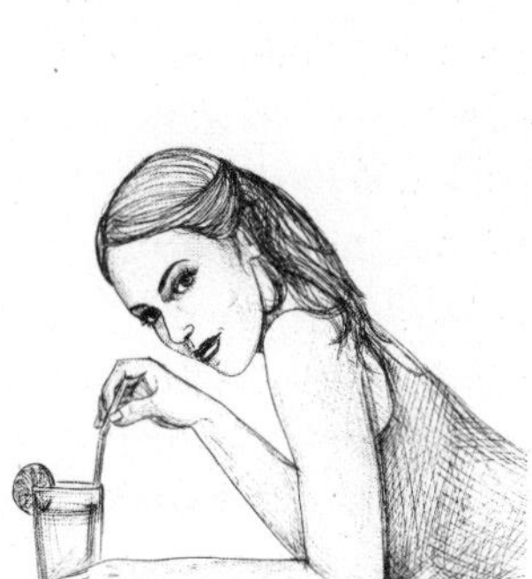

Lorsque Grand-mère souhaitait perdre les kilos accumulés avec les fêtes, elle faisait une cure à base de citron. Pendant dix jours, elle buvait une mixture à base de cet agrume. Voici sa recette : portez à ébullition le jus de 5 citrons. Retirez du feu et laissez refroidir. Filtrez et ajoutez 2 cuillères à soupe de sirop d'agave. Mettez au frais et buvez cette préparation tout au long de la journée.

COUPE-FAIM NATUREL

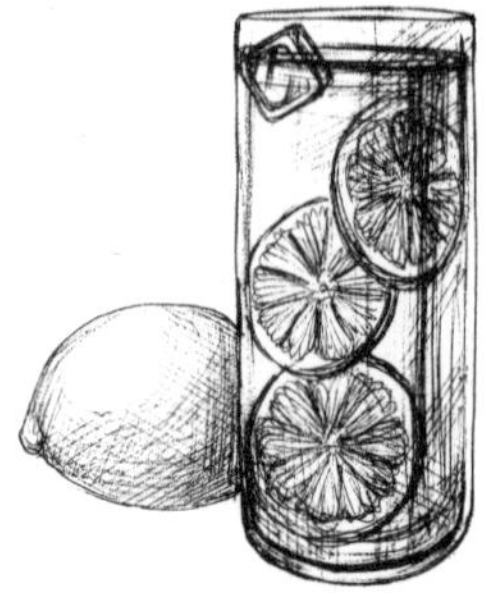

En période de régime, il est parfois difficile de ne pas succomber aux tentations. Résistez-y grâce au coupe-faim naturel de Mamie. Mélangez le jus de 1 citron vert avec 1 cuillère à café de miel et le jus de 1 concombre. Dès qu'une envie de gourmandise surgit, buvez cette préparation. Vous pourrez ainsi résister sans frustration.

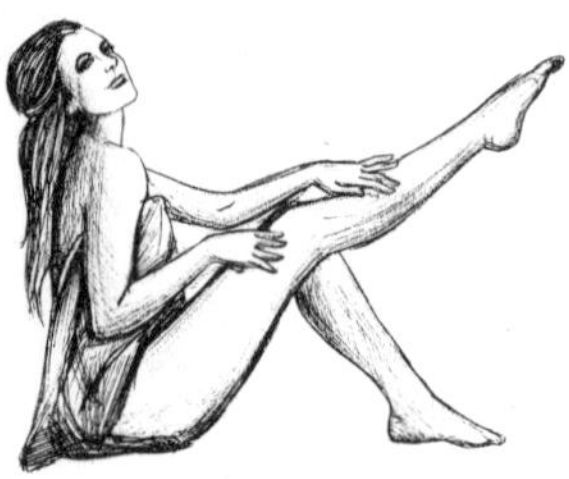

JAMBES DE DÉESSE

Vous souhaitez affiner vos jambes ? Massez-les avec une huile amincissante naturelle. Dans une petite fiole hermétique, mélangez 15 cl d'huile de jojoba, 5 gouttes d'huile essentielle de citron et 5 de cyprès. Tous les soirs, appliquez énergiquement cette préparation sur vos gambettes jusqu'à sa pénétration totale.

HALTE À LA CELLULITE

L'apparition de cellulite résulte de l'hypertrophie des tissus adipeux. Une fois qu'elle est apparue, il est difficile de s'en débarrasser. Les remèdes de Mamie peuvent vous aider à la limiter. Faites chauffer 40 g de vaseline, 20 g de lanoline et 2 cuillerées à soupe d'huile d'olive. Ajoutez 2 gouttes d'huile essentielle d'origan, 1 de lavande et 1 de citron. Mélangez. Appliquez la préparation obtenue sur une peau sèche et propre. Lisez bien les instructions avant d'utiliser les huiles essentielles.

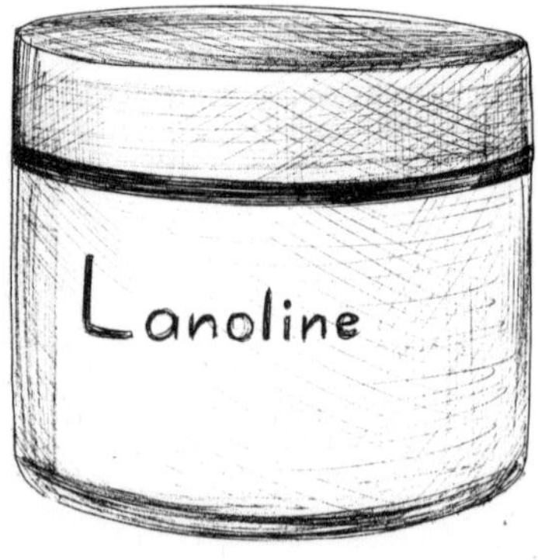

CATAPLASME ANTICELLULITE

Grand-mère faisait disparaître la peau d'orange à l'aide d'un cataplasme à base de citron. Pressez-en 3 et portez leur jus à ébullition dans 1 litre d'eau, pendant quinze minutes, avec 50 g de feuilles de citronnier. Filtrez et laissez tiédir. Imbibez des compresses avec cette mixture et placez-les sur les zones de cellulite. Laissez agir pendant dix minutes. Renouvelez l'opération deux à trois fois par semaine. En quelques mois votre peau sera plus ferme !

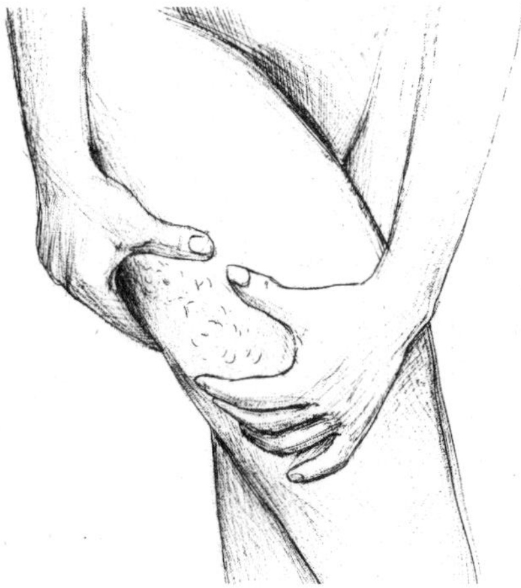

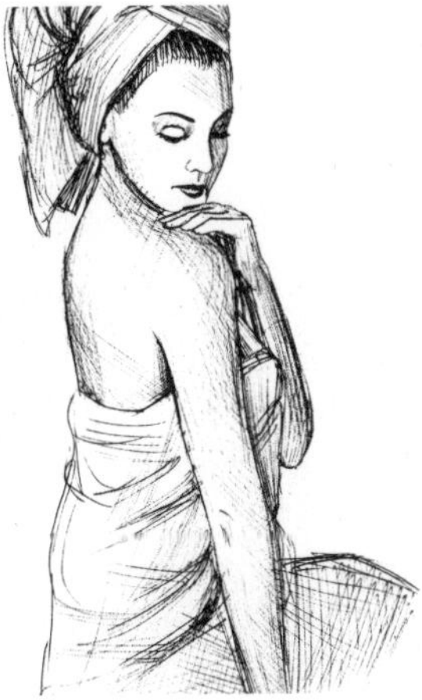

CRÈME NOURRISSANTE CORPORELLE

Bien hydrater son corps est essentiel si vous souhaitez avoir une peau douce et soyeuse. Grand-mère appliquait chaque soir une crème spécifique citronnée. Faites de même : mélangez 1 yaourt, 1 cuillère de miel liquide et 3 cuillères à soupe de flocons d'avoine avec le jus d'un citron. Avant de vous coucher, étalez cette crème sur votre corps en formant des mouvements lents et réguliers.

SOS MAINS ABÎMÉES

Vous avez les mains rugueuses et sèches ? Remédiez à ce désagrément grâce à la crème réparatrice de Mamie. Mélangez la chair de 1 avocat avec 2 abricots jusqu'à l'obtention d'une pâte bien lisse. Ajoutez 2 cuillères à soupe de miel et 2 gouttes d'huile essentielle de citron. Avant de vous coucher, enduisez-vous les mains avec cette mixture et mettez des gants. Le lendemain, rincez à l'eau tiède. Renouvelez l'opération trois nuits d'affilée.

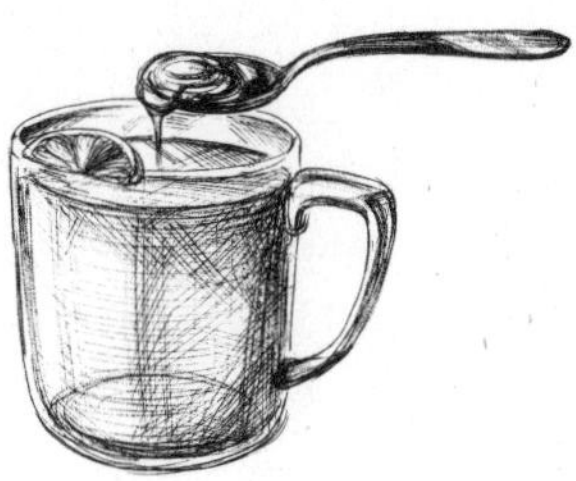

Nourrir sa peau

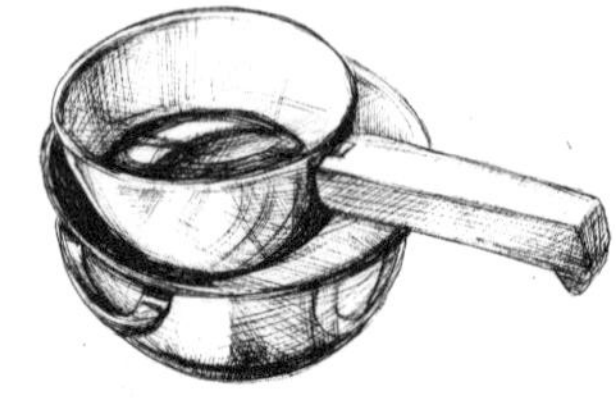

Faites ramollir, à petit feu et au bain-marie, 2 cuillères à soupe de beurre de karité jusqu'à ce qu'il soit crémeux. Retirez du feu et ajoutez 2 cuillères à soupe de crème d'amande, le jus d'un citron et 4 gouttes d'huile essentielle de citron. Mélangez énergiquement : une pâte bien lisse doit se former. Appliquez cette préparation tous les soirs sur votre visage, sur votre cou et sur votre décolleté.

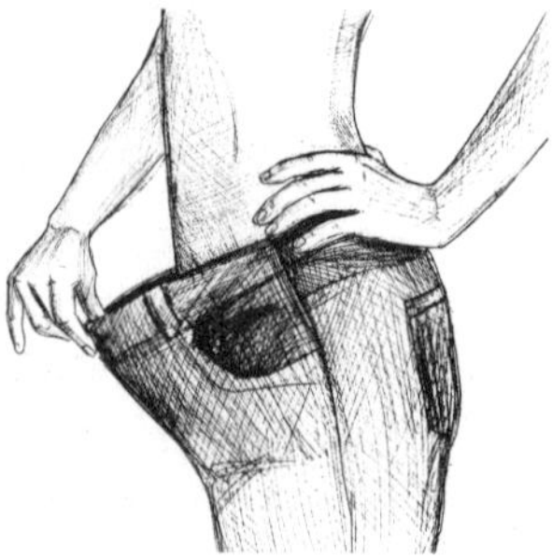

Le régime miracle au citron

Lorsque Grand-mère souhaitait maigrir rapidement, elle faisait un jeûne à base de citron. Dans 1,5 litre d'eau, elle versait le jus de 10 citrons, 10 cuillères à café de sirop d'érable et une pincée de piment de Cayenne. Durant au moins sept jours, elle buvait cette mixture et des bouillons de légumes. Cette cure est assez radicale : elle promet de perdre 2 kg rapidement sans être fatiguée. Si vous souhaitez faire cette diète, demandez l'avis de votre médecin.

Soin anti-vergetures

Une fois que les vergetures sont apparues, il est très difficile de les faire disparaître. Cependant, vous pouvez toujours les atténuer avec une huile spécifique. Dans une petite fiole, mélangez 2 gouttes d'huile essentielle de citron et 1 d'huile essentielle de rose musquée dans un flacon d'huile neutre. Agitez et massez les zones concernées 2 fois par jour avec cette préparation.

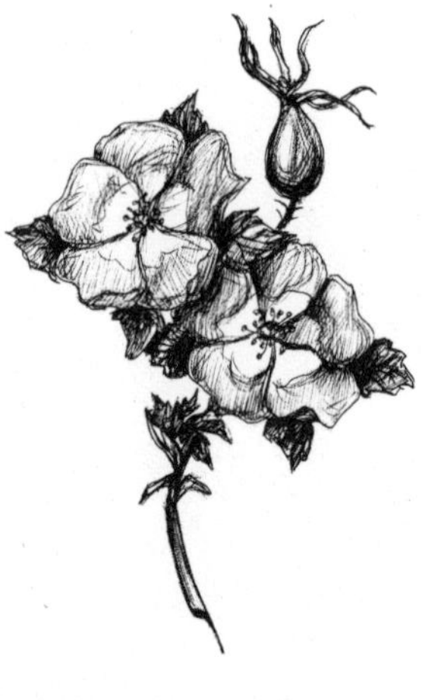

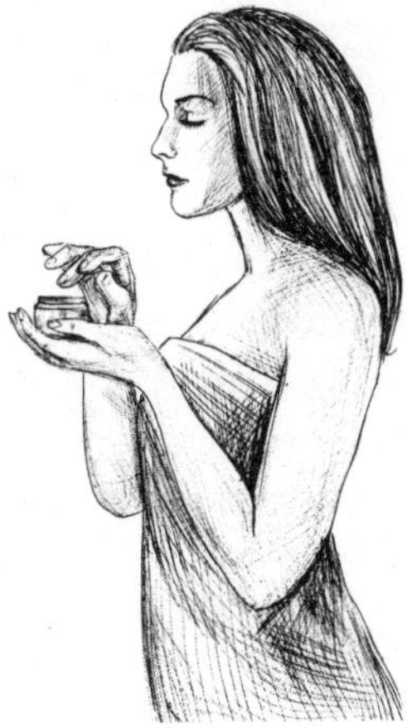

GOMMAGE MAISON

Pratiquer un gommage au moins 1 fois par semaine est bon pour la peau. Dans un bol, mélangez 1 tasse de sucre en poudre avec 1 tasse de jus de citron. Étalez cette lotion sur le visage en formant des mouvements circulaires. Terminez en rinçant à l'eau claire. Observez : toutes les imperfections ont disparu.

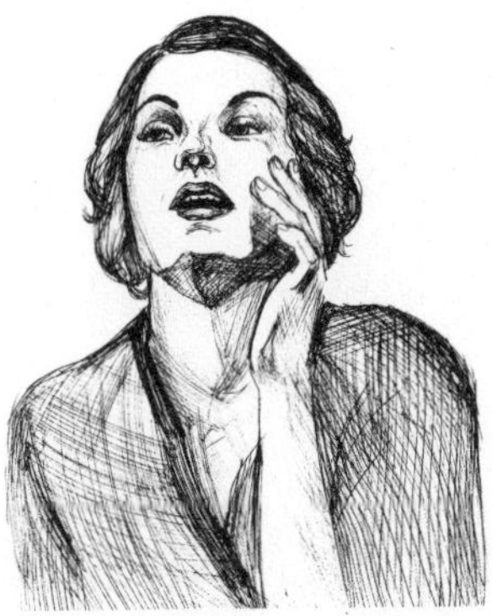

SOIN ANTIRIDES

La forte concentration en vitamine C du citron en fait un instrument efficace de lutte contre le relâchement cutané. Faites chauffer la même quantité de crème fraîche et de lait dans une casserole. Ajoutez 2 rondelles de citron. Couvrez et laissez refroidir durant trois heures. Appliquez cette mixture sur votre visage en évitant soigneusement le contour des yeux et laissez agir trente minutes. Retirez l'excédent à l'aide d'un gant mouillé. Recommencez matin et soir.

GOMMAGE CORPOREL

Retrouvez une peau douce et soyeuse avec le gommage maison de Grand-mère. Mélangez énergiquement le jus d'un citron avec 2 cuillères à soupe de sucre roux et 1 cuillère à café d'huile de macadamia. Mouillez-vous le corps et massez-vous avec cette mixture en faisant des gestes circulaires. Renouvelez l'opération 2 fois par semaine.

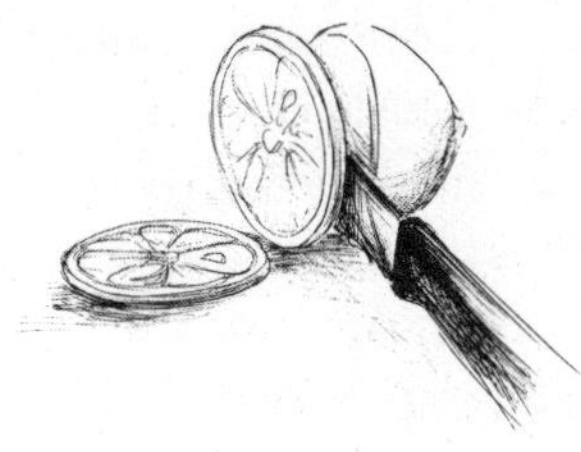

BAIN REVIGORANT

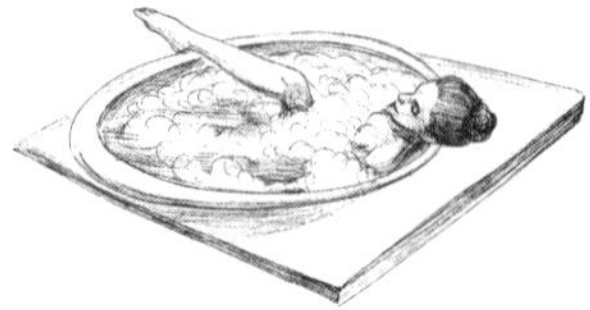

Après une journée éreintante, retrouvez du tonus avec le bain magique de nos aïeules. Dans un bol, mélangez 1 goutte d'huile essentielle de citron, 1 de romarin, 1 de cyprès et 1 verre de lait. Versez cette préparation dans votre bain et relaxez-vous quinze minutes au minimum. Votre corps est revitalisé et vous êtes parfaitement détendue.

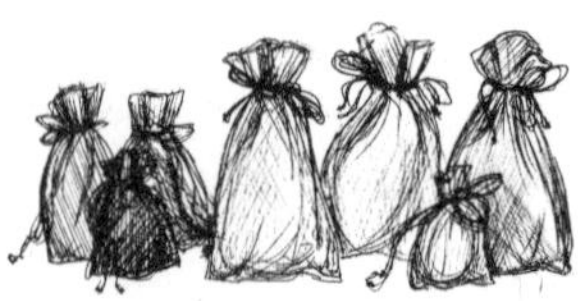

ADOUCIR LA PEAU

Nos aïeules gardaient une peau douce grâce à un bain gommant régulier. Faites de même ! Mélangez le zeste de 1 citron avec 2 cuillères à café de son dans un petit sac de mousseline. Faites-le bouillir dans 1 litre d'eau durant trente minutes. Ajoutez cette eau à votre bain. Après quinze minutes d'immersion, frottez-vous avec le sac de mousseline. Vous chasserez ainsi toutes les peaux mortes.

DÉMAQUILLANT EXPRESS

Vous n'avez plus de quoi nettoyer votre peau et vous manquez de temps ? Dans un flacon, mélangez à parts égales de la vaseline et de l'huile d'amande douce avec le jus d'un citron. Secouez : votre lotion démaquillante est prête. Imbibez-en un coton et passez-le sur votre visage en prenant soin d'éviter le contour des yeux. Le matin, avant de vous mettre de la crème, et le soir, pour chasser les impuretés de la journée.

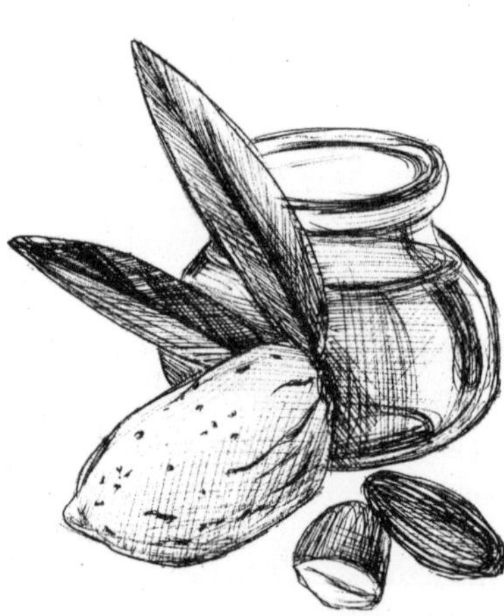

DÉMAQUILLANT MAISON

Vous supportez mal les démaquillants industriels ? Optez pour celui 100 % naturel de Grand-mère ! Dans un petit flacon hermétique, mélangez du jus de citron fraîchement pressé et de l'eau de rose, en même quantité. Appliquez votre lotion matin et soir sur votre visage à l'aide d'un coton. Votre peau sera ainsi nettoyée sans être agressée ni irritée.

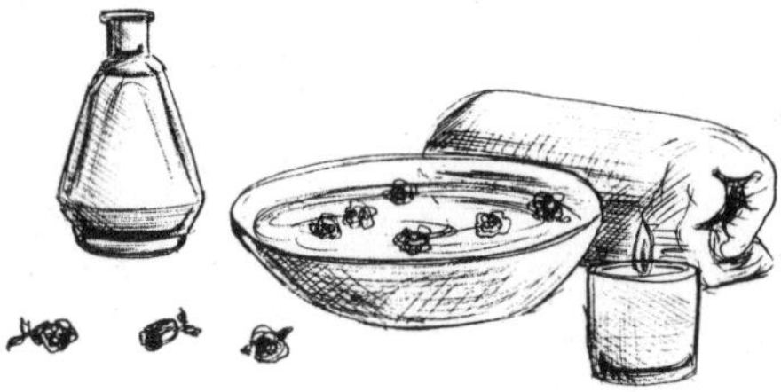

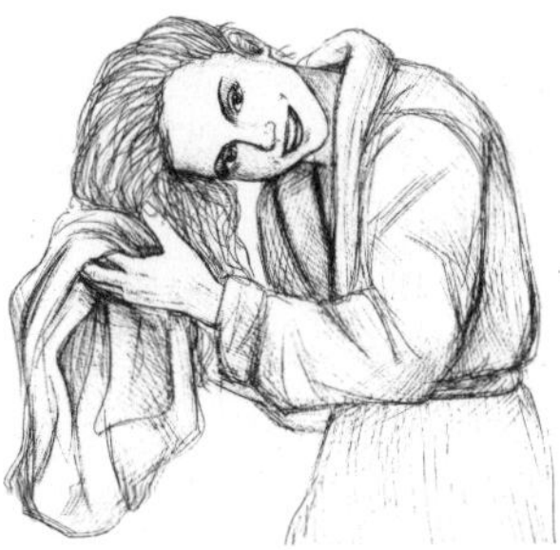

SOS CHEVEUX SECS

Si vous avez les cheveux secs, optez pour le soin magique de Mamie. Mélangez le jus d'un citron avec la chair de ½ avocat et 1 cuillère à café d'huile d'olive. Une pâte homogène doit se former. Appliquez et laissez agir trente minutes. Terminez en vous lavant avec votre shampooing habituel. Touchez : votre chevelure est douce et soyeuse.

COIFFURE EXPRESS

Certains matins apportent leurs lots de contrariétés, à commencer par les cheveux qui ne veulent pas se laisser coiffer ! Vous n'avez qu'une envie : tout attacher et tant pis pour votre look. Avant d'en arriver là, suivez le conseil de Mamie : pressez du jus de citron dans un petit bol. Appliquez-en sur votre crinière. En deux temps, trois mouvements, vous n'aurez plus d'épis !

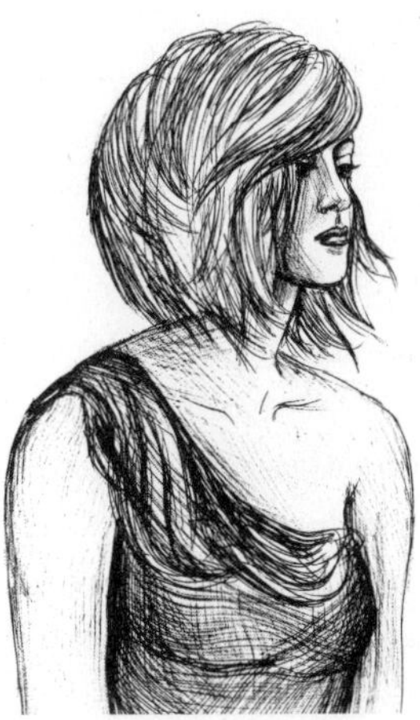

Éclaircir les cheveux

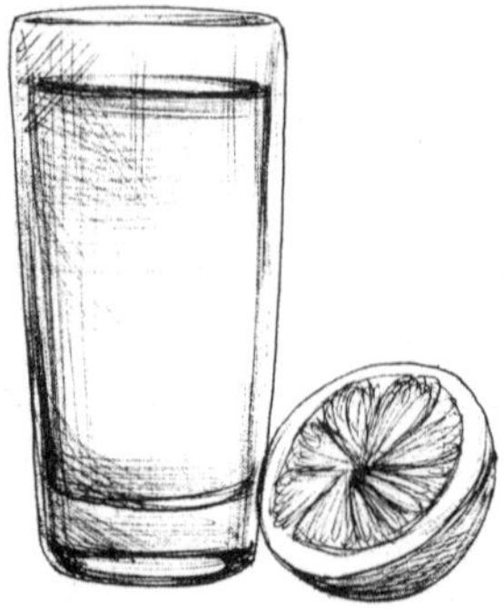

Vous n'avez pas besoin d'utiliser des produits toxiques et onéreux pour éclaircir la couleur de vos cheveux. Grand-mère pressait simplement 1 citron dans un verre d'eau et appliquait cette préparation sur sa crinière. Elle allait ensuite se reposer au soleil, pendant une heure : le tour était joué. Testez d'abord son astuce sur une petite mèche de vos cheveux. Mais évitez ce soin, si vous avez les cheveux foncés.

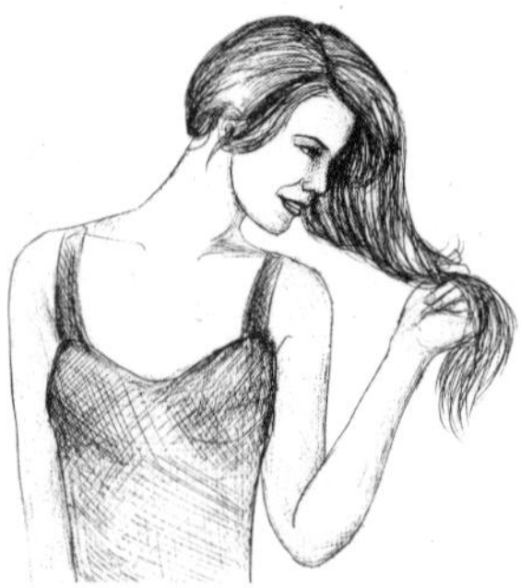

Cheveux blonds brillants

Avoir un beau blond naturel demande un minimum de soins réguliers. Faites infuser dans une casserole d'eau bouillante 1 poignée de fleurs séchées de camomille, pendant quinze minutes. Laissez refroidir, puis ajoutez le jus d'un citron jaune et 10 gouttes d'huile essentielle de lavande. Mélangez soigneusement et conservez cette lotion dans un flacon hermétique. Une fois par mois, appliquez-en sur vos cheveux mouillés et laissez reposer vingt minutes, puis rincez. Vos cheveux blonds retrouveront tout leur éclat.

Baume à lèvres maison

Vous avez les lèvres gercées ? Remédiez-y en fabriquant le baume maison de Mamie. Mélangez 20 g de cire d'abeille émiettée et 1 cuillère à café d'huile de tournesol. Ajoutez 2 gouttes d'huile essentielle de citron et 2 de lavande, avec le jus d'un demi-citron. Faites chauffer trois minutes au bain-marie en remuant sans interruption. Laissez tiédir et transvasez dans un petit pot hermétique. Appliquez-en tous les jours sur vos lèvres sèches. Lisez bien les instructions avant d'utiliser les huiles essentielles.

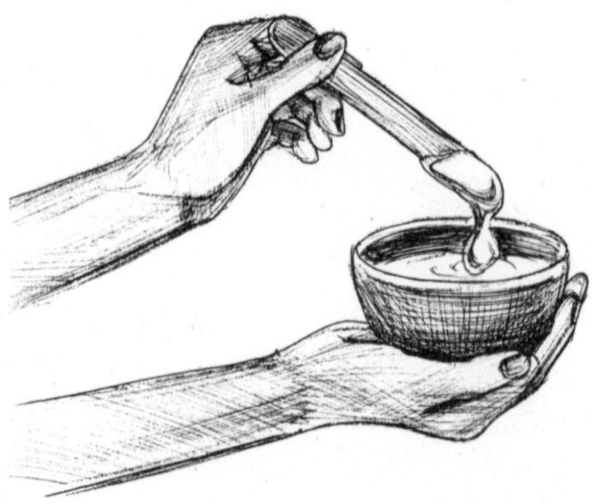

BAIN TONIQUE

Après un effort intense, Mamie se confectionnait toujours un bain revigorant. Voici sa recette : dans un premier bol, faites dissoudre 175 g de savon de Marseille en paillettes dans de l'eau chaude. Une pâte homogène doit se former. Dans un second, diluez 1 cuillère à soupe de glycérine avec le jus de 1 citron. Mélangez le tout et transvasez dans un bocal hermétique. Ajoutez 1 cuillère à soupe de cette mixture à l'eau de votre bain.

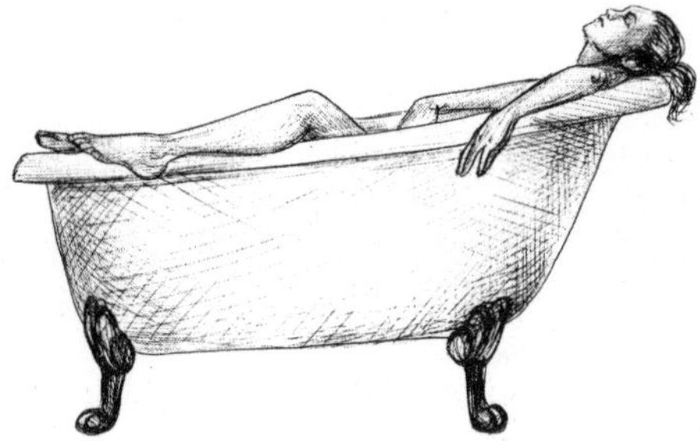

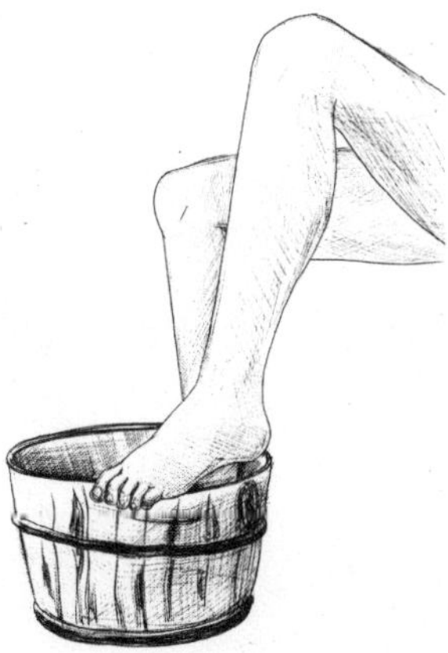

BAIN DE PIEDS

Grand-mère prenait soin de ses pieds régulièrement, en prenant des bains nettoyants. Portez à ébullition 2 litres d'eau. Ajoutez un bol de flocons d'avoine préalablement imbibés d'eau. Laissez cuire cinq minutes. Retirez du feu. Une fois que la mixture est froide, ajoutez 20 g de bicarbonate de soude et le jus de 1 citron. Faites chauffer une nouvelle fois, puis trempez-y vos pieds. Vingt minutes plus tard, rincez abondamment.

COMBATTRE L'ACNÉ

Les adolescents souffrent souvent d'éruptions cutanées sur le visage : le fléau de l'acné ! Mamie avait sa recette magique qui chassait tous les boutons. Portez à ébullition 2 tasses d'eau avec 1 petite poignée de thym. Retirez ensuite du feu et laissez infuser en couvrant la casserole. Filtrez le tout et ajoutez le jus d'un citron. Matin et soir, nettoyez votre visage en évitant le contour des yeux avec cette lotion.

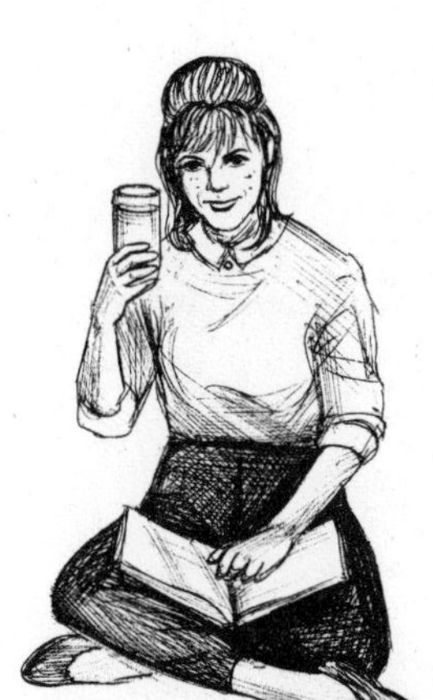

BAIN DE VAPEUR

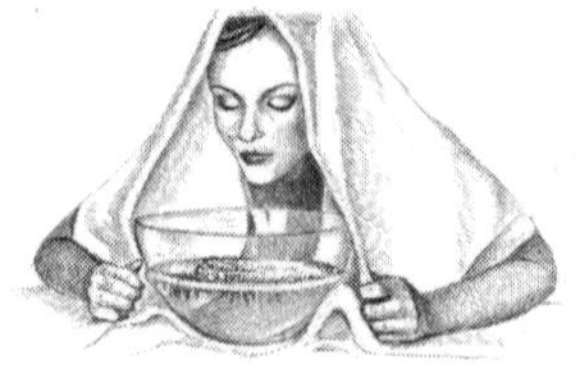

Lorsque Mamie souhaitait nettoyer en profondeur son visage, elle faisait un bain de vapeur maison. Faites bouillir une casserole d'eau additionnée de 3 cuillères à café de bicarbonate de soude, 5 gouttes d'huile essentielle de citron et 4 gouttes d'huile d'amande douce. Retirez du feu puis penchez-vous au-dessus de la casserole, la tête recouverte d'une serviette. Restez ainsi au moins 15 minutes. Séchez et terminez le soin en hydratant. La peau sera assainie et les pores resserrés.

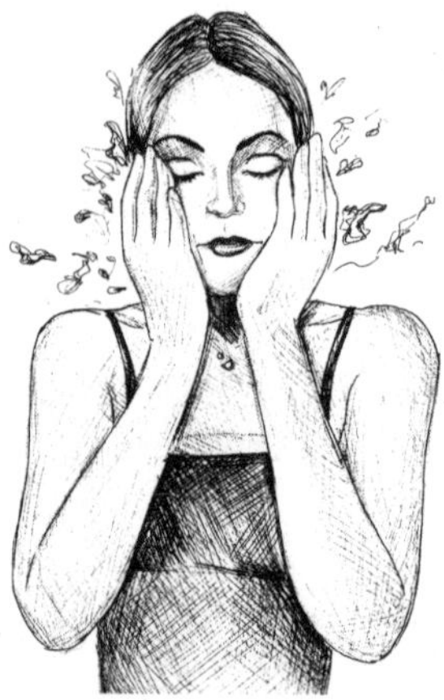

LOTION POUR PEAUX GRASSES

Dans 1 litre d'eau, mélangez 4 cuillères à soupe de bicarbonate de soude avec du jus de citron. Matin et soir, nettoyez-vous le visage en évitant les contours des yeux avec cette lotion ancestrale.

RESSERRER LES PORES

Mamie connaît une recette aussi économique qu'efficace pour chasser les vilains points noirs : portez à ébullition 1 cuillère à soupe de pétales de rose avec du citron et 5 cuillères à café de bicarbonate de soude. Laissez refroidir et filtrez. Conservez le tout dans un bocal hermétique. Tous les matins, nettoyez votre visage avec en prenant soin d'éviter les contours des yeux.

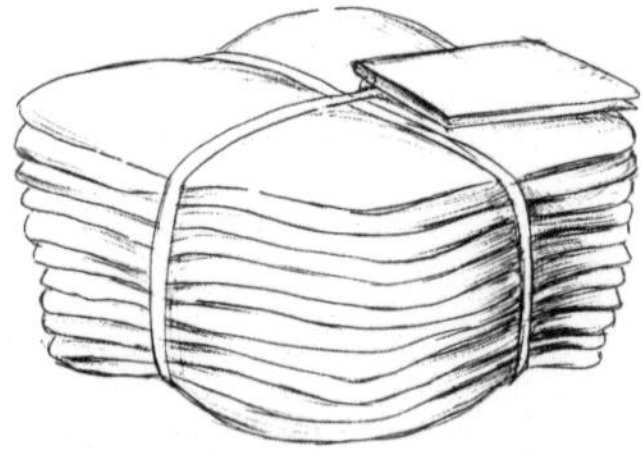

TACHES DE NICOTINE SUR LES DOIGTS

Le jus de citron doit normalement venir à bout des taches jaunâtres produites par la nicotine. Si cela ne fonctionne pas, parce que la tache est trop importante ou trop bien installée, utilisez un disque de coton imbibé de dissolvant. Ne répétez pas ce geste trop souvent : le dissolvant assèche la peau.

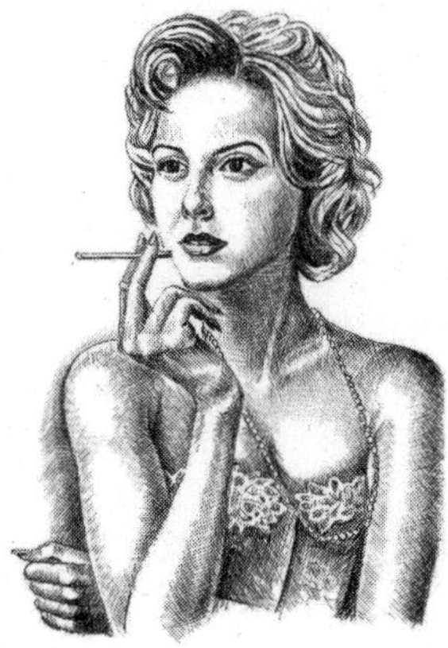

MASQUE ANTIRIDES

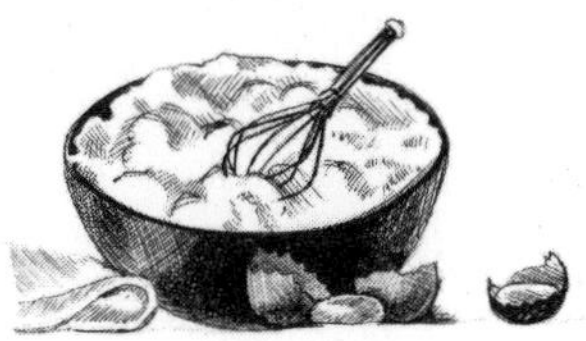

Appliquez sur votre visage un blanc d'œuf, tel quel ou monté en neige, si la texture vous semble plus appétissante. Laissez poser 20 minutes et rincez dès que le masque sèche ou tire. Le blanc d'œuf resserre les pores et donne à la peau du visage un aspect plus tendu et tonique. On peut y ajouter un trait de citron, une cuillère à soupe de farine ou un trait d'huile. Évitez le contour des yeux.

MANUCURE SANS VERNIS

Pas besoin de vernis pour avoir des ongles impeccables : faites-leur prendre un bain de jus de citron chaque semaine. Tout aussi efficace que le vernis, un polissoir quatre faces leur donnera un aspect lisse et brillant que vous pourrez parfaire par un bain de quelques secondes dans un peu d'huile d'olive réchauffée.

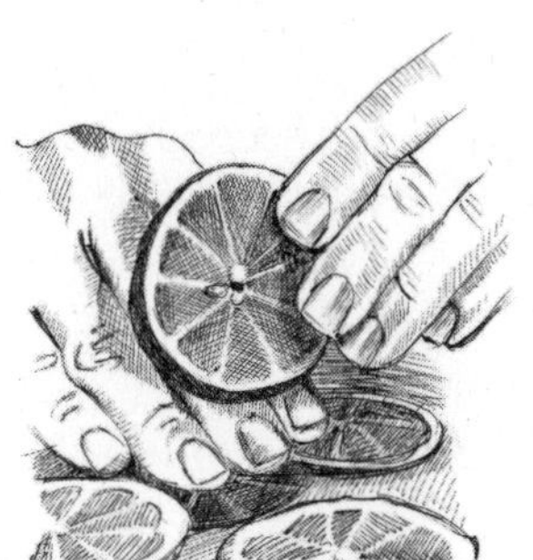

UN DISSOLVANT DE FORTUNE

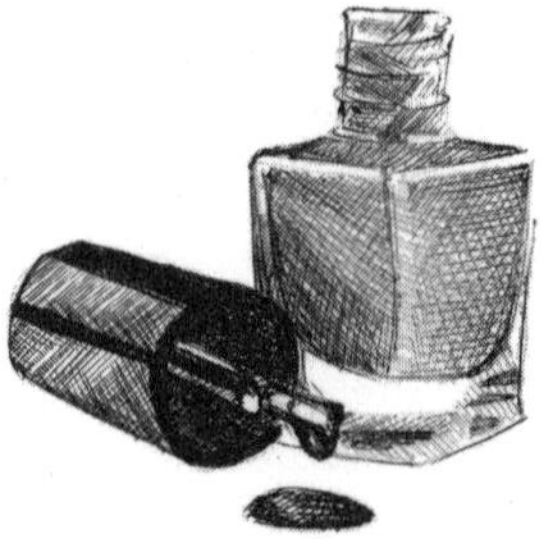

Cette astuce fonctionne sur quelques vernis. Lorsque vous n'avez plus de dissolvant, vous pouvez le remplacer par du jus de citron. Il faudra cependant frotter un peu plus fort et un peu plus longtemps.

UNE SALADE DE FRAISES

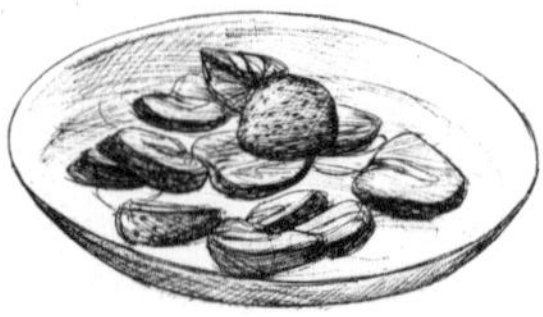

Les fraises font partie des fruits qui s'abîment vite et qui ne se gardent pas bien longtemps. Mamie les mangeait de préférence dans la journée même. La cueillette a été bonne ? Tellement que vous ne finirez pas tout aujourd'hui ? Préparez donc une salade avec ce qu'il en reste. Arrosez-les de jus de citron, saupoudrez-les d'un peu de sucre, couvrez et placez au réfrigérateur.

NETTOYER LES FRAISES

Que vous les ayez achetées au marché ou que vous les ayez cueillies vous-même dans votre jardin, vous devez nettoyer vos fraises pour enlever tout reste de pesticide. Surtout, ne les passez pas sous l'eau ! Cela altérerait leur saveur. Optez plutôt pour le citron : aspergez vos fraises de son jus. Il en préservera le goût.

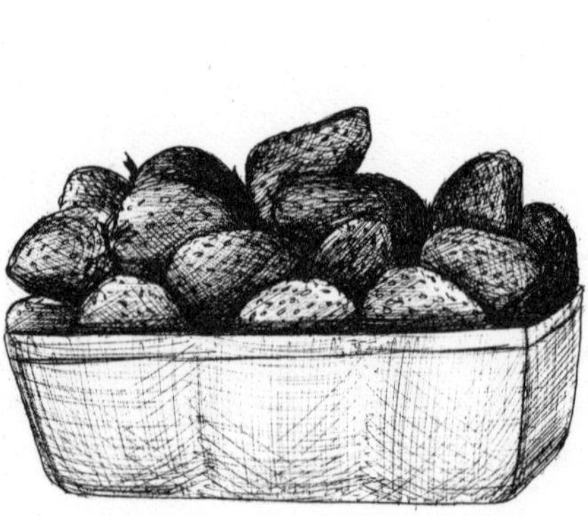

Des plats égayés

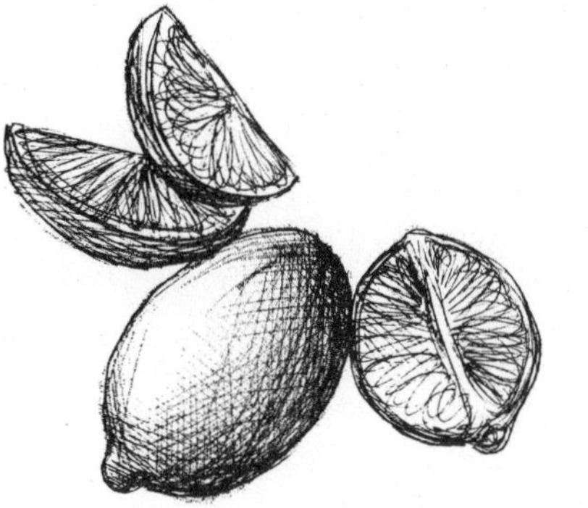

Pensez à utiliser le citron de manière décorative dans vos plats. Vous pouvez les agrémenter de rondelles de citron, coupées elles-mêmes en deux ou en quatre. Le zeste fera aussi son petit effet : prélevez-le en tournant autour du citron pour réaliser de fines bouclettes. Elles donneront une touche de fantaisie et de couleur à vos mets.

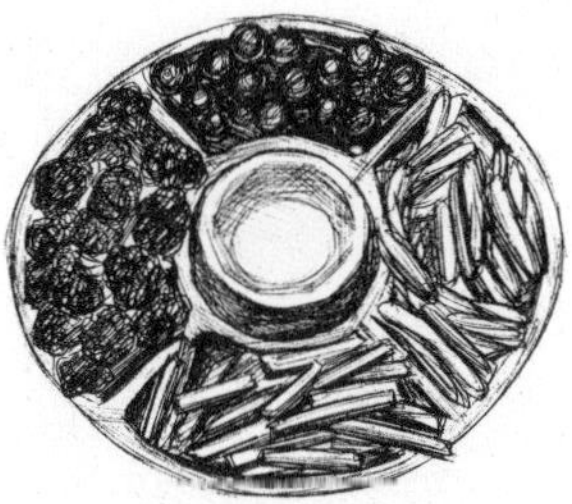

Éviter l'oxydation des crudités

Vous avez préparé un délicieux repas pour ce soir. En entrée, assiette de crudités. Mais quand vous vous apprêtez à les servir, elles font grise mine. Pour empêcher que les crudités ne s'oxydent, vous penserez, la prochaine fois, à les arroser d'un filet de jus de citron. Elles en seront également plus digestes

La confiture de Mamie

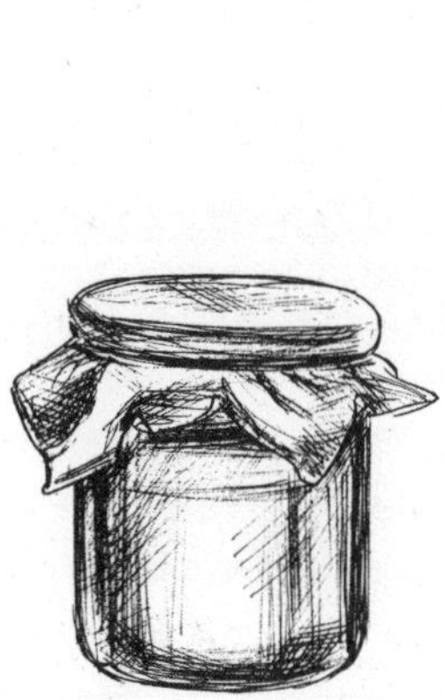

Mamie savait comment procéder pour réussir parfaitement sa confiture. Afin qu'elle prenne le mieux possible, elle ajoutait quelques pépins de citron à la préparation lors de la cuisson. Ils contiennent de la pectine, un gélifiant naturel qui réagit au contact de la chaleur et du sucre.

DES FRUITS QUI DURENT

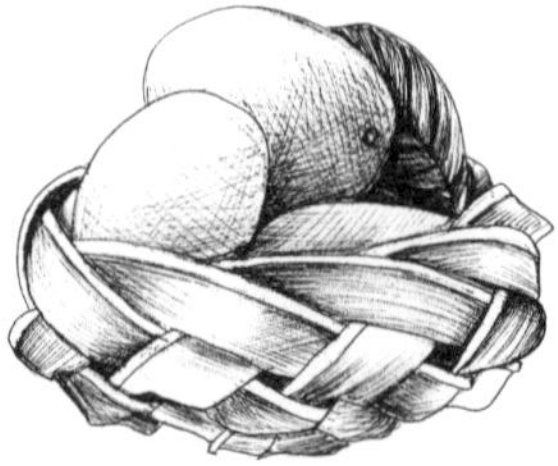

Vous consommez régulièrement des fruits. Seulement, il vous arrive souvent d'en jeter car ils mûrissent trop vite. Avec Mamie, fini le gâchis : si vous placez vos fruits frais dans une corbeille, pensez à y mettre en son milieu un citron. Il ralentira le vieillissement des fruits qui se conserveront ainsi plus longtemps.

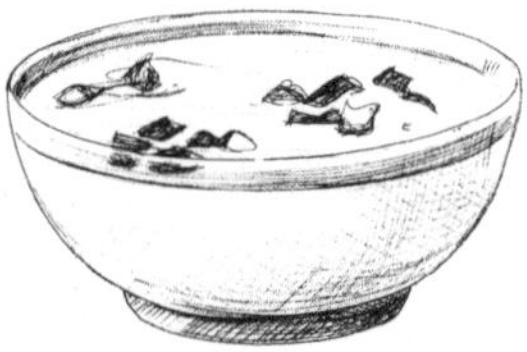

CONCOMBRES MINCEUR

Vous adorez les concombres à la crème, mais ils pèsent un peu trop lourd sur la balance. Suivez la recette de Grand-mère pour préparer une crème plus digeste : mélangez 1 cuillère à soupe de fromage blanc avec un peu de jus de citron. Assaisonnez de sel et de poivre selon votre goût.

DES GLAÇONS ORIGINAUX

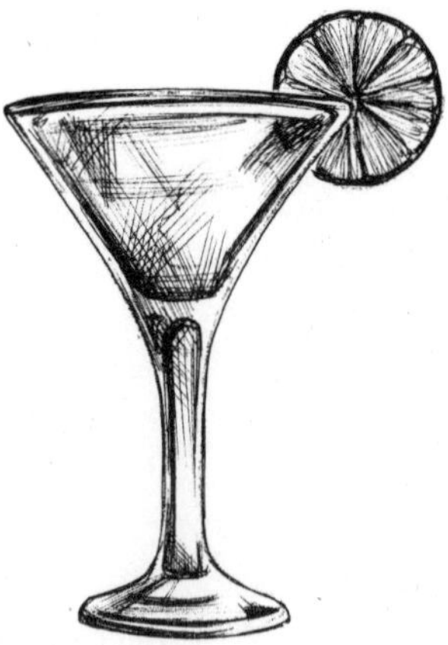

Ce soir, c'est cocktail au citron pour tout le monde ! Banane, fraise, cerise… ces fruits s'accompagnent à merveille d'une rondelle de citron. Évitez de les couper au dernier moment et, afin qu'elles tiennent bien sur le verre, pensez à les congeler en avance, dans du film plastique. Elles serviront à la fois de décoration et de glaçon !

PAS D'ALUMINIUM

Le citron et l'aluminium ne font pas bon ménage. L'acidité du citron rendrait le papier aluminium neurotoxique. Il est donc préférable d'opter pour du papier sulfurisé, si vous devez emballer un citron coupé par exemple, ou lors de préparations de papillotes au four.

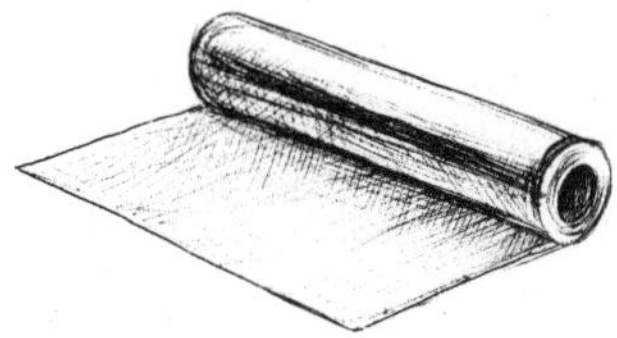

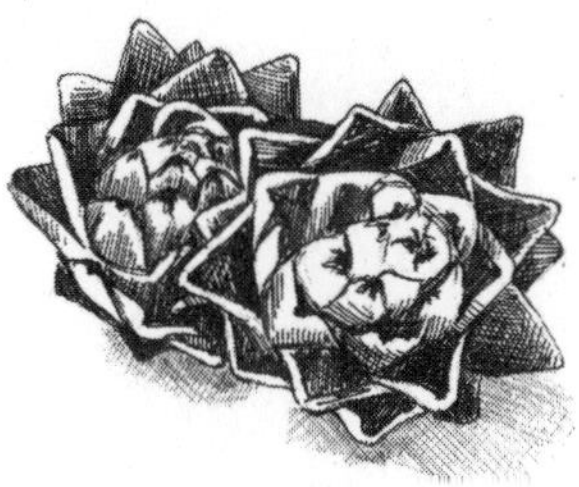

ARTICHAUTS BIEN VERTS

Cuisinez de délicieux artichauts ! Faites-les tremper 2 heures dans de l'eau pour les purifier des restes de produits chimiques. Mettez-les dans une cocotte avec 4 cm d'eau dans laquelle vous ajouterez un filet d'huile d'olive et 2 cuillères à soupe de jus de citron, pour éviter que les fonds noircissent. Quand la soupape siffle, laissez cuire encore 15 minutes.

LAITAGE CITRONNÉ

Le lait et le citron sont vos deux péchés mignons. Seulement, il est déconseillé d'allier les deux. L'acidité du citron peut faire tourner le lait. Si vous ne voulez pas être malade toute la journée, préférez l'huile essentielle de citron pour aromatiser votre bol de lait : 2 gouttes suffiront.

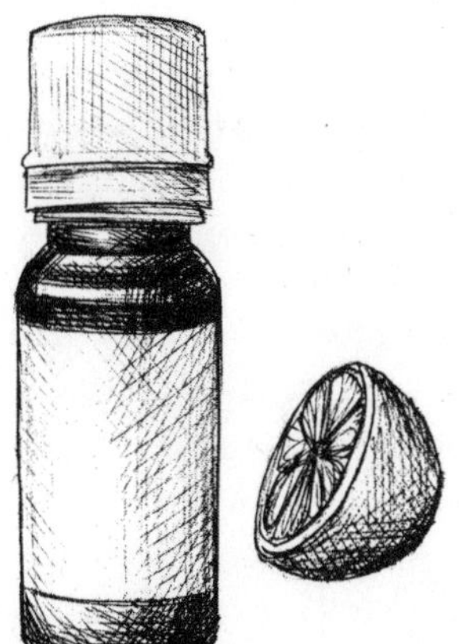

ATTÉNUER L'ACIDITÉ D'UN CITRON

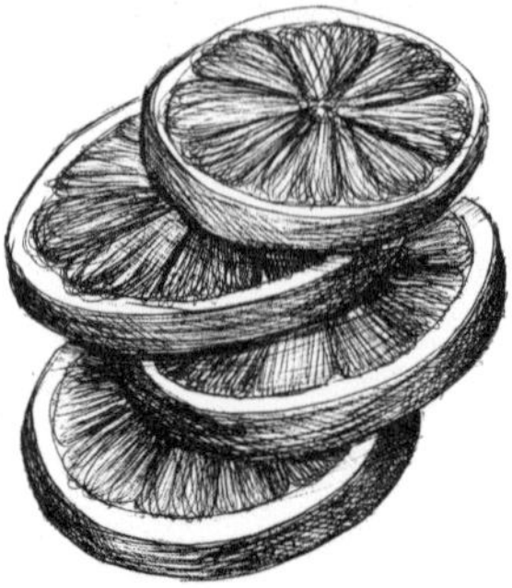

Les citrons sont des fruits très acides, ce n'est pas chose aisée de croquer dedans à pleines dents ! Mais son acidité est bénéfique pour la digestion, celle-ci stimulant les papilles digestives. Si vous souhaitez toutefois l'atténuer, il suffit de laisser tremper les citrons, découpés en rondelles, dans un récipient empli d'eau, pendant 24 heures.

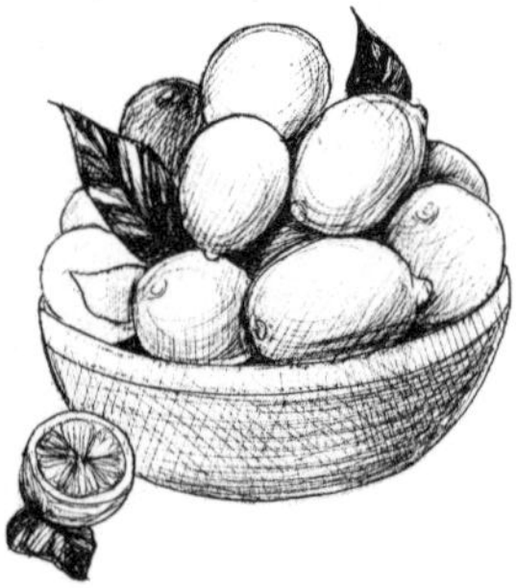

CHOISIR SON CITRON

Il y en a des tas au supermarché, mais lequel choisir ? Optez pour un citron jaune vif. Il doit être bien ferme et assez lourd. Un citron dont la couleur tire sur le vert sera plus acide. Un citron ayant la peau lisse, lustrée, fine et bien jaune, contiendra davantage de jus.

PRÉSERVER UN CITRON ENTAMÉ

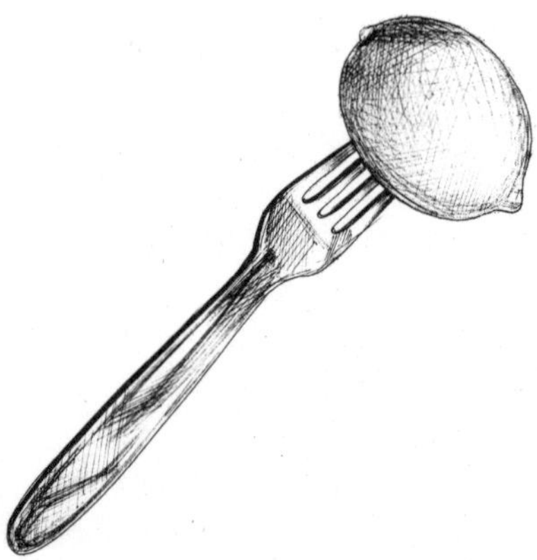

Un citron entamé se dessèche assez vite. Si vous souhaitez le faire durer un peu plus longtemps, au lieu de le couper en deux, percez-y des petits trous à l'aide d'une fourchette. Vous pourrez de cette manière récolter son jus. Et aucun risque que les pépins ne tombent dans votre verre !

DES CAROTTES RÂPÉES DIÉTÉTIQUES ET VITAMINÉES

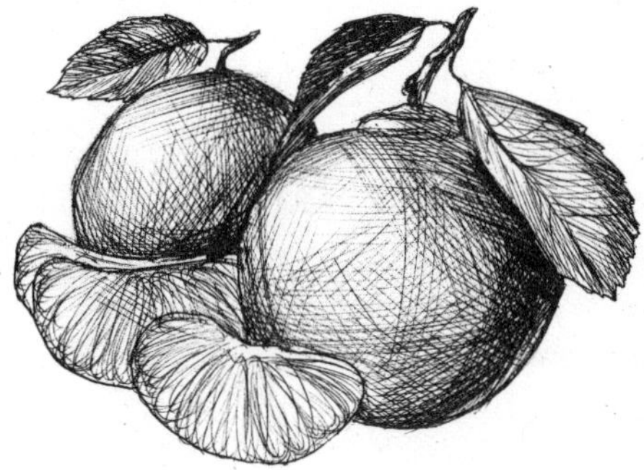

Pour toutes et celles et ceux qui surveillent leur ligne, voici une astuce savoureuse pour des carottes incomparables. Renoncez à l'éternel filet de jus de citron censé remplacer la vinaigrette. Préférez-lui un jus d'orange ou de clémentine. En plus, vous ferez au passage le plein de vitamine C.

CITRONS JUTEUX

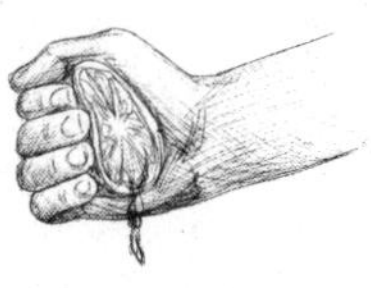

Vous avez besoin du jus de 2 citrons pour préparer un mets et il ne vous en reste qu'1 dans le frigo ? Pas de panique, pressez votre citron et récupérez son jus. Rajoutez-lui un peu d'eau et 1 cuillère à café de bicarbonate de soude. Vous obtiendrez ainsi un jus moins acide, avec la quantité que spécifiait votre recette.

THÉ AU CITRON

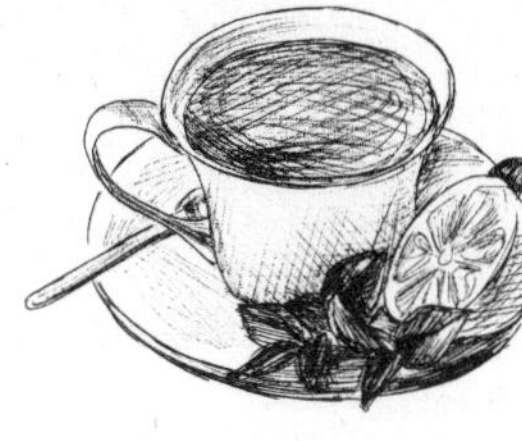

Vous aimez le thé au citron, mais vous avez du mal à le digérer ? Ne vous interdisez pas d'en boire ! Mamie a la solution : rajoutez 1 cuillère à café de bicarbonate de soude dans votre tasse. Vous réduirez ainsi l'acidité de votre breuvage, souvent responsable des remontées acides.

ARTICHAUT SANS TACHES

Pour éviter que les artichauts ne prennent une vilaine teinte, badigeonnez le haut du légume (là où la tige a été coupée) de jus de citron et versez également un grand trait de jus de citron dans l'eau de cuisson.

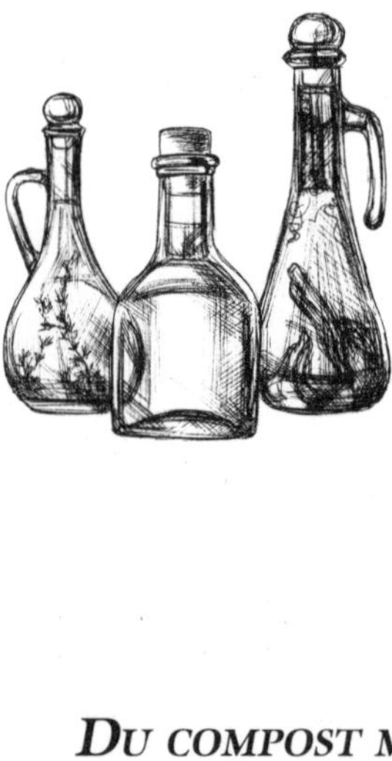

AROMATISER L'HUILE D'OLIVE

Comme les grands restaurateurs, aromatisez l'huile d'olive. Naturellement parfumée, elle se prête à de nombreux mélanges. Vous pouvez y ajouter des grains de poivre, des graines de moutarde, de l'ail écrasé, du basilic, du romarin, des rondelles de citron, de la coriandre ou de la menthe. Filtrez la préparation pour la débarrasser des herbes et fruits 2 mois après.

DU COMPOST MAISON

Pensez à garder les épluchures des citrons que vous pressez, si vous possédez un potager. Enfouissez-les dans la terre, elles se révéleront être un excellent engrais. Coupez-les en tout petits morceaux, afin qu'elles se décomposent assez rapidement. Vos plantes et légumes adoreront eux aussi le citron !

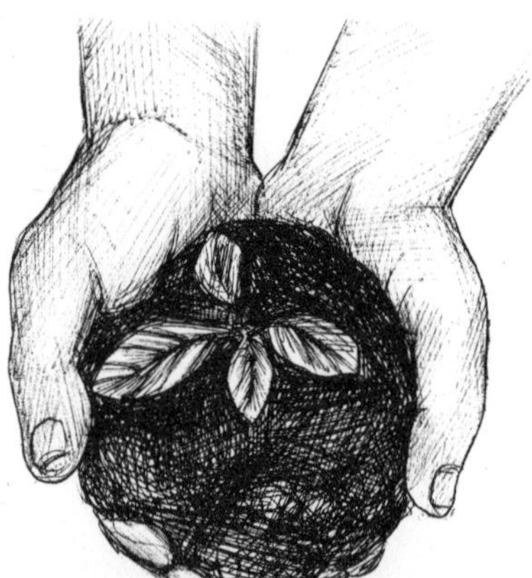

UNE TERRASSE PROPRE

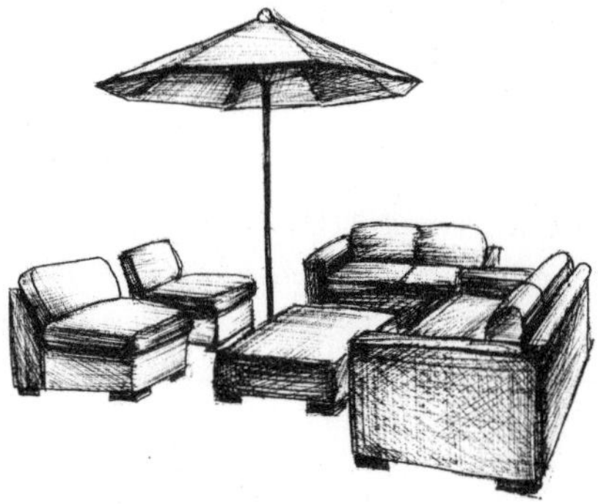

Les taches de gras sur le sol de votre terrasse peuvent se révéler coriaces. Comment en venir à bout ? Saupoudrez les marques de bicarbonate de soude et laissez agir plusieurs heures. Puis préparez ce mélange : dans 50 cl d'eau, versez 1 cuillère à café de lessive liquide et 3 cuillères à café de jus de citron. Frottez les taches, puis lavez-les avec votre préparation.

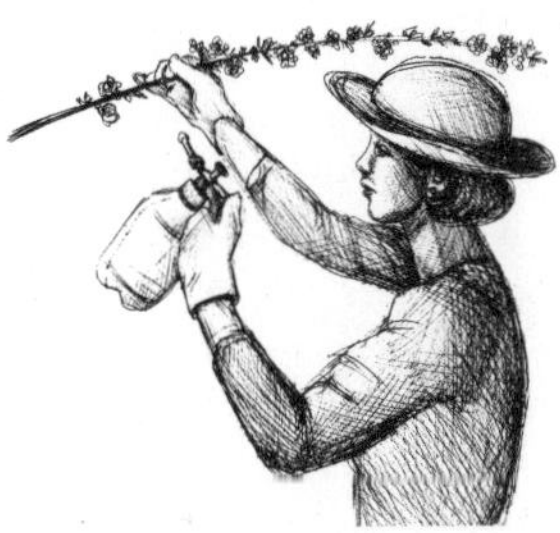

ÉRADIQUER LES PUCERONS

Vos plantes et fleurs sont envahies de pucerons. Comment vous en débarrasser ? Prenez un vaporisateur et remplissez-le de 50 cl d'eau. Versez-y le jus d'1 citron ainsi qu'une cuillère à soupe de gros sel de mer. Laissez reposer une dizaine de minutes, le temps que le sel se dissolve. Mélangez bien avant de pulvériser cette solution sur vos plantes.

FOURMILIÈRE ANNIHILÉE

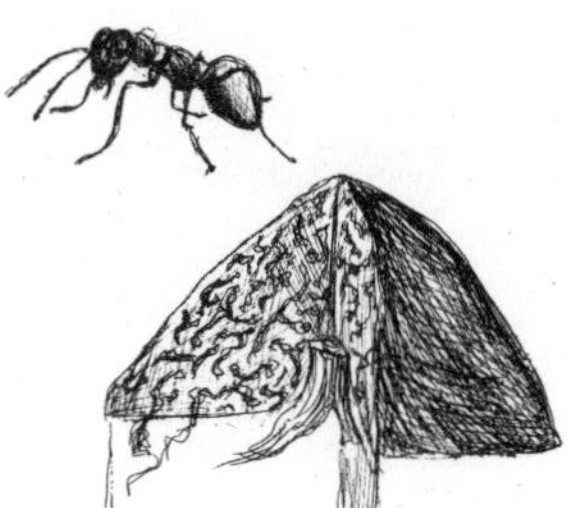

Des fourmis ont élu domicile dans votre jardin ? Attaquez-vous directement à leur fourmilière. Prélevez le zeste d'un citron et mixez-le. Mélangez la bouille obtenue avec 50 cl d'eau chaude. Versez le tout sur la fourmilière et si possible à l'intérieur. Les fourmis quitteront leur nid aussitôt. Cruel mais efficace !

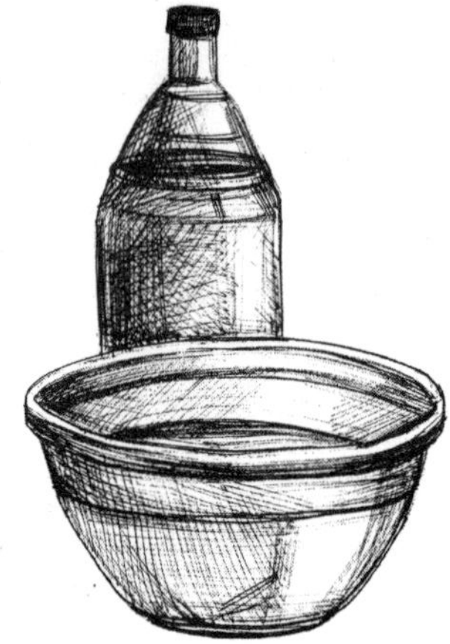

CONTRE LES MOUSTIQUES

Dîner un soir d'été sur sa terrasse, quoi de plus agréable ? Seulement, les moustiques viennent vous gâcher la soirée ! Ne les laissez pas vous ennuyer. Posez sur votre table une petite coupelle emplie d'une demi-cuillère à café d'huile essentielle de citron et une demi-cuillère à café d'huile essentielle de citronnelle. Ils ne vous approcheront plus !

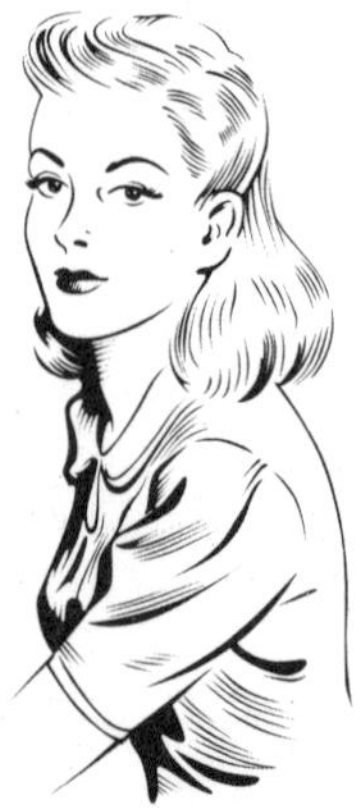

UN MASQUE COUP D'ÉCLAT

La douceur et la richesse du lait en poudre en font une très bonne base pour réaliser vos masques maison. Pour les recettes, donnez libre cours à votre imagination. En voici une : mélangez une cuillère à café de lait en poudre, une cuillère à café de miel, une cuillère à café d'huile d'amande douce et un trait de jus de citron.

ENLEVER LA ROUILLE DES COUTEAUX

Frottez la lame de vos couteaux rouillés avec un bouchon de liège noirci à la flamme. Si vous ne voulez pas brusquer vos couverts par un traitement trop brutal et que les dépôts de rouille sont légers, plongez-les dans une huile d'olive additionnée de jus de citron jusqu'à parvenir à décoller la rouille.

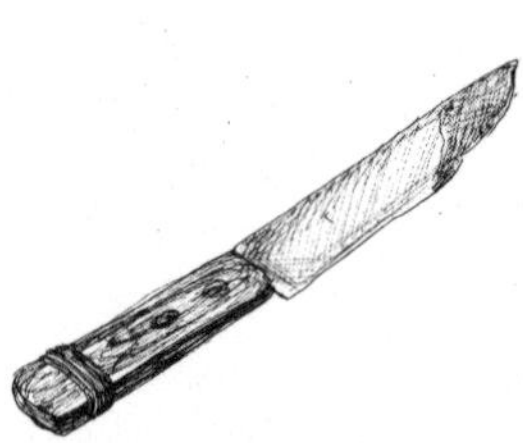

NETTOYER UNE POÊLE ANTIADHÉSIVE

Vous n'arrivez pas à ravoir votre poêle ? Une fine pellicule de graisse y reste collée… Optez pour le citron additionné de bicarbonate de soude. Mélangez 2 cuillères à soupe de jus de citron et 1 de bicarbonate. Lavez votre poêle puis versez-y cette mixture, et frottez. Rincez à l'eau bien chaude.

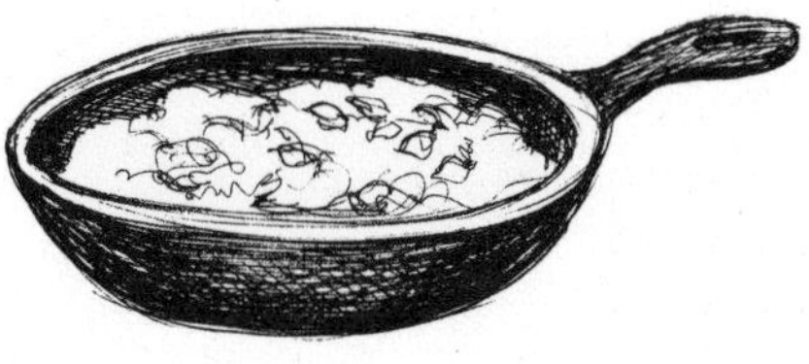

TACHES DE GRAS

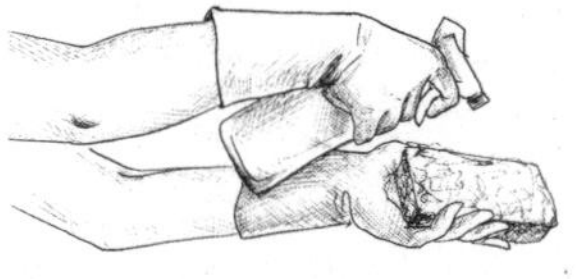

Le citron, avec ses pouvoirs dégraissants, viendra à bout de toutes les taches de gras sur votre sol et sur diverses surfaces. Vous avez renversé de l'huile par terre ? Après avoir épongé le surplus, nettoyez la marque avec une éponge imbibée de jus de citron pur. Rincez et séchez avec un torchon propre.

NETTOYER LES PLAQUES ÉLECTRIQUES

Les plaques électriques se salissent inévitablement avec les projections d'huile se dégageant de la poêle lorsque vous cuisinez. Le citron vous aidera à leur redonner leur éclat d'antan. Versez du jus de citron sur votre éponge et nettoyez vos plaques. Rincez et séchez avec un chiffon non pelucheux.

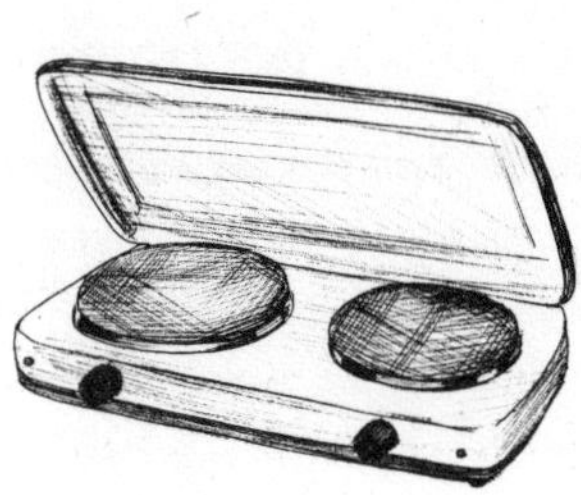

NETTOYER L'INOX

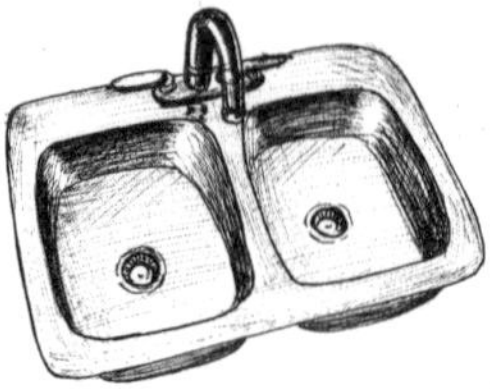

Votre évier en inox fait grise mine ? Mamie va vous aider à lui rendre son éclat. Lavez-le d'abord à l'eau savonneuse. Rincez et séchez. Passez ensuite dessus un chiffon propre, légèrement imbibé de jus de citron. Il dégraissera, désinfectera et éliminera les traces de calcaire. Regardez : votre évier brille à nouveau !

DE L'ENCRE MAGIQUE

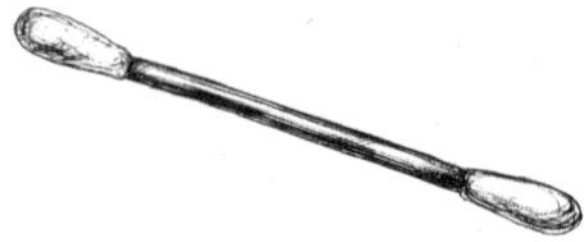

Épatez vos petits avec ce tour de magie. Trempez un coton-tige dans du jus de citron et servez-vous-en pour écrire sur une feuille blanche. Patientez un moment, le temps que la feuille sèche. Allumer une bougie et éteignez la lumière. Placez la feuille tout près de la bougie (sans la brûler !) : le message apparaîtra !

NETTOYER UN RIDEAU DE DOUCHE

Les moisissures se développent facilement sur un rideau de douche. Vous devez le nettoyer régulièrement. Pour ce faire, mélangez 1 cuillère à soupe de sel avec 2 de jus de citron. Frottez les taches avec une éponge imprégnée de cette mixture. Laissez sécher le rideau, puis procédez à un lavage normal.

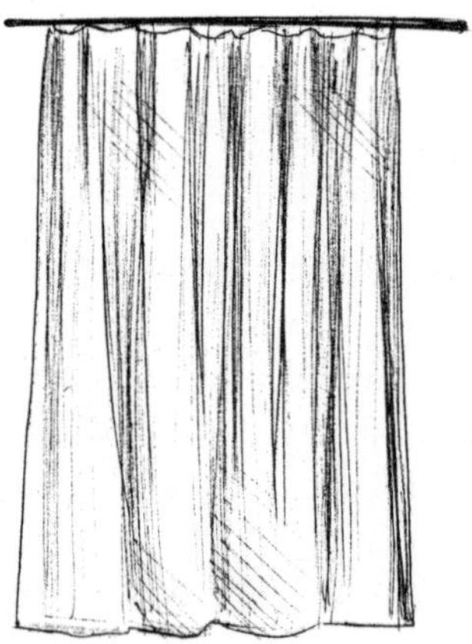

FABRIQUER DE LA CIRE

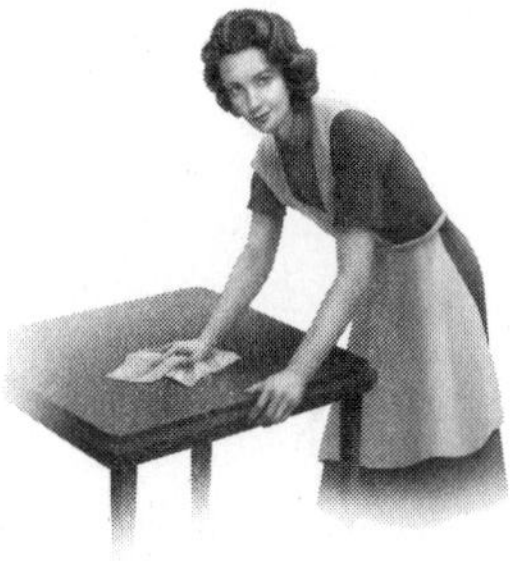

N'achetez plus de cire pour traiter vos meubles : confectionnez-la vous-même ! Mélangez bien 12 cl de jus de citron et 25 cl d'huile d'olive. Appliquez-en un peu sur un chiffon et cirez vos meubles. Laissez sécher. Conservez dans un pot avec un couvercle. La cire se conserve trois semaines au réfrigérateur.

UN BROYEUR D'ORDURES QUI SENT BON

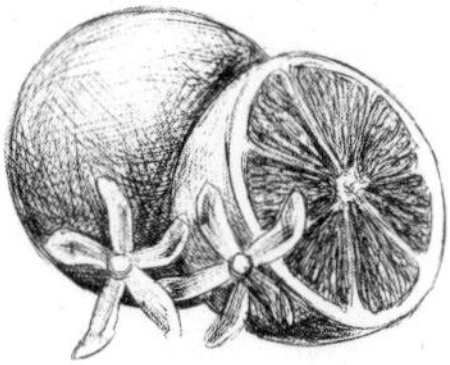

Épluchez un citron et découpez les épluchures en morceaux. Mettez-les dans le broyeur. Versez un peu d'eau froide par-dessus. Cela devrait désodoriser votre broyeur d'ordures. Vous pouvez utiliser de vieux citrons, même un peu abîmés, mais ils ne doivent pas être moisis. Sinon, gare aux mauvaises odeurs !

NETTOYER UNE RÂPE À FROMAGE

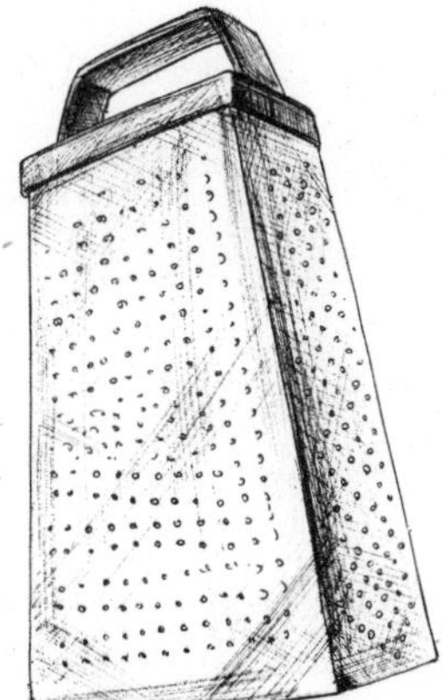

Une râpe à fromage, quelle invention merveilleuse ! Mais tellement compliquée lorsqu'il s'agit de la nettoyer… Grand-mère avait trouvé la solution : elle y passait un demi-citron avant de la laver. L'acidité du citron empêche le fromage de rester collé à la râpe. Il suffisait de la rincer, et le tour était joué !

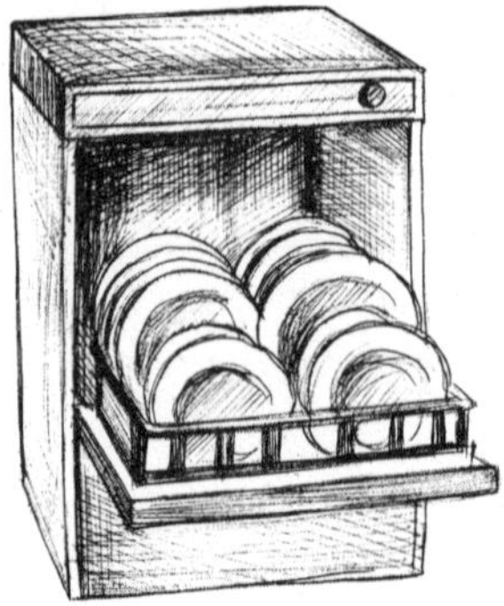

DÉSODORISANT POUR LE LAVE-VAISSELLE

Il arrive que des odeurs nauséabondes se dégagent de votre lave-vaisselle. Elles sont dues au mélange de saleté et d'humidité. Mamie savait comment y remédier. Rien de compliqué : il suffit de placer dans votre lave-vaisselle des épluchures de citron lorsqu'il ne fonctionne pas. Ainsi, il sentira bon le fruit !

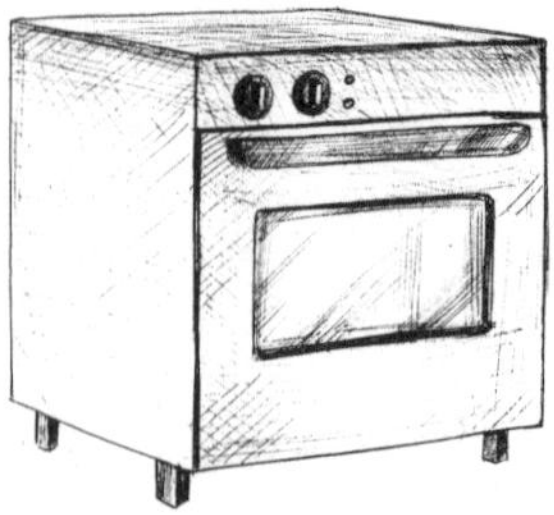

DÉSODORISANT POUR LE FOUR

Vous avez cuisiné de délicieuses papillotes au four... Un régal. Seulement, votre four en a gardé tout le parfum. Une cuisine qui empeste le poisson, ce n'est pas des plus agréables ! Désodorisez-le en y faisant chauffer quelques épluchures de citron, pendant une dizaine de minutes. Lorsque votre four sera bien chaud, l'odeur de citron annihilera celle du poisson.

DÉSODORISANT W.-C.

Les toilettes ne sont pas le lieu le plus agréable en ce qui concerne les odeurs. Vous désodoriserez la pièce en y plaçant une pierre poreuse sur laquelle vous aurez versé 3 gouttes d'huile essentielle de citron. Le parfum s'estompant au bout d'une semaine, renouvelez l'opération lorsque la pierre n'émet plus d'odeur. Lisez bien les instructions avant d'utiliser les huiles essentielles.

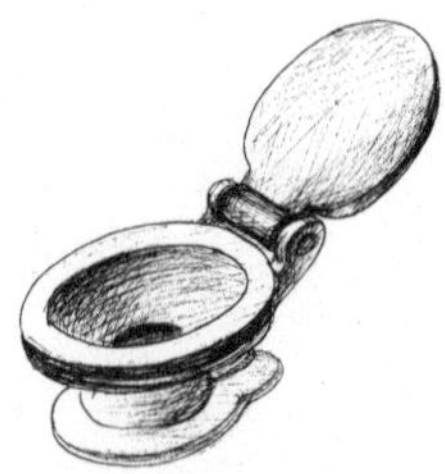

DÉSODORISANT CUISINE

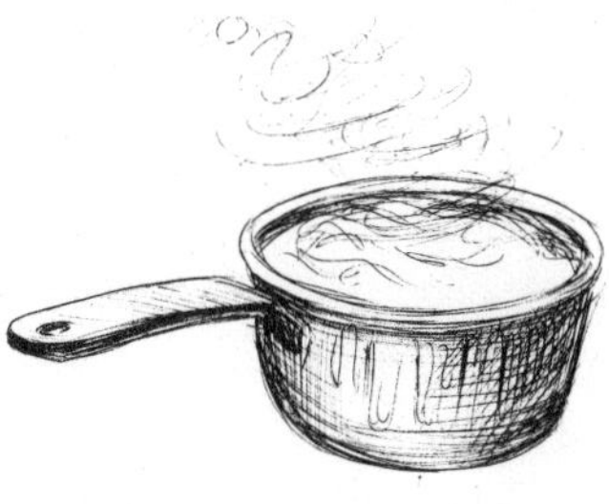

C'en est fini des mauvaises odeurs dans la cuisine, grâce au citron ! Faites bouillir des épluchures de citron dans une casserole d'eau, pour que sa senteur se répande. Vous pouvez aussi en disposer dans un four encore chaud, le temps qu'il refroidisse. Sa chaleur propagera également une bonne odeur de citron.

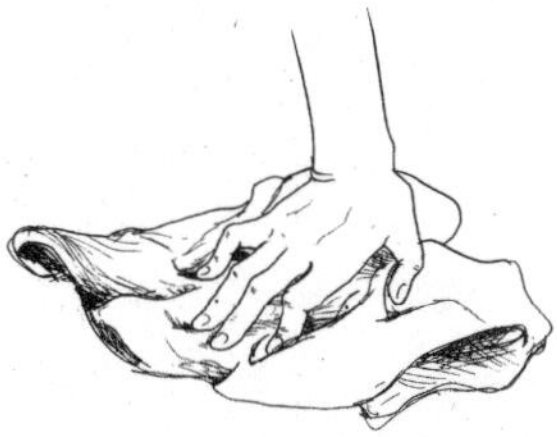

UN PLAN DE TRAVAIL PROPRE

Aujourd'hui, vous avez sorti votre tablier : pour l'anniversaire de votre filleul, vous êtes chargé de confectionner toutes les pâtisseries ! Vous voilà avec un plan de travail tellement sale que vous n'en distinguez même plus la couleur d'origine. Désodorisez-le, désinfectez-le et nettoyez-le en même temps. Comment ? Avec du jus de citron !

USTENSILES MALODORANTS

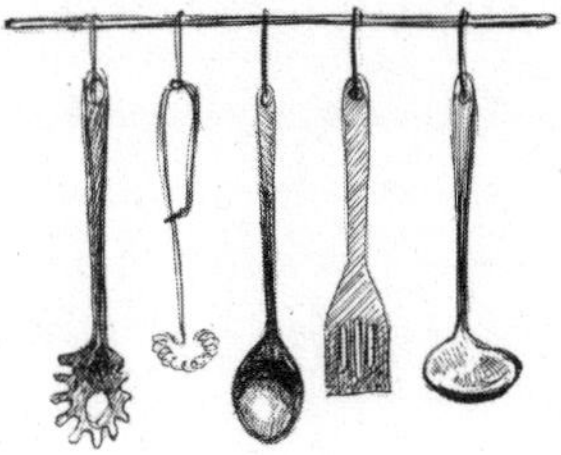

Ce soir, c'était poisson à l'ail au dîner. Vos ustensiles et couverts s'en souviennent encore. Si la forte odeur de certains aliments s'imprègne sur votre vaisselle, utilisez du citron pour les nettoyer. À la place de l'éponge, employez un demi-citron et frottez-les avec.

PARFUMER UN HUMIDIFICATEUR

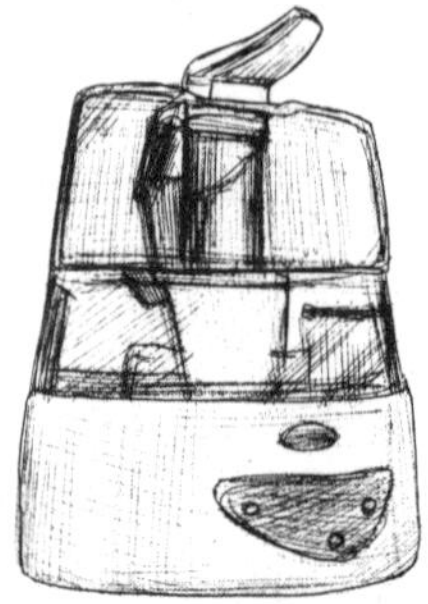

Les humidificateurs, avec le temps, se mettent à dégager une odeur assez nauséabonde. Pensez à les parfumer avec du citron ! Remplissez-le d'eau à laquelle vous ajouterez 15 ml de jus de citron. Si vous le nettoyez, pensez à laver ses parois avec un demi-citron et 2 cuillères à soupe de bicarbonate de soude.

ADIEU, ODEURS DE CUISINE !

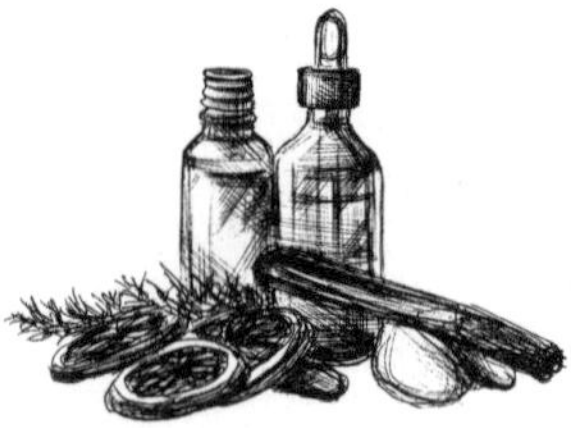

Les odeurs de cuisine sont inévitables. Elles peuvent parfois être si fortes qu'elles dérangent grandement votre nez. En prévention, préparez cette solution : mélangez 1 cuillère à café d'huile essentielle de citron, 1/2 cuillère à café de pamplemousse, 1/2 cuillère à café de bergamote et 25 gouttes de santal. Vaporisez ce mélange 15 minutes avant la cuisson. Lisez bien les instructions avant d'utiliser les huiles essentielles.

PURIFIER L'ATMOSPHÈRE

L'huile essentielle de citron est tout indiquée pour assainir l'air ambiant de votre demeure. N'hésitez pas à en verser quelques gouttes dans un diffuseur, sur vos pots-pourris, dans une soucoupe que vous placerez au-dessus d'un radiateur. Une fois allumés, ils répandront l'odeur de l'huile.

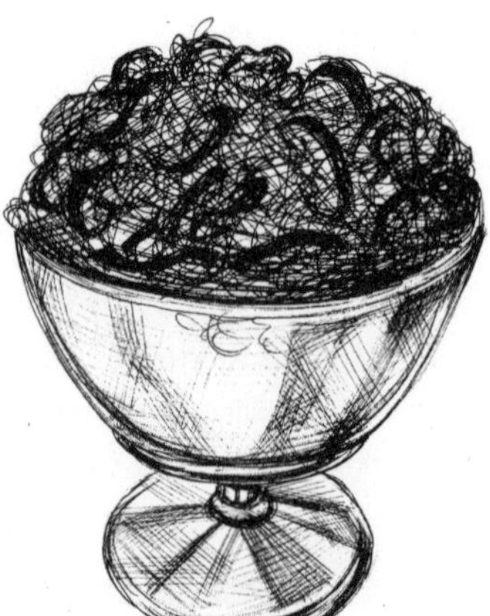

NETTOYER DES BOÎTES EN PLASTIQUE

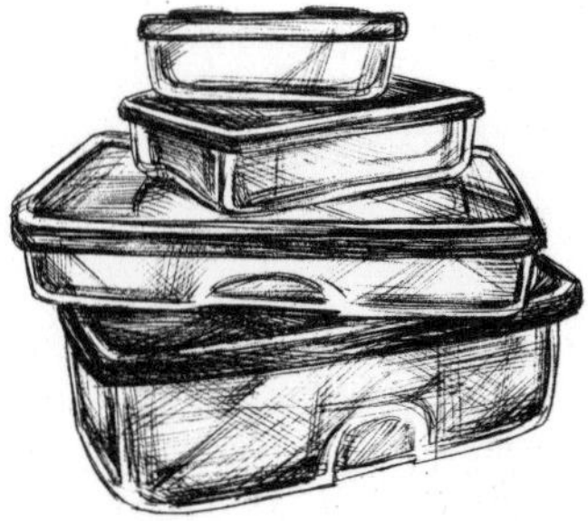

Les résidus de nourriture salissent les boîtes en plastique et y laissent même parfois leur odeur. Le citron va vous aider à les nettoyer et les désodoriser. Versez-y 1 cuillère à soupe de jus de citron et 1 cuillère à soupe de bicarbonate de soude. Frottez avec le côté abrasif de votre éponge. Puis remplissez-les d'eau et laissez agir une nuit. Rincez le lendemain.

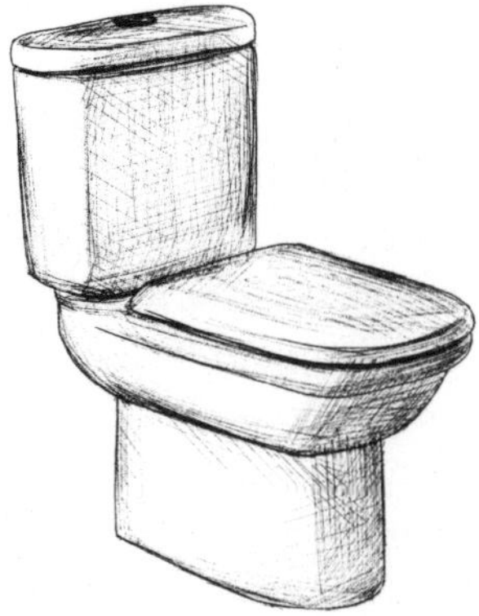

ENTRETIEN DES W.-C.

Les toilettes doivent être régulièrement désinfectées pour y faire régner une hygiène irréprochable. Confectionnez un produit désinfectant en mélangeant 40 gouttes d'huile essentielle de citron, 40 de lemongrass et 40 de pin sylvestre. Ajoutez 1 cuillère à café de ce mélange et 2 cuillères à soupe d'eau-de-vie à 15 cl d'eau. Il ne vous reste plus qu'à verser cette préparation dans la cuvette.

LAVE-VAISSELLE AMÉLIORÉ

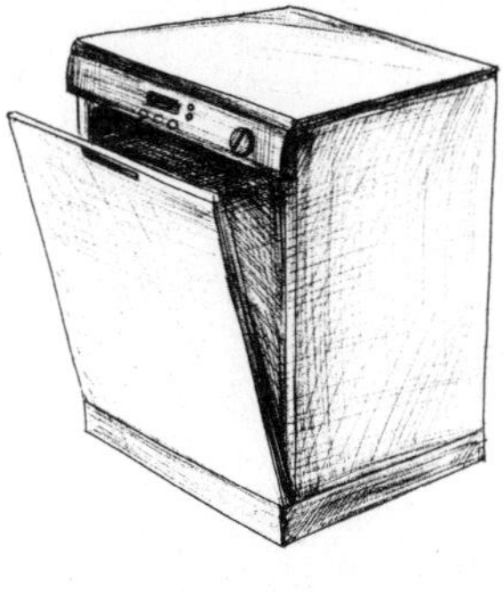

Optimisez l'efficacité de votre lave-vaisselle ! Pour ce faire, rien de bien sorcier : il suffit de remplacer le liquide de rinçage par la même quantité de jus de citron. Ce dernier est un agent nettoyant qui combat le calcaire. Votre vaisselle n'en sera que plus éclatante !

TACHE DE CAFÉ

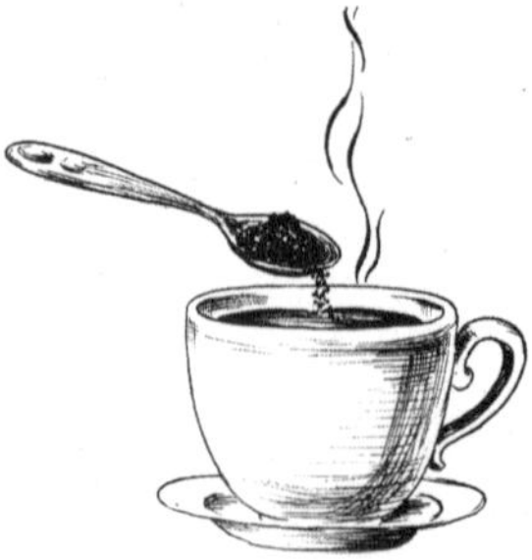

Le café peut tacher votre blanche vaisselle. Si vous êtes las de frotter pour venir à bout de ces traces plus que coriaces, faites comme Mamie. Elle appliquait d'abord un peu de jaune d'œuf sur les taches puis elle y passait un demi-citron. Son coup d'éponge devenait aussitôt plus efficace !

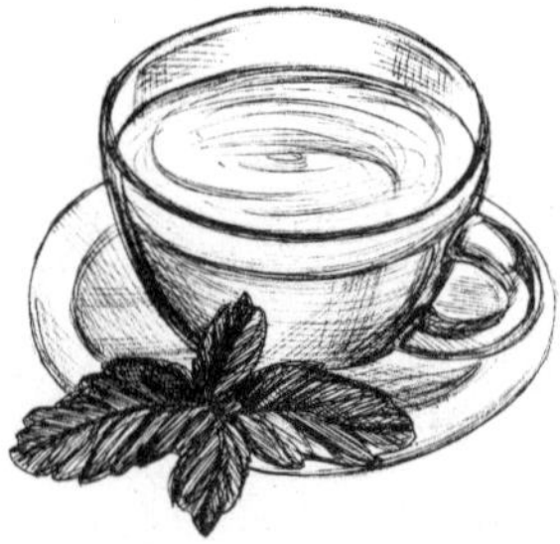

TACHE DE THÉ

Vous êtes un grand consommateur de thé, et vos tasses finissent par être gravées à jamais de ces fâcheuses traces de tanin. Vous avez beau frotter, vous n'arrivez pas à les éliminer ? Déposez un peu de jaune d'œuf sur les taches, puis un peu de jus de citron. Utilisez le grattoir de votre éponge pour en venir à bout.

ENTRETIEN DU PARQUET

Le parquet s'abîme et se tache facilement. Il doit être nettoyé régulièrement. Pour ce faire, additionnez 10 gouttes de jus de citron et 5 cl de paraffine, préalablement fondue, à 1 litre d'eau. Mélangez bien. Lustrez votre parquet avec un linge imbibé de cette préparation puis laissez sécher naturellement.

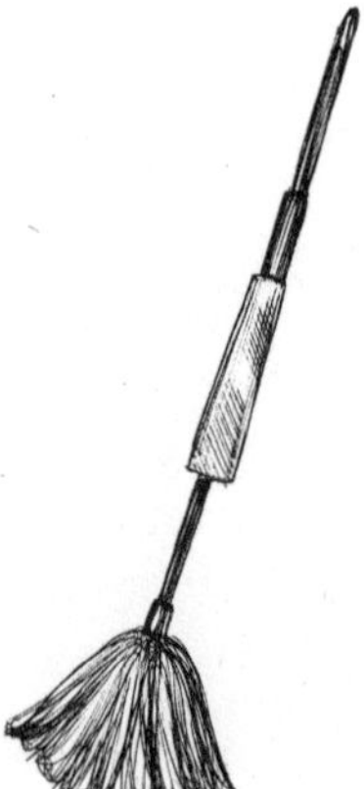

ENTRETIEN DU ROTIN

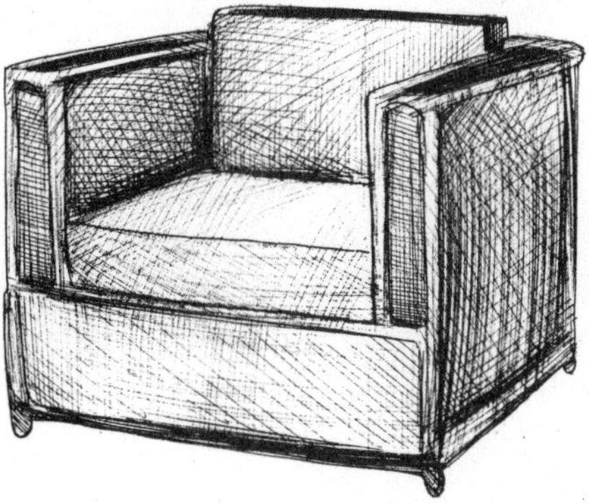

Mamie savait prendre soin de ses meubles en rotin. Elle déposait d'abord des chiffons par terre, autour des meubles, pour ne pas salir le sol. Pour les nettoyer, elle versait dans 1 litre d'eau chaude 2 cuillères à soupe de jus de citron. Elle imbibait un torchon de ce mélange et en frottait le rotin.

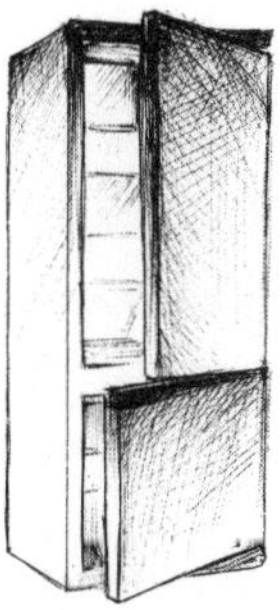

NETTOYER SON RÉFRIGÉRATEUR

Le réfrigérateur doit faire l'objet d'une hygiène impeccable, puisqu'il contient la nourriture que vous mangez. Lieu préposé au développement de champignons, vous devez le désinfecter régulièrement pour ne pas que l'alimentation soit contaminée. Utilisez le citron : son jus éradiquera toute moisissure.

ENTRETIEN DES MOSAÏQUES

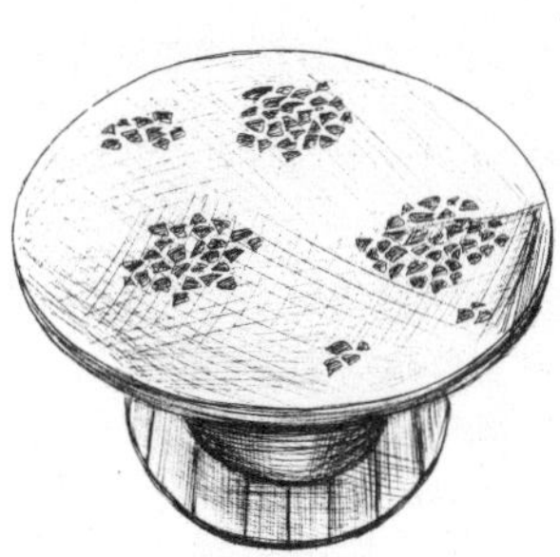

Vous possédez des mosaïques dans votre appartement ? Qu'elles soient en pierre, en verre, en marbre, en émail ou en métal, optez pour le citron ! Il vous aidera à leur redonner tout leur éclat. Imprégnez votre éponge de jus de citron ou servez-vous d'un demi-citron directement pour nettoyer vos mosaïques.

Contre les moisissures

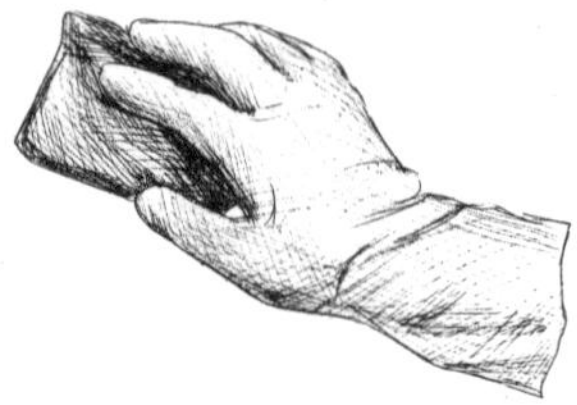

Le citron empêche la formation de champignons grâce à ses propriétés antifongiques et désinfectantes. Il vous aidera ainsi à lutter contre les moisissures. Servez-vous d'une éponge que vous aurez imbibée au préalable de jus de citron pour nettoyer les surfaces propices à leur développement.

Des vieilles pièces qui brillent

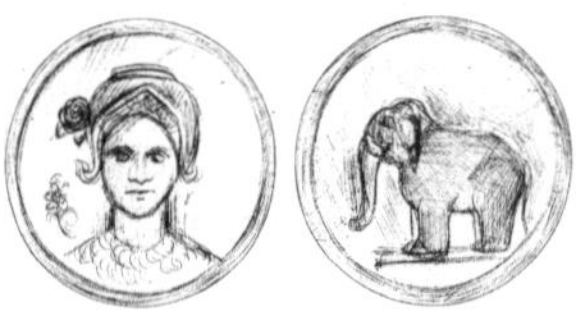

Vous collectionnez les vieilles pièces de monnaie ? Celles-ci font grise mine. Le citron va vous aider à donner une seconde vie à vos pièces ternies. Versez du jus de citron dans une petite coupelle et plongez-y les pièces une vingtaine de minutes. L'acidité du citron leur fera retrouver leur éclat d'antan.

Parfumer armoires et penderies

Fabriquez un petit sachet parfumé pour vos armoires, penderies et tiroirs à vêtements. Si vous n'avez pas de sachet, prenez un mouchoir en tissu et versez-y 200 g de bicarbonate de soude et le zeste d'un citron. Nouez-le à l'aide d'un petit ruban. Il ne vous reste plus qu'à placer vos sachets odorants aux endroits où vous rangez votre linge.

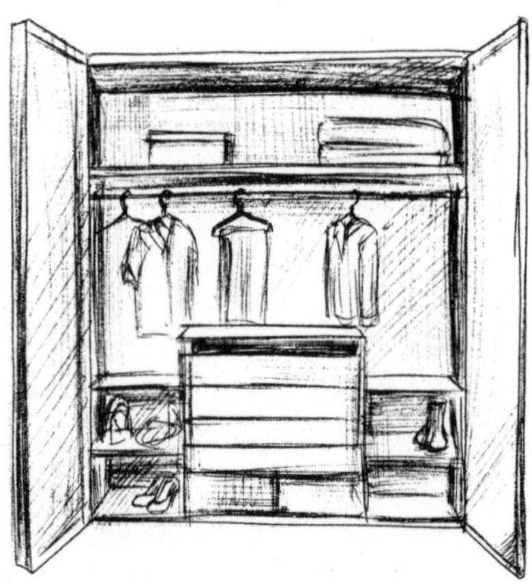

LAVER SA BAIGNOIRE

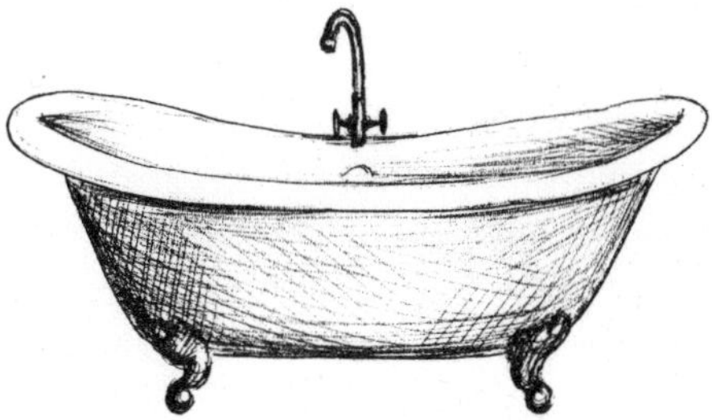

Lavez sa baignoire n'est pas une partie de plaisir ! Récurer, frotter... Vous pouvez vous simplifier la tâche avec le citron ! Découpez-en un en rondelles. Salez-les. Utilisez ces dernières comme une éponge et nettoyez votre baignoire. Les traces de saleté et de calcaire ne feront pas long feu !

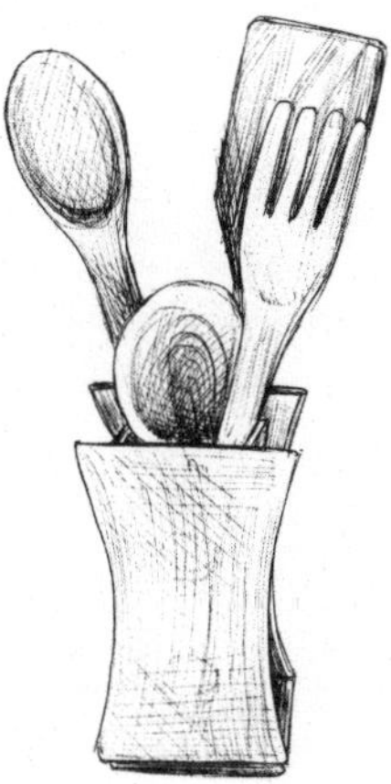

DÉSODORISER LES USTENSILES DE CUISINE EN BOIS

Vos ustensiles de cuisine en bois, cuillères, spatules et planches à découper, gardent une odeur qui laisse à désirer ? Le citron va vous aider à réparer ce petit désagrément. Frottez-les avec la pulpe d'un demi-citron, à l'aide d'une éponge. Ils seront ainsi nettoyés et désodorisés.

NETTOYER UN LAVABO

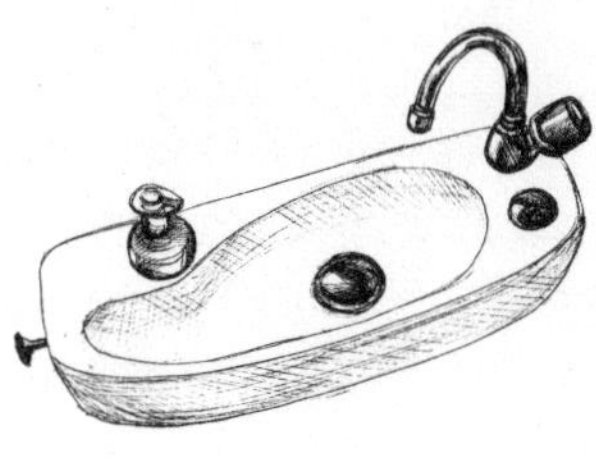

Un lavabo se salit bien vite : entre les taches de maquillage, de dentifrice, de crèmes diverses et de savon, sans parler de la poussière et du calcaire... Ayez toujours un citron sous la main ! Servez-vous d'un demi-citron sur lequel vous verserez un peu de sel fin comme d'une éponge, et votre lavabo brillera de mille feux.

NETTOYER LE LAITON

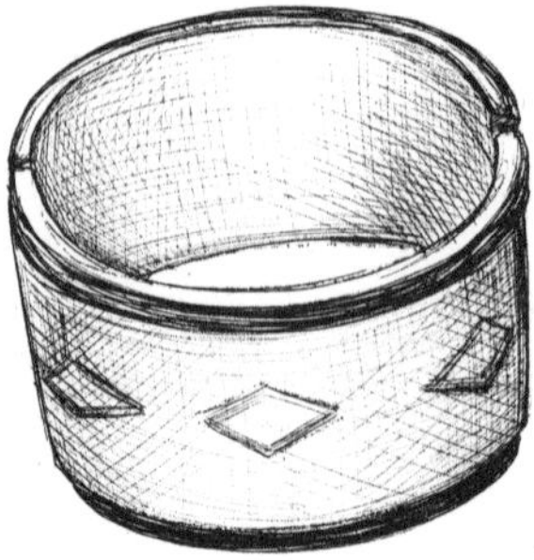

Vous possédez des bijoux en laiton, mais vous n'avez pas la moindre idée de la façon de les entretenir ! Concoctez une pâte avec du sel fin et un peu de chair de citron. Frottez vos bijoux avec la mixture obtenue. Si certaines traces sont coriaces, vous pouvez renforcer son pouvoir nettoyant avec un peu de bicarbonate de soude.

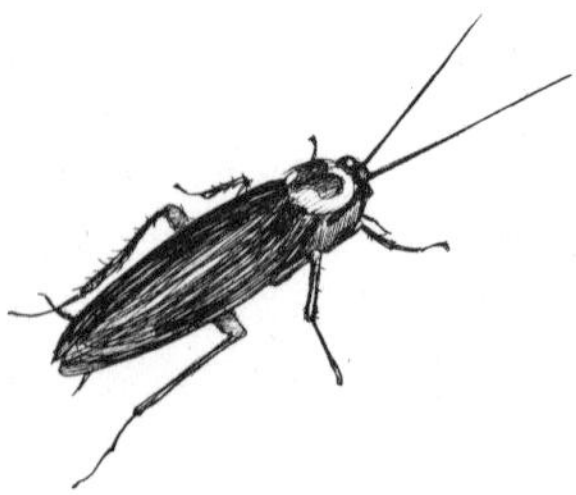

INSECTICIDE

Le citron est en soi un véritable insecticide naturel. Pour éviter tout intrus indésirable dans votre lieu à vivre, n'hésitez pas à déposer par-ci par-là quelques rondelles de citron ou à verser quelques gouttes de son jus. Son odeur et son acidité repousseront les insectes. Ils n'oseront plus mettre les pattes dans votre demeure !

CONTRE LES INSECTES VOLATILES

Assez des bestioles qui s'amusent à virevolter dans votre salon ! Et qui viennent vous enquiquiner dans votre chambre, la nuit ! Pour y remédier, coupez un citron en rondelles. Placez-en quelques-unes sur une ficelle que vous suspendrez au plafond. L'odeur les fera fuir !

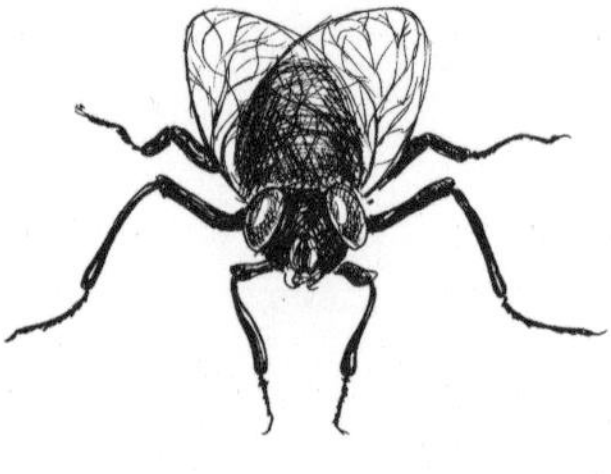

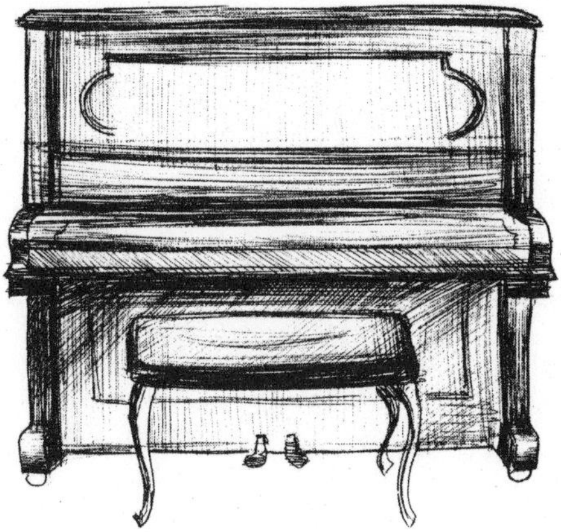

TOUCHES DE PIANO JAUNIES

Les touches en ivoire de votre beau piano ne sont plus ce qu'elles étaient... Redonnez-leur leur blancheur d'antan : additionnez de la sciure de bois et du jus de citron. Nettoyez les touches avec un linge doux imprégné de ce mélange. Laissez sécher et lustrez avec un chiffon de laine.

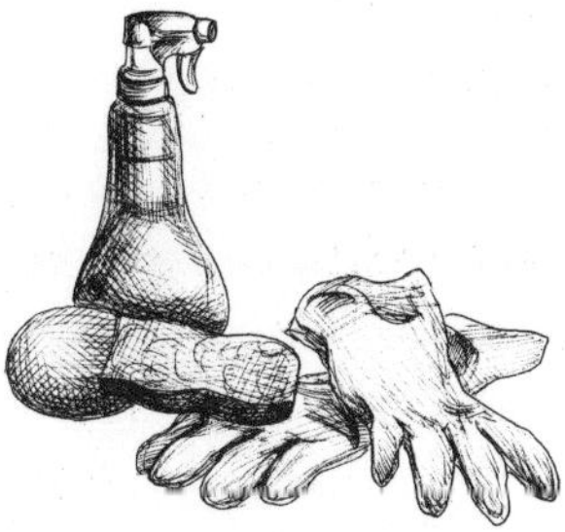

NETTOYANT CITRONNÉ

Le citron a des pouvoirs dégraissants et détartrants. Il désinfecte et laisse une odeur agréable. Réalisez un nettoyant multi-usages pour votre maison : dans 2 litres d'eau chaude, versez 20 cl de savon de Marseille liquide, 10 cl de jus de citron et 2 gouttes d'huile essentielle de citron.

ENTRETIEN DU MARBRE

Fini les taches sur votre beau plan de travail en marbre ! Il suffit de les frotter avec une éponge imbibée de jus de citron et de sel fin. Continuez en y passant un linge imprégné d'huile de lin. Rincez aussitôt : le citron pourrait blanchir le marbre s'il n'est pas immédiatement nettoyé.

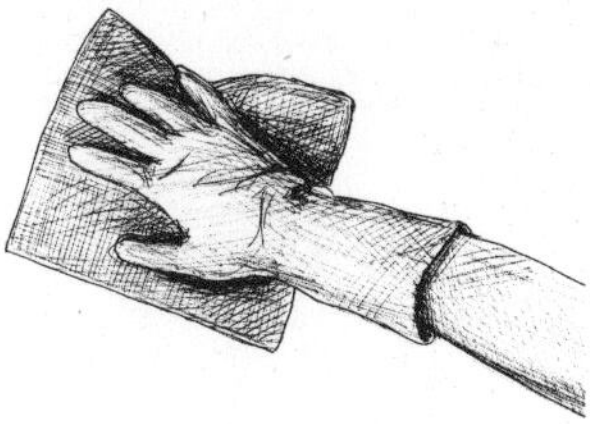

NETTOYER SON MICRO-ONDES

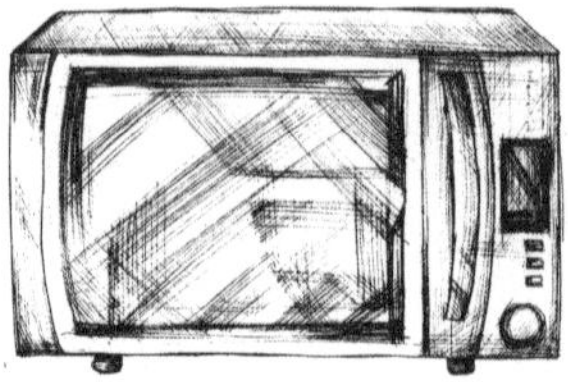

Voici un moyen efficace et rapide de nettoyer son micro-ondes. Faites chauffer pendant deux minutes une tasse d'eau dans laquelle vous aurez versé le jus d'un citron. La vapeur ainsi dégagée va désincruster la saleté. Vous n'aurez plus qu'à terminer le travail en passant un petit coup d'éponge. Votre micro-ondes sent bon !

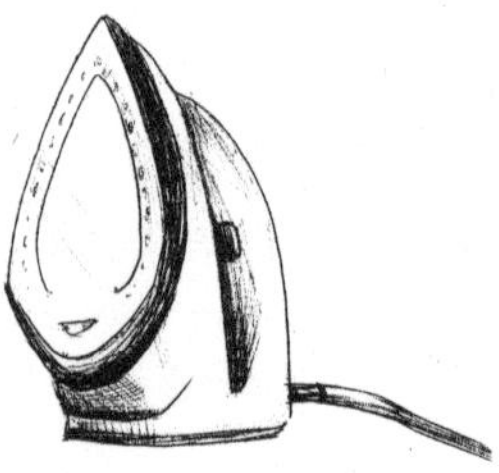

ENTRETIEN DU FER À REPASSER

Votre fer à repasser ne fonctionne plus très bien et a triste mine. Il est peut-être entartré. Nettoyez-le et détartrez-le avec du citron. Passez sur la semelle un demi-citron sur lequel vous aurez versé du sel fin. Rincez aussitôt avec une éponge et séchez avec un chiffon.

DE L'ÉMAIL COMME NEUF

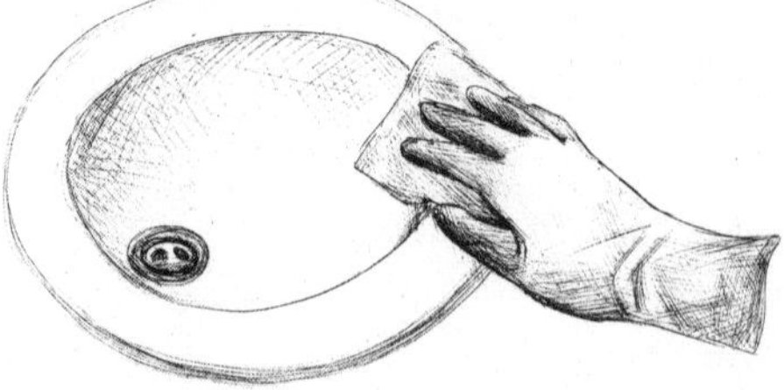

L'émail de votre lavabo ou de votre baignoire commence à ternir et à jaunir ? N'attendez pas : après les avoir bien nettoyés, frottez-les avec une éponge imbibée de jus de citron (ou passez directement un demi-citron). Rincez à l'eau claire : ils auront retrouvé leur éclat d'antan.

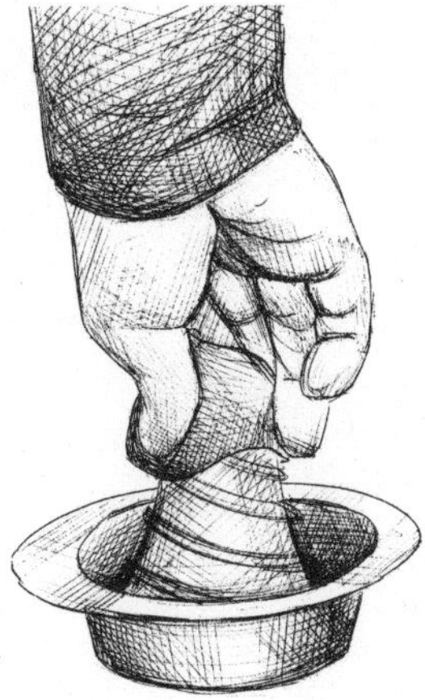

DÉSINFECTANT

Créer un désinfectant multi-usages, facile avec Mamie ! Elle additionnait simplement les propriétés du citron et du sel. Elle imbibait son éponge du jus d'un citron et la saupoudrait ensuite de sel fin. Il ne lui restait plus qu'à frotter pour assainir l'ensemble des surfaces de sa demeure. Sans oublier de rincer abondamment !

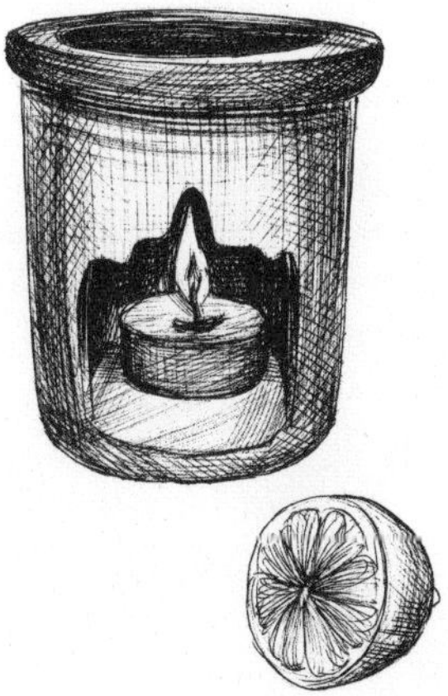

DÉSINFECTER L'AIR AMBIANT

Si certains membres de votre famille sont vulnérables aux allergènes, il est important d'assainir l'air de votre demeure. L'huile essentielle de citron a des propriétés germicides. Embaumez votre intérieur en en mettant un peu dans un diffuseur. Renouvelez tous les jours.

UNE VAISSELLE QUI BRILLE

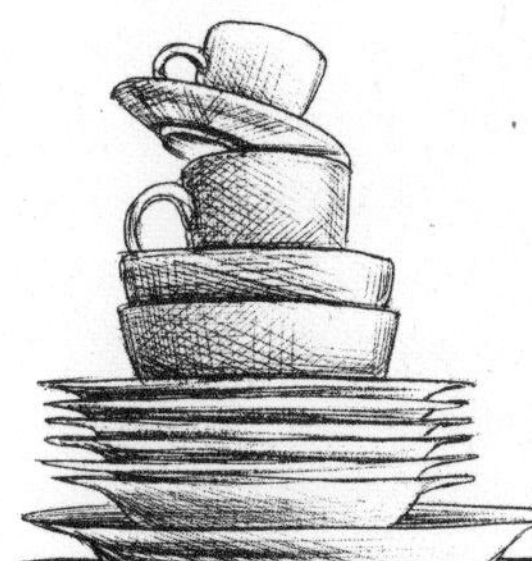

Avoir de la belle vaisselle qui brille, c'est toujours plus agréable pour composer une jolie table. Quel est l'ingrédient miracle qu'utilisaient nos grands-mères pour obtenir un tel résultat ? Le citron ! Il suffit de vous servir de son jus comme d'un nettoyant : frottez vos assiettes et vos couverts avec une éponge imbibée de jus de citron.

FAIRE SÉCHER DU CITRON

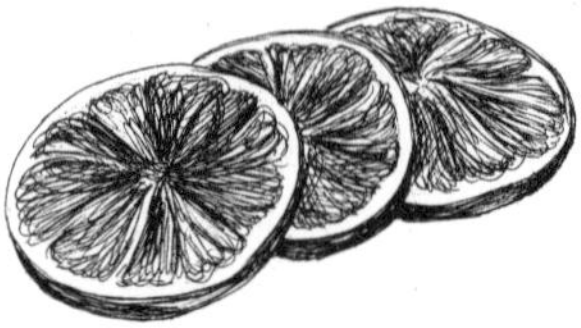

Pour réaliser divers objets de décoration, nos grands-mères faisaient sécher des rondelles de citron. Comment procédaient-elles ? Après avoir finement découpé les citrons, elles laissaient les tranches sécher sur un radiateur ou au soleil pendant quatre à cinq jours. Si vous n'avez pas cette patience, passez-les au four durant douze heures, à 90 °C (th. 3). Elles doivent être craquantes.

GUIRLANDES CITRONNÉES

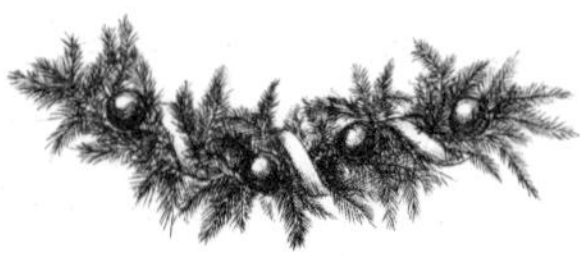

Décorez votre intérieur avec du citron ! Réalisez de jolies guirlandes avec des rondelles de citron séchées. Transpercez-les d'un fil solide à l'aide d'une grosse aiguille et faites un nœud autour des deux extrémités afin qu'elles ne bougent pas. À mettre sur la table, sur le sapin de Noël, ou à accrocher dans la maison.

POT-POURRI

Confectionnez un joli pot-pourri citronné. Faites sécher des rondelles de citron, puis posez-les dans une petite coupelle. Accompagnez-les de fleurs et d'épices de votre choix, selon les couleurs que vous souhaitez mettre en avant, et le mariage de senteurs désiré. Versez dessus quelques gouttes d'huile essentielle de citron. Renouvelez quand l'odeur s'estompe. Lisez bien les instructions avant d'utiliser les huiles essentielles.

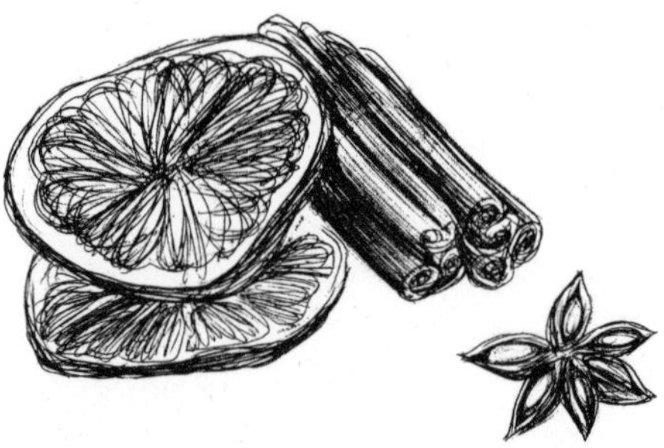

RAVIVER DU CUIVRE TERNI

Votre belle bassine en cuivre en a vu de toutes les sortes, des confitures. Entretenez-la et ravivez son éclat grâce au citron. Imbibez votre éponge de jus de citron pur, ou servez-vous d'un demi-citron directement pour la nettoyer. Essuyez-la ensuite avec un chiffon de laine pour lui rendre sa brillance d'antan.

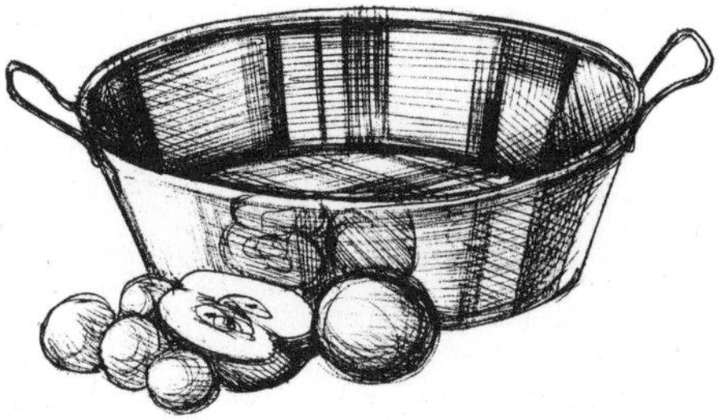

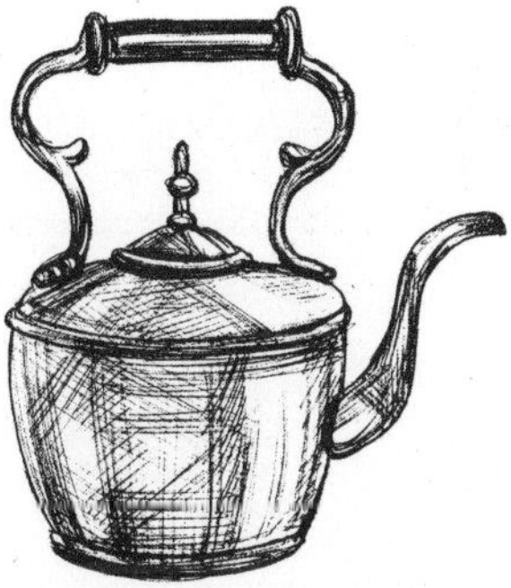

NETTOYER LE CUIVRE

L'association citron et sel se montre très efficace pour nettoyer le cuivre. Si votre ensemble de casseroles est constellé de taches coriaces, vous arriverez à les éliminer en les couvrant de gros sel. Frottez-les ensuite avec un demi-citron. Rincez à l'eau claire et lustrez avec un chiffon doux.

ENTRETIEN DU CUIR

Pour préserver la beauté des vêtements, des objets ou du mobilier en cuir, nos aïeules utilisaient une mixture secrète. Elles mélangeaient un blanc d'œuf monté en neige avec le jus d'un citron. Elles se servaient de cette préparation pour nettoyer le cuir.

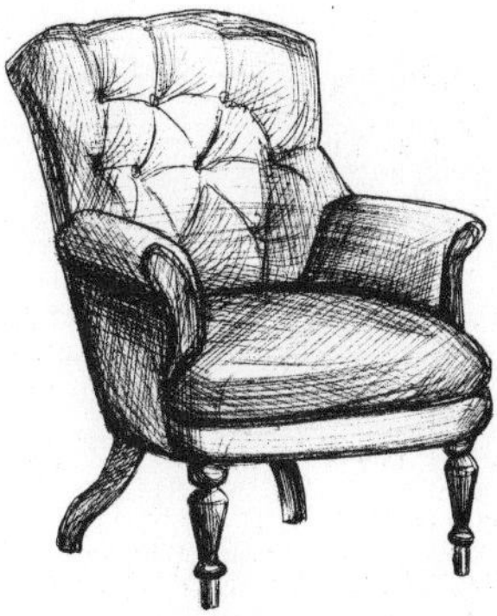

DU CIRAGE TROP SEC

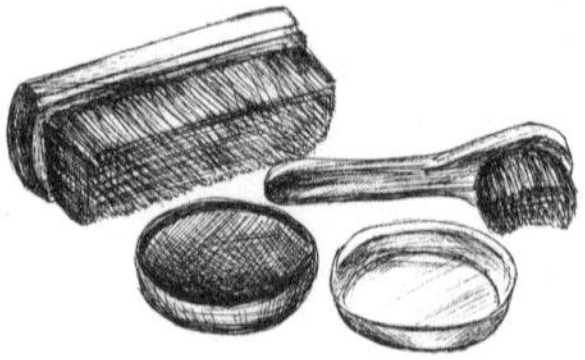

Cirer vos chaussures, ce n'est pas votre tasse de thé. Vous n'utilisez pas si souvent votre boîte de cirage : du coup, celui-ci est devenu tout sec. Ne le jetez pas pour autant, il est facile de le récupérer : il suffit de lui ajouter quelques gouttes de jus de citron bien chaud. Mélangez : le cirage est de nouveau utilisable.

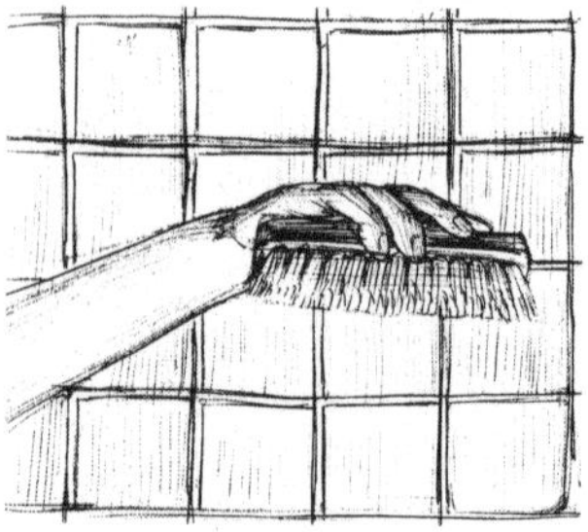

DES JOINTS BIEN BLANCS

Difficile de récupérer les joints jaunis et noircis entre les carreaux de votre salle de bains. Mais rien n'est impossible pour Mamie ! Préparez une pâte à base de bicarbonate de soude et de jus de citron, à parts égales. Posez-la sur les joints et laissez agir plusieurs minutes. Frottez ensuite avec une vieille brosse à dents et rincez.

UN CARRELAGE PROPRE

Nos aïeules ne s'embêtaient pas avec des produits industriels et coûteux lorsqu'il s'agissait de nettoyer leur sol. Elles ajoutaient simplement du jus de citron et un peu de bicarbonate de soude à leur seau d'eau. Après avoir passé une serpillière imprégnée de ce mélange sur leur carrelage, il brillait de mille feux !

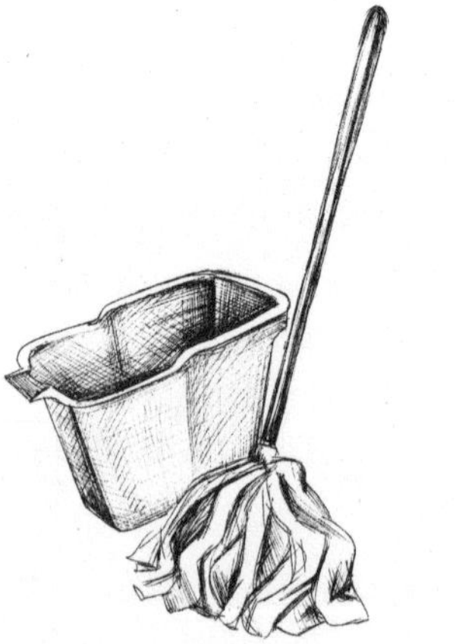

NETTOYER UN CHAUFFE-BIBERON

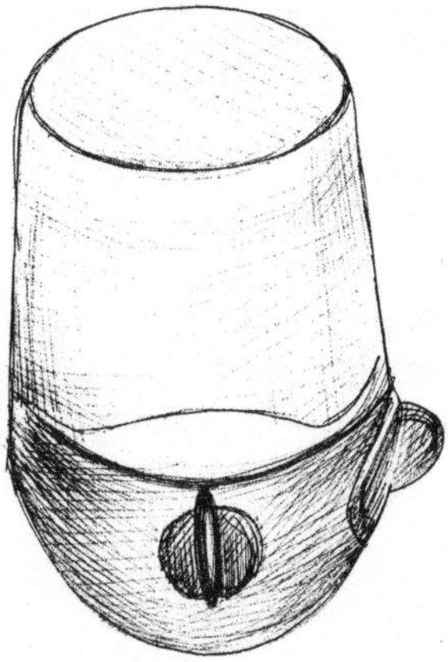

Vous avez beau nettoyer votre chauffe-biberon, il y reste des traces de calcaire. Comment les faire disparaître ? Avec une éponge imbibée de jus de citron. En un passage, les traces seront éliminées. Vous pouvez également utiliser directement un demi-citron. Rincez à l'eau claire et séchez aussitôt.

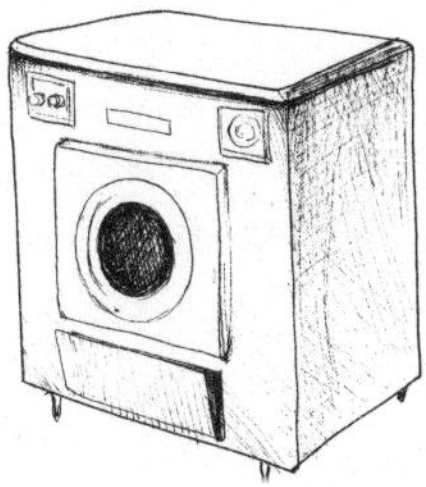

DÉTARTRER UNE MACHINE À LAVER

Ce week-end, c'est le grand ménage de printemps : rien n'échappera à votre chiffon ! Lorsque vous vous attaquerez à l'intérieur de votre machine à laver, pensez à ajouter du jus de citron sur votre éponge. Il enlèvera les traces de calcaire sur le tambour. De plus, il lui laissera une agréable odeur !

FABRIQUER DU CIRAGE

Réalisez un cirage maison pour les chaussures à cuir foncé, avec des produits naturels. Additionnez 1 cuillère à soupe de jus de citron à 2 d'huile d'olive dans un petit contenant. Fermez-le et secouez énergiquement. Trempez un linge dans ce mélange et passez-le sur vos chaussures propres et sèches. Laissez agir quelques minutes et faites briller avec un second linge.

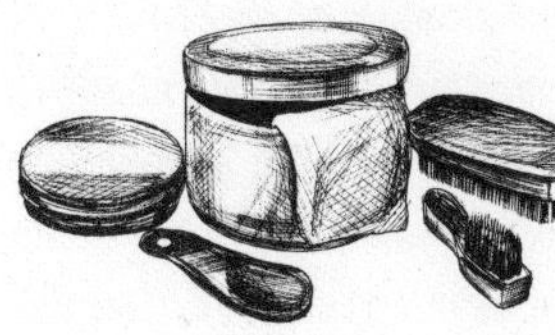

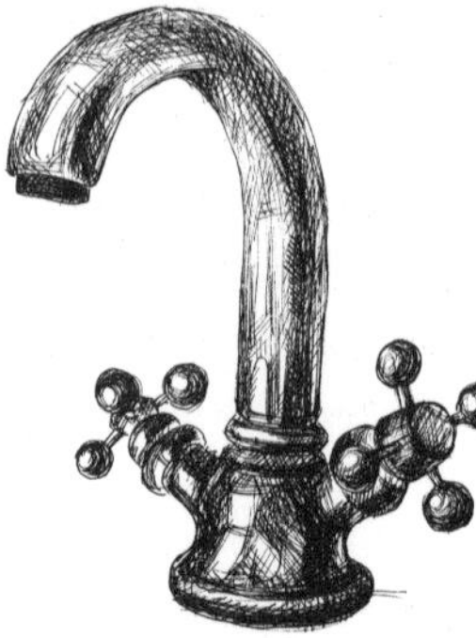

DÉTARTRER LA ROBINETTERIE

La robinetterie, que ce soit dans la cuisine ou dans la salle de bains, est sujette aux traces de calcaire. Grand-mère ne s'ennuyait pas à frotter de longues heures pour en venir à bout ! Elle passait tout simplement un demi-citron sur les marques puis rinçait à l'eau claire. Et sa robinetterie brillait de nouveau !

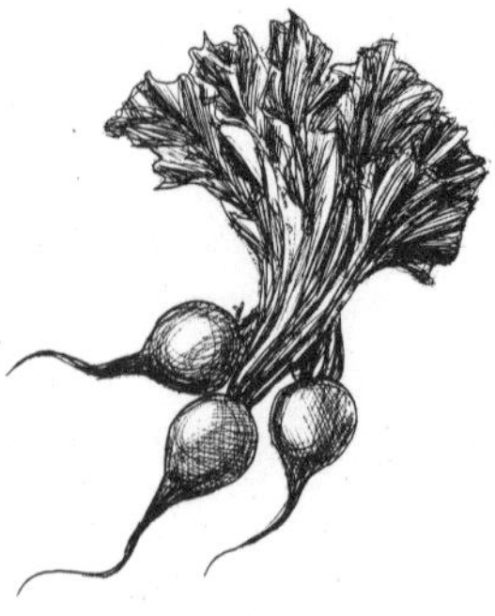

TACHE DE BETTERAVE

La betterave contient des pigments pouvant laisser des traces rouges sur les ustensiles en bois. Celles-ci se montrent difficiles à éliminer par un simple lavage. Mélangez donc du jus de citron et du sel fin dans un petit contenant. Appliquez cette préparation sur les taches et frottez jusqu'à disparition. Rincez à l'eau tiède.

NETTOYER LE BRONZE

Vous possédez des objets de décoration en bronze mais vous ne savez pas comment les entretenir ? Suivez les conseils de nos aïeules. Elles utilisaient les vertus du citron ! Nettoyez le bronze avec un chiffon imbibé de jus de citron pur. Rincez à l'eau tiède puis séchez avec un linge doux.

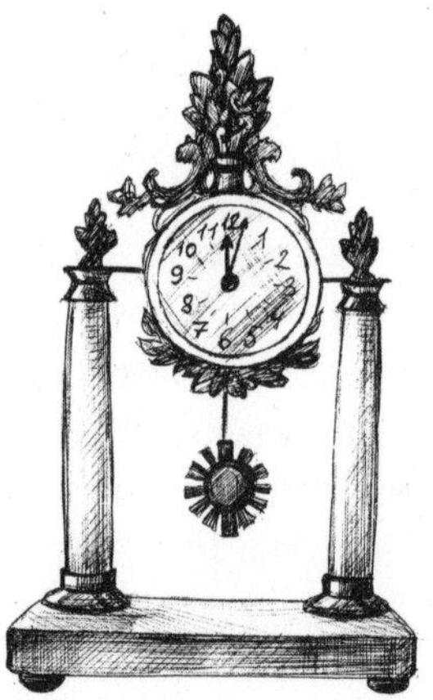

ENTRETIEN DES TAPIS ET MOQUETTES

Pour désinfecter et nettoyer moquettes et tapis, pensez aux huiles essentielles. Mélangez 200 g de bicarbonate de soude, 4 ml d'huile essentielle de citron, 3 ml d'huile essentielle d'orange et 2 ml d'huile essentielle de patchouli. Laissez reposer 24 heures puis saupoudrez cette solution sur vos moquettes et tapis. Laissez agir quinze minutes et passez l'aspirateur. Lisez bien les instructions avant d'utiliser les huiles essentielles.

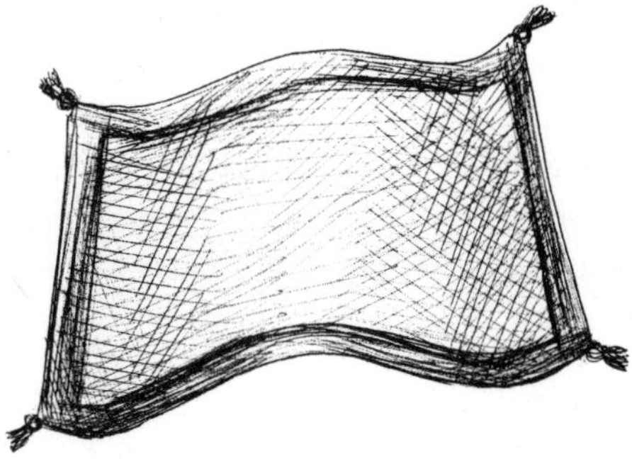

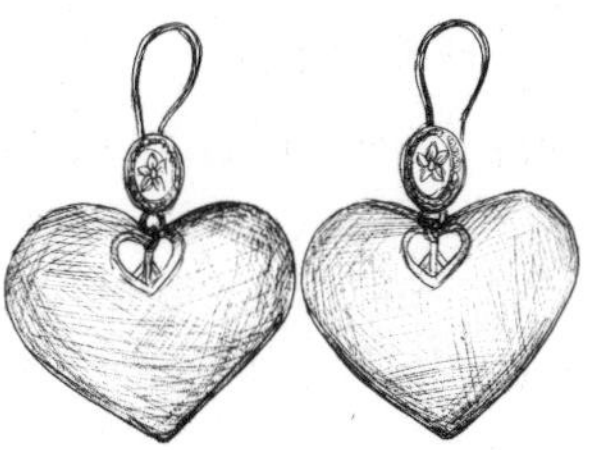

ENTRETIEN DES BIJOUX EN ARGENT

Nos aïeules savaient prendre soin de leurs beaux bijoux en argent. Ces derniers se teintant de noir avec l'usage et le temps, elles pensaient à leur faire prendre un bain de jus de citron régulièrement. Puis elles les frottaient avec une vieille brosse à dents. Elles les rinçaient ensuite à l'eau chaude : ils étaient comme neufs !

NETTOYER L'ARGENTERIE

Les couverts et les plats en argent ont tendance à se ternir et à se teinter de taches noires avec le temps. N'allez pas changer votre argenterie pour autant : Mamie avait une solution très simple pour les faire briller de nouveau. Elle les faisait tremper dans du jus de citron pur. Puis elle les rinçait à l'eau chaude et les essuyait avec une peau de chamois.

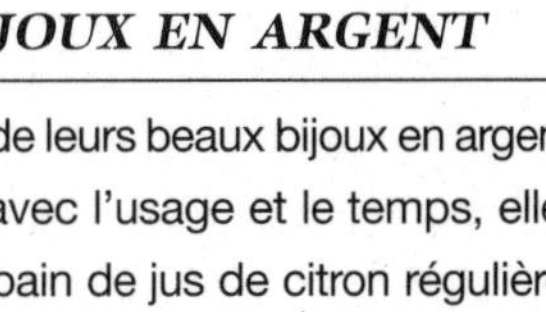

NETTOYER L'ALUMINIUM

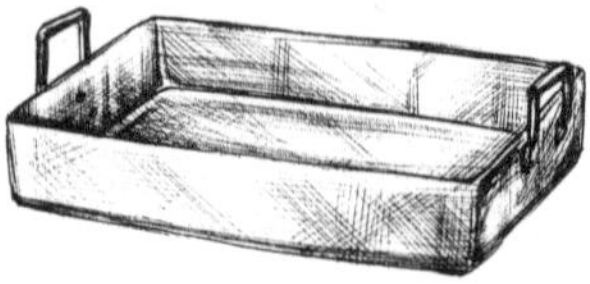

Faites d'une pierre, deux coups : nettoyez et ravivez l'éclat des bibelots et plats en aluminium grâce au citron. Il suffit de les frotter avec une éponge imbibée de citron. Pensez à ne pas utiliser le grattoir, qui pourrait rayer l'aluminium. Rincez à l'eau claire et séchez avec un linge doux.

NETTOYER L'ACIER

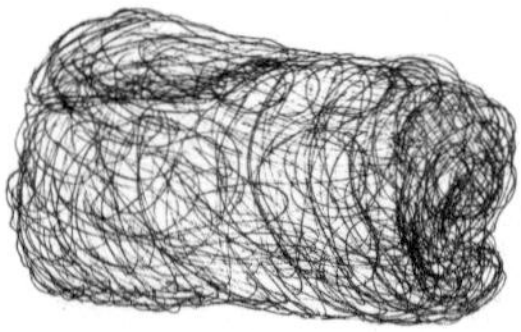

Vos couteaux en acier font grise mine ? Grand-mère savait comment leur redonner leur éclat d'antan. Il suffit de leur faire prendre un bain d'eau citronnée (à raison de 1 volume de citron pour 5 volumes d'eau). Laissez agir quelques instants puis frottez-les avec de la laine d'acier. Rincez, séchez avec un chiffon doux.

VAISSELLE FÊLÉE

De petites fêlures sur votre assiette ? Vous ne pouvez pas vous permettre d'en acheter de nouvelles à chaque fois ! Grand-mère savait comment les masquer. Mélangez 50 cl de lait, 1 blanc d'œuf et le jus de 1 citron. Faites bouillir le tout. Laissez refroidir un peu, puis plongez l'assiette dans la préparation : la fêlure s'en trouvera atténuée.

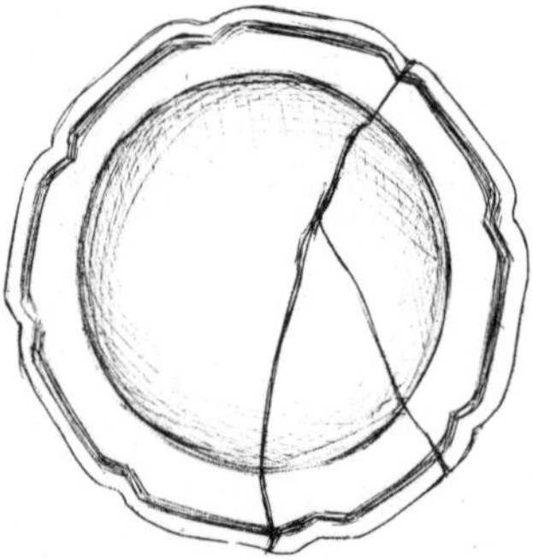

NETTOYER LA VITROCÉRAMIQUE

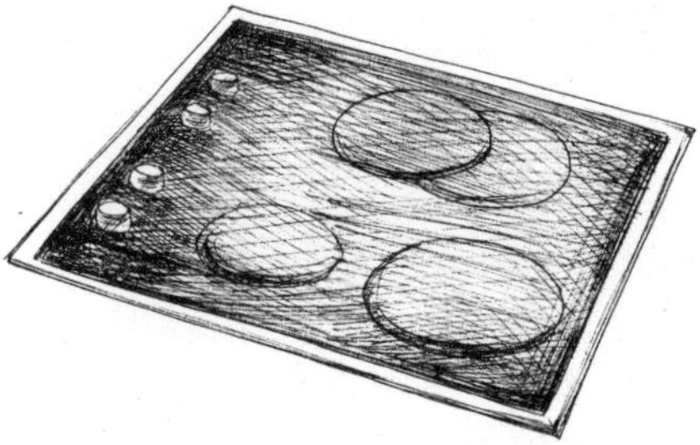

Pour venir à bout des traces de brûlé sur vos plaques en vitrocéramique, rien de plus simple : humidifiez votre éponge et trempez-la dans du bicarbonate de soude. Frottez les marques en faisant de petits cercles avec le côté jaune de l'éponge, non abrasif, pour ne pas rayer les plaques. Ajoutez un peu de jus de citron pour plus d'efficacité.

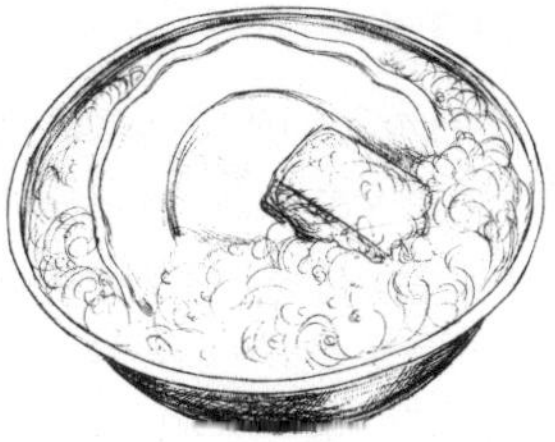

ENTRETIEN DES ÉPONGES

Vos éponges synthétiques sont bien sales et toutes raplapla ? Faites-leur prendre 1 bain de jus de citron et d'eau brûlante. Au bout de quelques heures, rincez. Ensuite, trempez-les encore, mais cette fois dans du bicarbonate de soude dilué dans de l'eau. Elles seront requinquées !

ESTOMPER LES VERGETURES

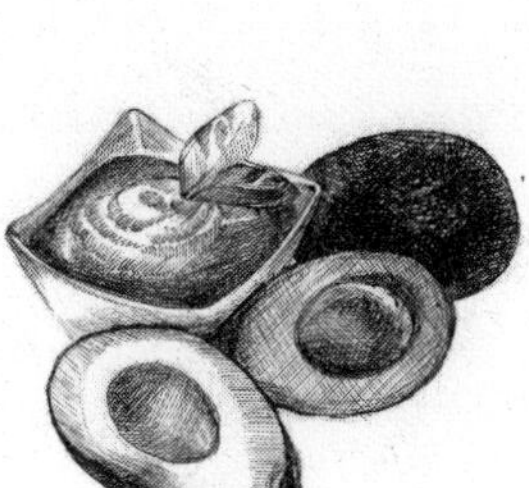

Il est impossible d'éliminer les vergetures, mais vous pouvez toutefois tenter de les atténuer avec cette potion de grand-mère : écrasez en purée un demi-avocat et ajoutez-lui 1 cuillère à soupe de jus de citron et 1 cuillère à soupe de miel. Mélangez bien et massez les zones concernées avec cette préparation. Renouvelez quotidiennement.

CONSERVER LES FINANCIERS

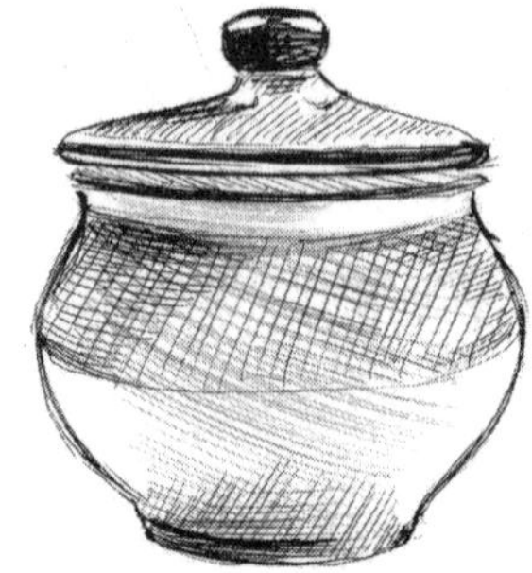

Les financiers sont exquis au goût. Mais, comme la plupart des gâteaux, ils se dessèchent bien trop rapidement et perdent de leur moelleux. Si, même en les conservant dans une boîte hermétique, vous les trouvez trop dures, badigeonnez-les avec un mélange de jus de citron, de miel et d'eau chaude pour les ramollir.

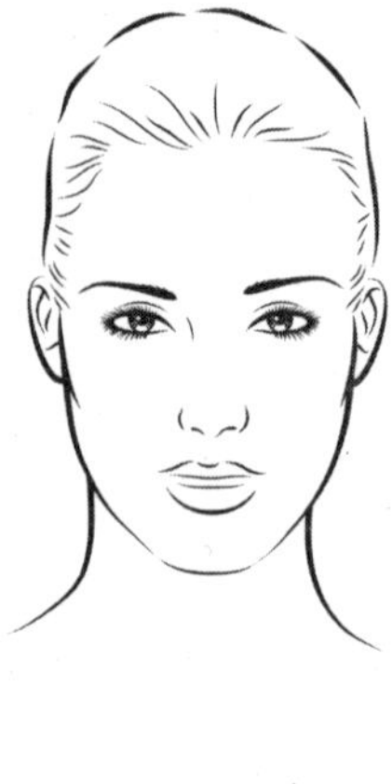

ANTIRIDES SUCRÉ

Vous aimeriez pouvoir contrer le temps et limiter l'apparition de ces vilaines rides sur votre visage… Vous n'êtes pas magicienne ? Mamie l'était ! Elle confectionnait un lait de toilette antirides en mélangeant le jus d'un demi-citron vert, 3 cuillères à soupe d'huile de germe de blé et 1 de miel d'acacia.

UNE CIRE À ÉPILER MAISON

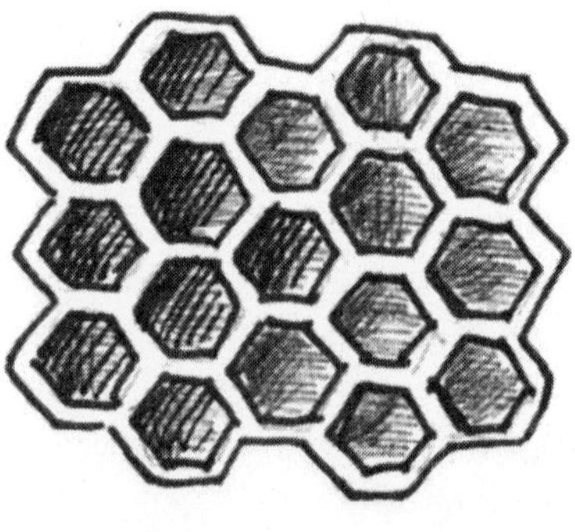

Fabriquez votre cire : faites chauffer dans une casserole 1/2 verre de miel, 1/2 verre de jus de citron et 1 verre de sucre. Remuez bien. La cire est prête lorsqu'elle a une belle couleur. Laissez-la tiédir et formez une petite boule que vous appliquerez et décollerez de vos jambes en un mouvement rapide. Utilisez chaque boule de cire jusqu'à ce qu'elle ne colle plus.

UN MASQUE ÉCLAT DU VISAGE

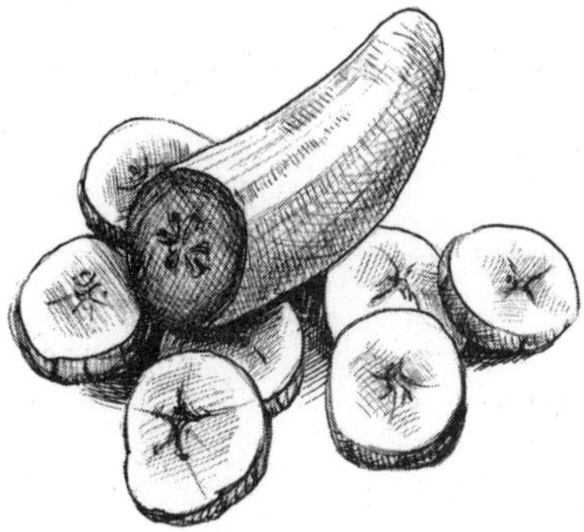

Le miel permet de réaliser un masque de beauté adapté à tout type de peau. Si vous avez la peau grasse, vous diluerez la cuillerée de miel dans une cuillère de jus de citron et un jaune d'œuf. Si vous avez la peau sèche, vous mélangerez le miel à une ou deux cuillères de purée de bananes. Laissez poser le masque pendant un petit quart d'heure.

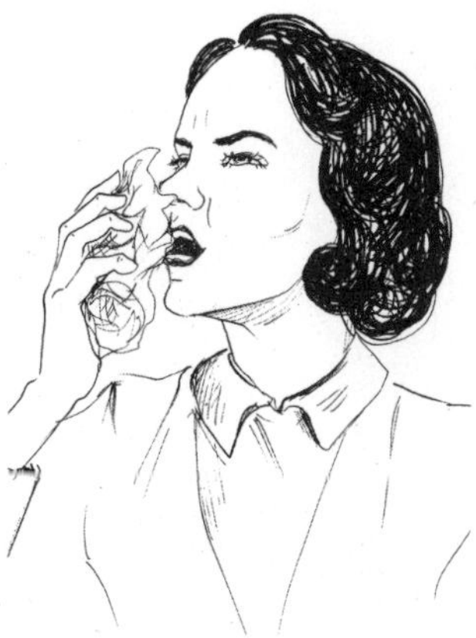

TOUX D'IRRITATION

Votre gorge est enflammée et vous ne cessez de toussoter ? Mamie connaissait un remède facile à réaliser pour remédier à ce désagrément. Il suffit d'avaler 1 cuillère à café de miel à laquelle vous ajouterez 1 goutte d'huile essentielle de citron. Résultat immédiat ! Mais si cette toux persiste, seul un médecin peut établir qu'il ne s'agit pas d'une toux plus sérieuse.

SAIGNEMENT DES GENCIVES

Si vos gencives saignent après chaque lavage, vous devez souffrir d'une inflammation des gencives ou gingivite. Pour pallier cette petite gêne, frottez la partie blanche d'une écorce de citron directement sur la gencive. Répétez l'opération plusieurs fois. Après 15 jours de traitement, vous devriez constater une nette amélioration. Sinon, consultez votre dentiste : il ne faut jamais laisser une gingivite chronique s'installer, au risque de voir ses dents se déchausser !

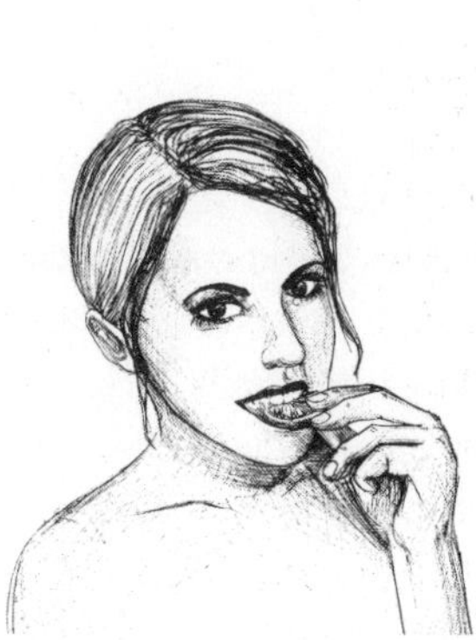

Apaiser les douleurs musculaires et articulaires

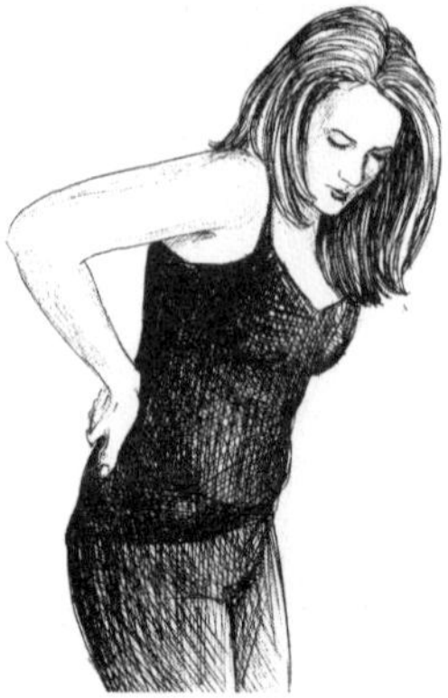

La nuit dernière, vous avez dormi dans une mauvaise position. Le réveil fut difficile : vous ressentez une forte douleur dans le bas de votre dos. Soulagez-la efficacement en appliquant une huile 100 % naturelle. Dans un flacon, mélangez 10 gouttes d'huile essentielle de citron et 10 gouttes d'huile essentielle de gaulthérie. Ajoutez 5 centilitres d'huile d'amande douce, puis secouez. Appliquez sur les zones sensibles autant de fois que nécessaire.

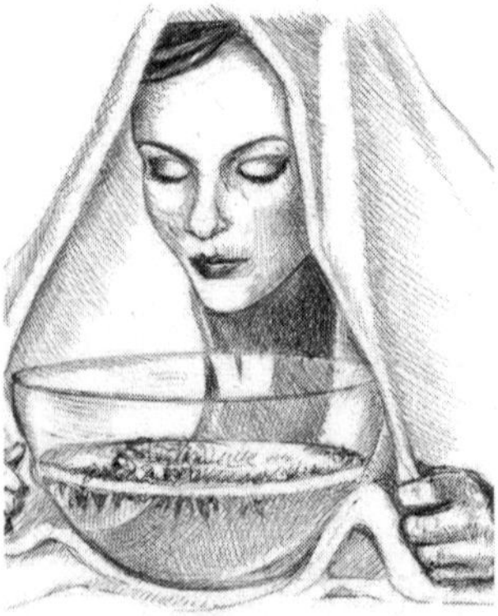

Dégager les bronches

Grand-mère faisait des inhalations à base de citron pour soulager ses bronches lorsqu'elles étaient encombrées. Elle versait le jus de 1 citron dans 50 cl d'eau bouillie, et y ajoutait 2 gouttes d'huile essentielle de pin, 2 autres d'huile essentielle d'arbre à thé et une pincée de sel marin. Elle inhalait ce breuvage pendant dix minutes, trois fois par jour.

Tuer un ver intestinal

Lorsque Grand-mère souffrait de ver intestinal, elle préparait une mixture magique pour l'éliminer. Elle écrasait 1 gousse d'ail qu'elle amalgamait avec du jus de citron. Elle avalait d'une traite ce breuvage. Le lendemain, elle renouvelait l'opération.

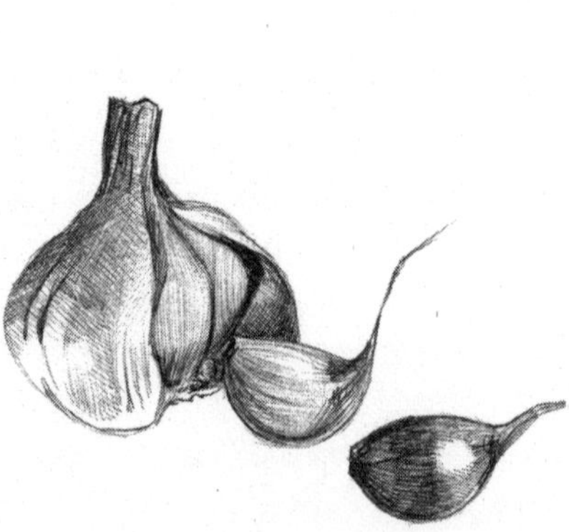

Cataplasme contre les rhumatismes

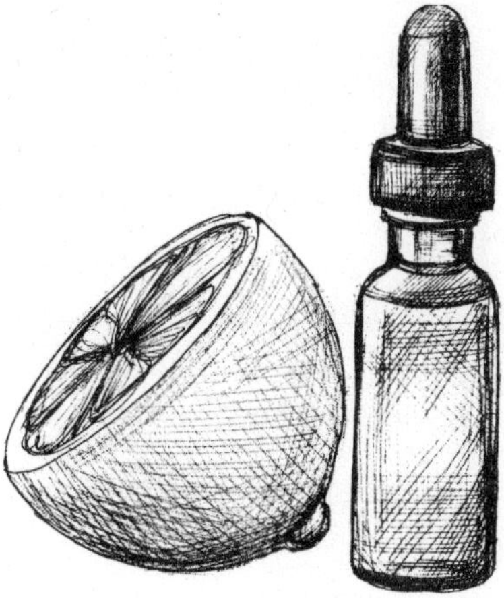

Grand-mère apaisait simplement ses rhumatismes avec son cataplasme maison. Elle frictionnait les parties douloureuses de son corps avec de l'huile essentielle de citron. Elle appliquait ensuite des compresses imbibées de jus de citron et laissait poser toute une nuit.

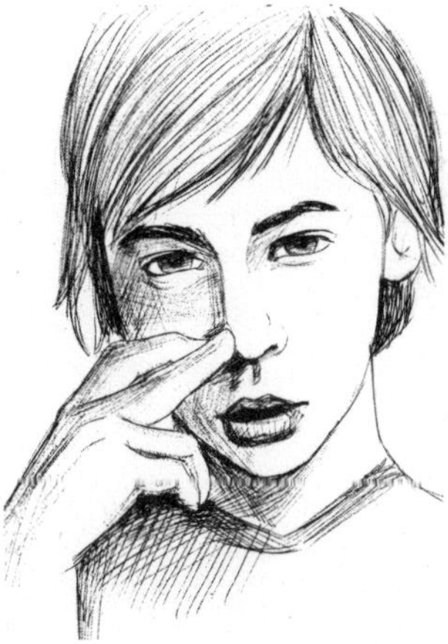

Saignement de nez

Vous avez pris un mauvais coup et vous saignez du nez ? Pas de panique, munissez-vous d'une compresse et courez dans votre cuisine. Coupez un citron en deux et pressez son jus sur le coton. Insérez-le dans votre narine et penchez la tête en arrière. Une fois que le sang ne coule plus, redressez-vous. Gardez la compresse imbibée dans votre narine encore une heure.

Crise de goutte

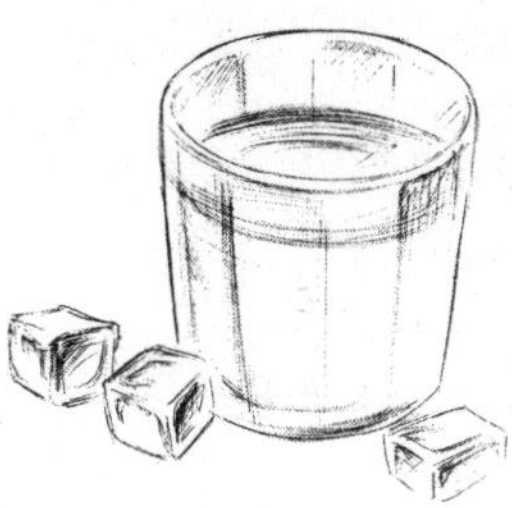

Grand-mère connaissait un remède efficace en cas de crise de goutte : une cure de jus de citron. Chaque fois qu'elle souffrait de ce mal, elle allait se procurer ce fruit magique. Faites de même : après chaque repas, buvez du jus de citron dilué dans un peu d'eau, chaude ou froide. L'acidité de l'agrume neutralisera l'acide urique responsable de votre douleur.

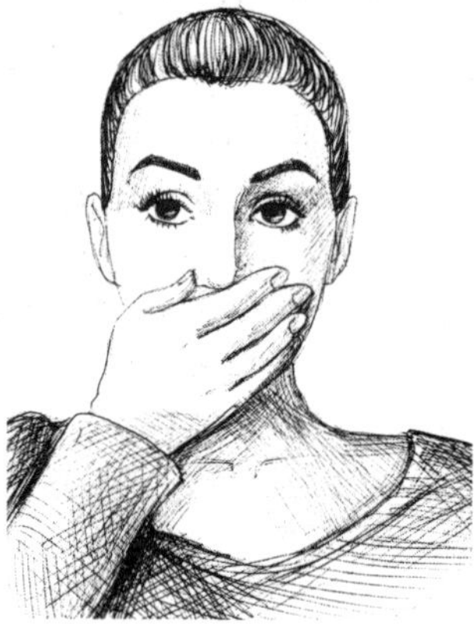

EXTINCTION DE VOIX

Vous avez trop crié, hier ? Aujourd'hui, vous vous réveillez avec la voix complètement cassée. Ne tardez pas à apaiser vos cordes vocales : à jeun, buvez un grand verre d'eau tiède additionnée de 1 cuillère à soupe de miel et du jus de 1 citron.

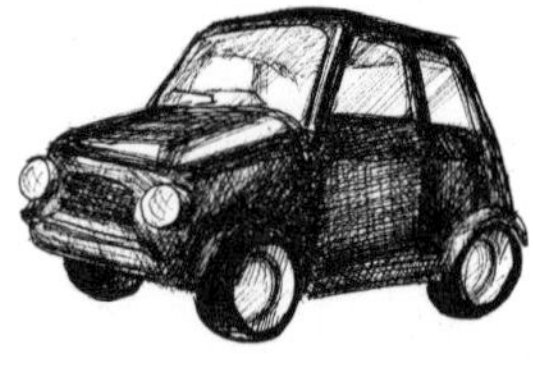

MAL DES TRANSPORTS

Si vous avez mal au cœur lorsque vous prenez les transports en commun, ayez toujours sur vous la potion anti-nausée de Grand-mère. Versez dans une fiole 30 gouttes d'huile essentielle de citron avec 2 cuillères à café de sucre roux en poudre. Dès que vous vous sentez mal, avalez une goutte de ce mélange.

CHASSER LES VARICES

Grand-mère évitait les marques causées par les varices avec de l'huile essentielle de citron. Elle en mélangeait 50 cl avec 10 gouttes d'huile végétale de calophylle, 30 gouttes d'huile essentielle de cyprès et 20 gouttes d'huile essentielle de géranium rosat. Tous les soirs, appliquez ce mélange sur les zones touchées.

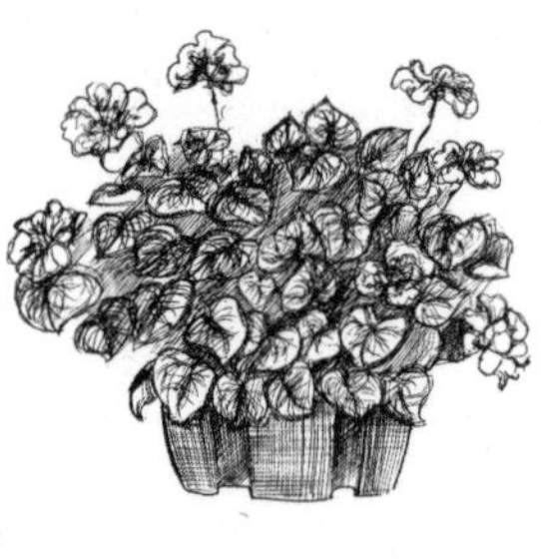

MAUVAISE CIRCULATION SANGUINE

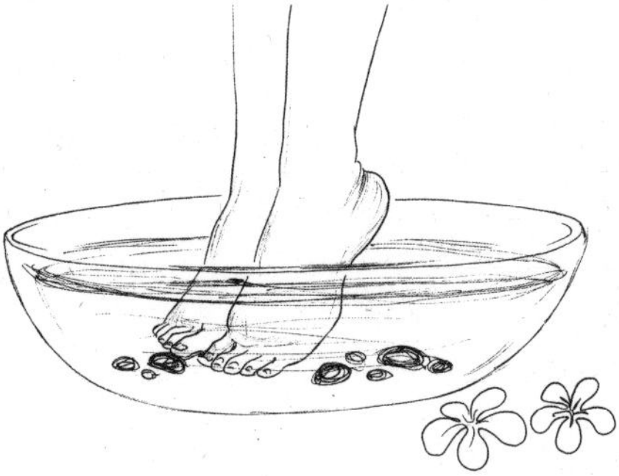

Vous avez les mains et les pieds qui changent de couleur sans raison particulière ? Vous devez certainement souffrir d'une mauvaise circulation sanguine. Pour combattre ce désagrément, mélangez 5 gouttes d'huile essentielle de citron, d'hélichryse et de lentisque pistachier, avec 10 gouttes d'huile d'amande douce. Diluez-en 5 gouttes dans une bassine d'eau. Trempez-y vos pieds et vos mains durant dix minutes.

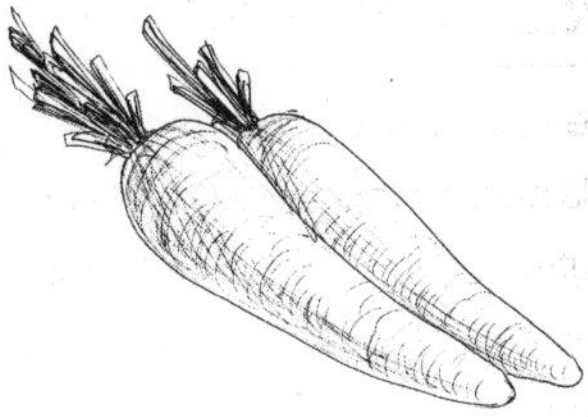

APAISER LES RHUMATISMES

Rien de mieux qu'un bon citron pour soulager les rhumatismes. Passez-en 2 à la centrifugeuse avec 2 carottes. Récupérez le jus et avalez. Si vous n'avez pas de centrifugeuse chez vous, pressez simplement les citrons dans du jus de carotte bio. C'est tout aussi radical.

COMBATTRE LA RÉTENTION D'EAU

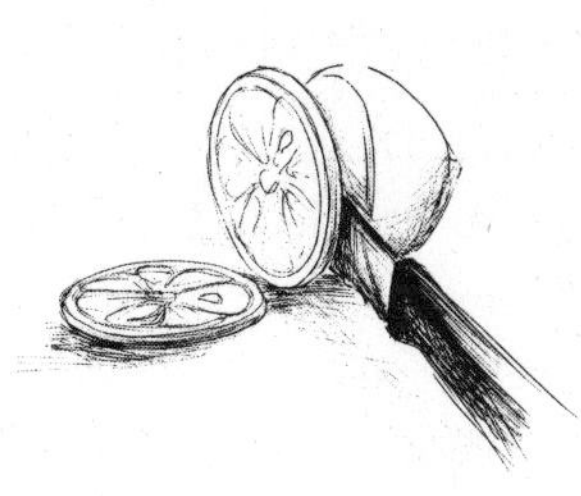

Vous souffrez de rétention d'eau ? Évitez naturellement ce désagrément grâce au citron. Buvez-en chaque matin, à jeun, avec un peu d'eau. Les propriétés diurétiques de cet agrume faciliteront la circulation du sang et régleront rapidement vos problèmes de rétention.

ÉVITER LE MAL DE MER

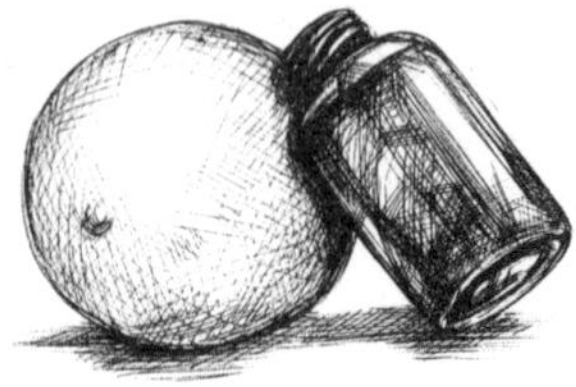

Faire du bateau, c'est plaisant, à condition de supporter les mouvements des vagues. Si vous ne savez pas comment vous allez réagir, prévoyez un remède contre le mal de mer. Dans un flacon, mélangez 5 gouttes d'huile essentielle de citron et 5 autres de menthe poivrée. Une fois à bord, si vous vous sentez nauséeux, absorbez 1 goutte de cette potion sur un petit sucre. Recommencez toutes les heures, si nécessaire.

SOS MAUVAISE HALEINE

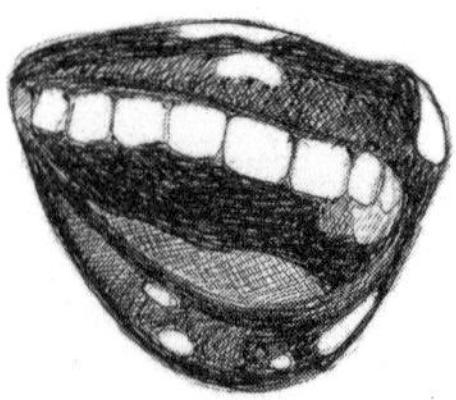

Votre bouche a tendance à exhaler une odeur désagréable, même après que vous vous êtes brossé les dents ? Grand-mère a la solution : elle vous suggère de mélanger 1 goutte d'huile essentielle de basilic avec 1 goutte d'huile essentielle de menthe poivrée et 4 gouttes d'huile essentielle de citron. Absorbez 2 gouttes de ce mélange avant chaque repas, sur un petit morceau de pain. Attention : sans avis médical, l'huile essentielle de basilic ne doit pas être utilisée pendant la grossesse ou l'allaitement, chez les nourrissons et les jeunes enfants, ni de façon prolongée. Idem pour l'huile essentielle de menthe poivrée, qui est à éviter surtout chez le jeune enfant.

COMBATTRE UNE GRIPPE

Mamie enrayait rapidement les maux grippaux grâce à son grog au citron. Voici son remède : mélangez le jus de 1 citron et 1 cuillère à soupe de miel liquide. Ajoutez de l'eau bouillante et avalez ce breuvage. Filez au lit et laissez agir les propriétés antiseptiques du citron. Le lendemain, renouvelez l'opération.

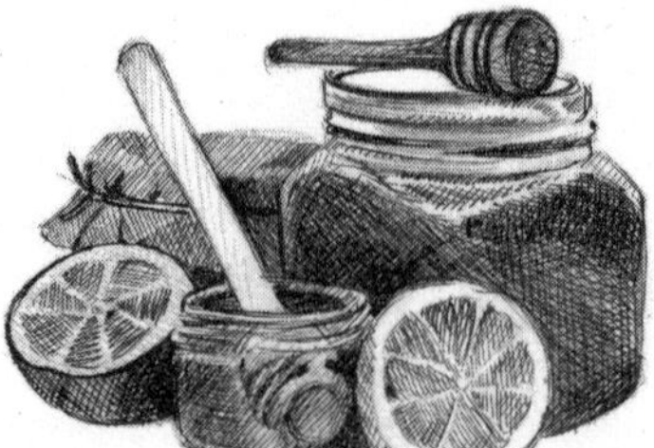

HALTE AUX CRISES DE FOIE

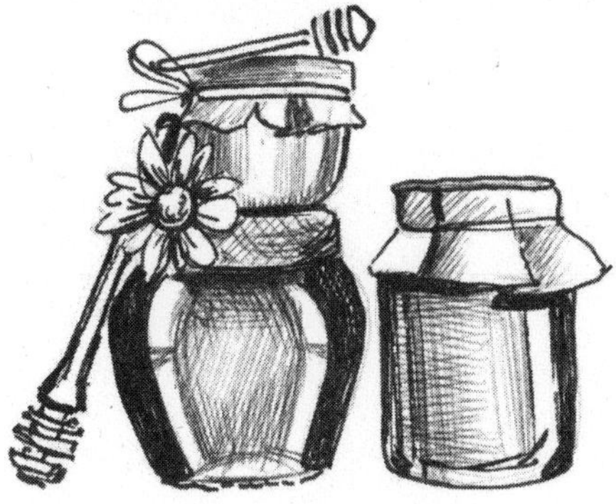

En cas de crise de foie, faites confiance au romarin pour vous soulager. Faites bouillir 1 poignée de feuilles de romarin avec 1 goutte d'huile essentielle de citron et 1 cuillère à café de miel d'acacia. Filtrez et buvez cette préparation dès que vous vous sentez barbouillé. Si vous avez un repas copieux dans la journée, vous pouvez en avaler en prévention le matin, à jeun.

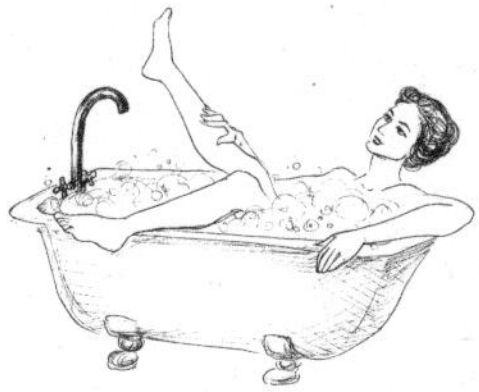

MASSAGE REVITALISANT

Voici un remède revigorant de Grand-mère qui vous aidera à rester en forme toute l'année : dans une fiole, mélangez 10 gouttes d'huile essentielle de citron et 8 gouttes de thym à thujanol. Ajoutez 1 cuillère à soupe de cette préparation à l'eau de votre bain et plongez-y durant quinze minutes.

RENFORCER LE SYSTÈME IMMUNITAIRE

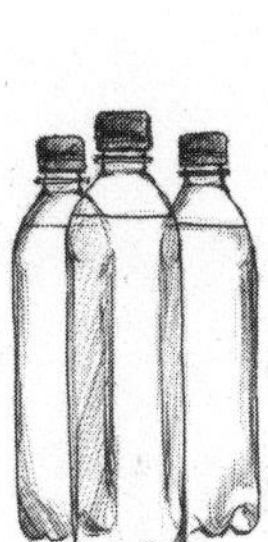

Votre système immunitaire a des faiblesses ? Vous avez beau faire attention, vous attrapez le moindre virus qui passe. Retrouvez votre forme naturellement avec une cure de jus de citron. Pendant trois semaines, buvez-en tous les matins à jeun avec un peu d'eau chaude et 1 cuillère à café de sucre.

STOP AUX ÉPIDÉMIES HIVERNALES

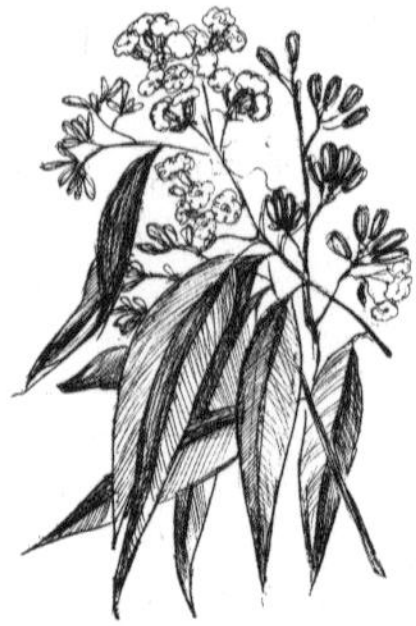

En hiver, c'est bien connu : tout le monde est malade. Pourquoi ? La plupart des microbes se propagent dans l'air. Afin d'éviter d'attraper tout ce qui passe, purifiez votre environnement. Pour cela, diffusez un mélange contenant la même quantité d'huile essentielle de citron, d'huile essentielle de ravintsara et d'huile essentielle d'eucalyptus.

ACTIVER LA CIRCULATION DU SANG

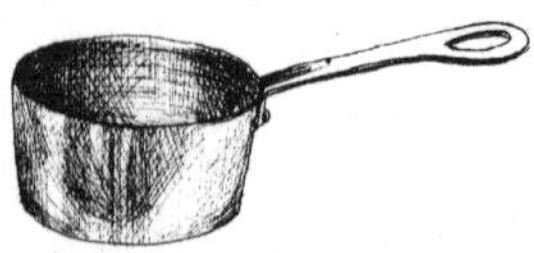

Il est possible d'aider son organisme à favoriser la circulation du sang. Comment ? Simplement en préparant une infusion à base d'huile essentielle de citron. Mélangez-en 2 gouttes avec 2 feuilles de vignes rouges et 1 cuillère à café de miel dans 1 litre d'eau. Portez à ébullition puis filtrez. Buvez cette potion tout au long de la journée.

UN BAIN DRAINANT

En cas de mauvaise circulation sanguine, Mamie se préparait un bain drainant. Dans 10 cl de base neutre de bain, elle diluait 10 gouttes d'huile essentielle de citron avec 5 gouttes de cyprès. Elle ajoutait 1 cuillère à soupe de ce mélange à l'eau de son bain. Dix minutes plus tard, non seulement elle se sentait plus tonique, mais elle était parfaitement détendue.

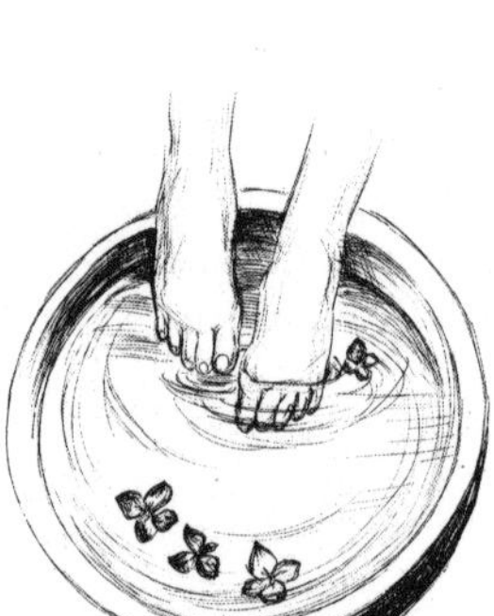

ÉVITER LES BOSSES

Personne n'est à l'abri d'un mauvais coup. Il suffit d'un moment d'inattention pour se cogner le pied, le coude, la main… Rien de grave, certes, mais vous vous retrouvez avec une belle bosse. Ne lui laissez pas le temps de se former : mettez des compresses imbibées de jus de citron 5 minutes au réfrigérateur, puis apposez-les sur la partie du corps meurtrie. Attention : ne pas appliquer sur une plaie ouverte !

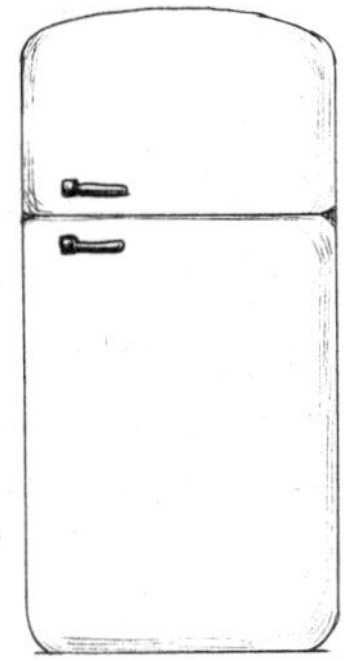

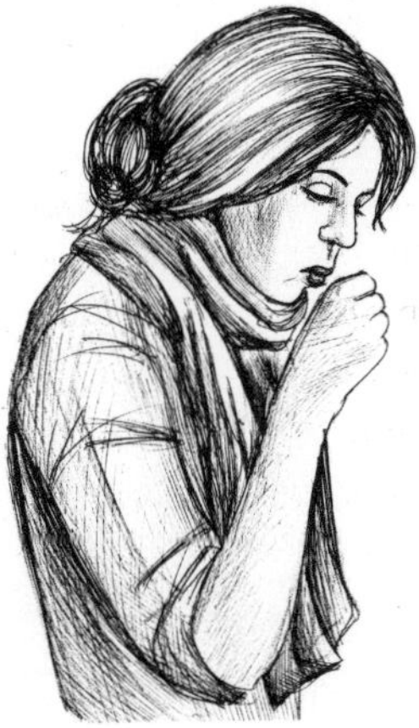

CRISES DE TOUX

Vous avez mal à la gorge et ne cessez de tousser ? N'attendez pas que cela empire ! Préparez ce remède : mélangez 20 grammes de citron et de miel à 1 litre d'eau. Buvez 3 verres de cette préparation pendant 2 jours, puis réduisez les prises à 1 verre les jours suivants. Cela devrait vite vous soulager.

COMBATTRE LE STRESS

Lorsque vous êtes stressé, vous ressentez une forte boule au ventre ? Faites-la disparaître à l'aide d'une potion relaxante. Dans une tasse d'eau chaude, diluez 8 gouttes d'huile essentielle de citron, puis absorbez ce mélange.

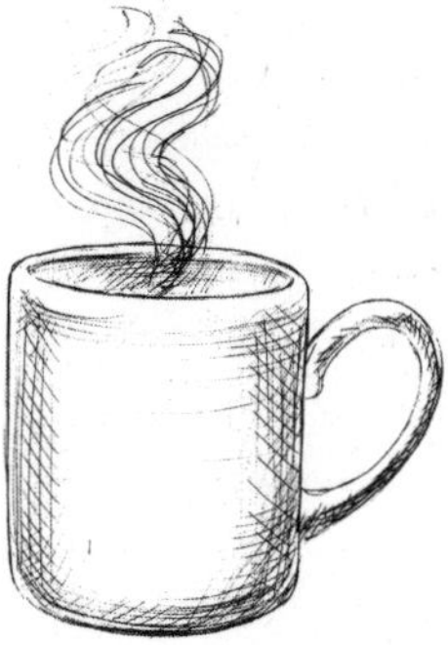

Le bicarbonate

Le bicarbonate de soude

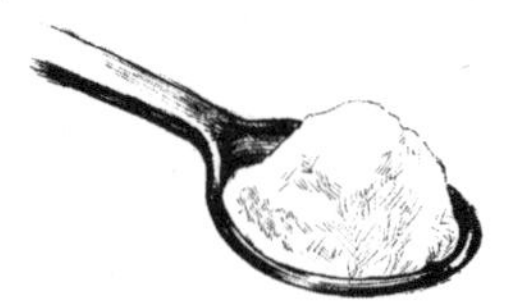

Belges et Québécois lui ont trouvé de bien plus jolis noms : ils l'ont baptisé respectivement sel de Vichy et petite vache. Les Français lui ont conservé son nom scientifique, mais cela ne les a pas empêchés d'exploiter ses grandes qualités.

Le bicarbonate est un produit bon marché qui blanchit, décolle la saleté et désodorise en même temps. Il assainit cuisines et salles de bains, en redonnant de l'éclat aux vasques et aux appareils électroménagers. On l'ajoute à la lessive pour laver « plus blanc que blanc » et adoucir le linge. On peut l'employer en pâtisserie pour faire lever les gâteaux. C'est aussi un produit à glisser dans toutes les pharmacies car il est antiacide. Il aide à faire passer les brûlures d'estomac, un repas trop copieux, les nausées et les écœurements de la femme enceinte. Il entretient la blancheur de l'émail des dents et la fraîcheur de l'haleine. Le bicarbonate est un produit naturel, il peut donc être ingéré sans souci. Son utilisation dans le domaine de la santé ne peut être que ponctuelle ; il est donc déconseillé d'employer le bicarbonate pour calmer des aigreurs d'estomac chroniques qui appellent une prise en charge par un médecin. Le bicarbonate de soude s'emploie aussi au jardin, comme fongicide naturel : on le dilue dans un peu d'eau, on ajoute du savon liquide et on vaporise le tout sur le feuillage des plantes, qui retrouve dans le même temps une belle couleur.

Du bicarbonate périmé ?

Vous voulez savoir si votre bicarbonate est encore bon ? Prenez-en une pincée et versez dessus quelques gouttes de vinaigre blanc. Si le mélange fait des bulles, vous pouvez l'utiliser.

Conservation

Le bicarbonate ne peut être utilisé plusieurs fois : s'il a déjà servi, il perd toutes ses propriétés. Un paquet ouvert se conserve pendant un an. Gardez-le à l'abri de l'humidité.

Où le trouver ?

On peut se procurer du bicarbonate de soude en pharmacies, dans les magasins de bricolage et dans les grandes surfaces, où il voisine avec le sel, mais aussi avec les produits d'entretien. Le bicarbonate peut être vendu à des fins « techniques » ou « alimentaires ». Si vous achetez le produit dans une pharmacie, la question ne se pose pas. Pour le reste, les deux produits sont a priori identiques. Afin d'avoir toujours sous la main le bicarbonate de soude dont vous avez besoin, nous vous conseillons d'acheter la poudre alimentaire : aucun risque avec celui-ci de se tromper.

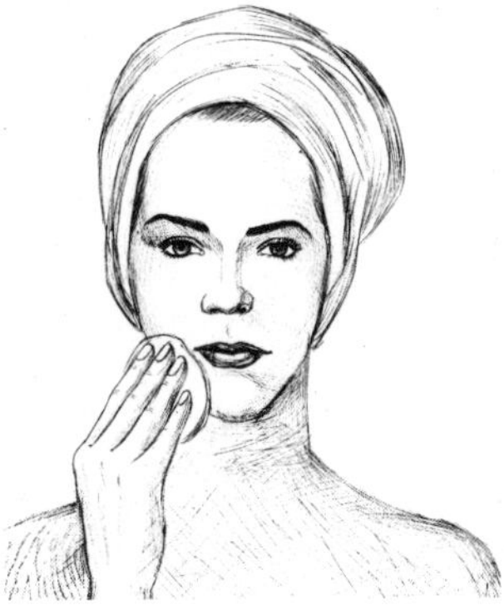

LOTION POUR LES BOUTONS

Les boutons arrivent sans prévenir... mais comment les faire partir ? Préparez cette lotion : mélangez 1 cuillère à café de chlorure de magnésium, 1 cuillère à café de bicarbonate de soude et un peu d'eau florale. Appliquez-la tous les jours sur vos boutons.

SOULAGER LES APHTES

Les aphtes ont le chic pour gâcher votre quotidien en irritant votre bouche dès que vous mangez ? Remédiez à ce petit désagrément en recourant à ce remède : mélangez le jus de 2 citrons avec 1 cuillère à café de bicarbonate de soude. Imbibez un coton-tige avec cette mixture et passez-le sur vos aphtes. Poursuivez en faisant des bains de bouche avec le reste de la mixture.

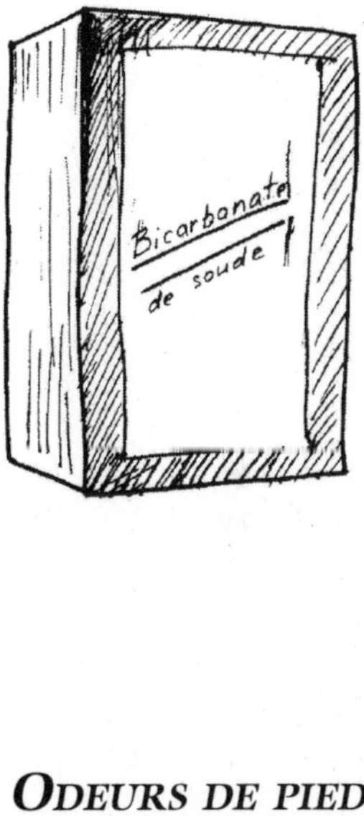

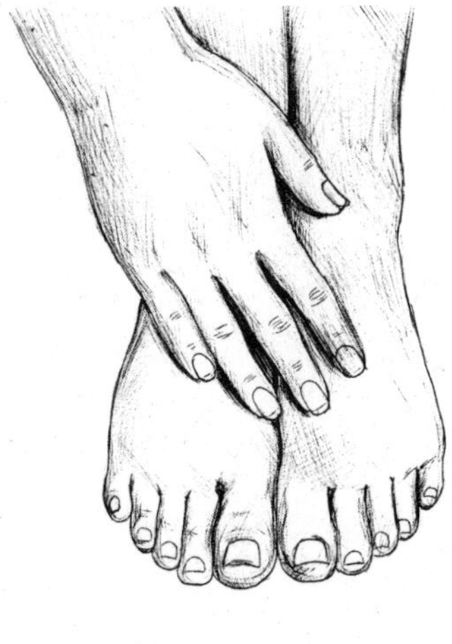

ODEURS DE PIEDS

Les pieds, lorsqu'ils sont trop longtemps confinés, dégagent des mauvaises odeurs. Grand-mère évitait ce désagrément en les saupoudrant de bicarbonate de soude avant d'enfiler ses chaussures. Même après une longue journée de marche sous la chaleur, ses pieds restaient ainsi frais et sans odeur !

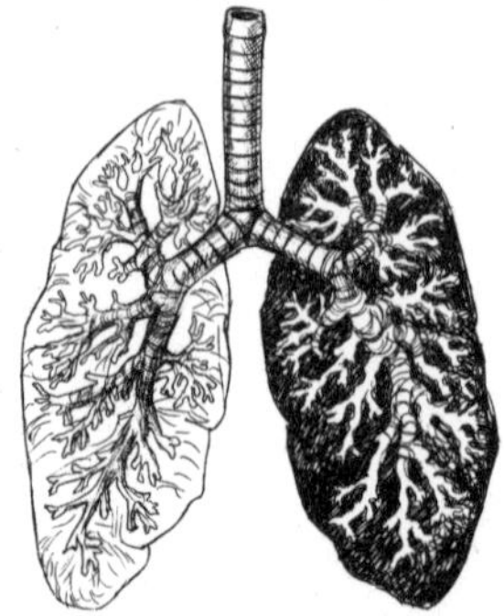

DÉGAGER LES BRONCHES

En cas de bronches encombrées, faites-vous une inhalation au bicarbonate de soude. Si vous n'avez pas d'appareil, portez une casserole à ébullition puis diluez 4 cuillères à café de bicarbonate avec 5 gouttes d'huile essentielle d'eucalyptus. Penchez-vous au-dessus avec une serviette sur la tête. Humez : vos bronches seront dégagées !

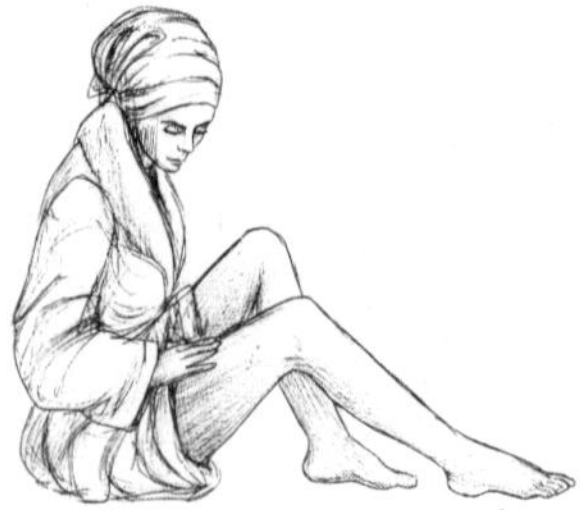

POILS INCARNÉS

Quoi que vous fassiez, vos poils poussent sous la peau. Résultat : vos jambes sont marquées et jamais nettes. Grand-mère a le remède miracle qu'il vous faut : humidifiez un coton d'eau tiède, puis saupoudrez-le de bicarbonate de soude. Tapotez délicatement les zones où les poils sont incarnés. Restez 2 minutes sur chaque zone. Petit à petit votre peau va s'assouplir et vos jambes seront enfin parfaites !

SOIGNER LES AMPOULES

Rien de mieux que le bicarbonate de soude pour faire disparaître les ampoules. Mélangez-en 3 cuillères à soupe avec 1 grosse cuillère d'eau jusqu'à obtenir un mélange homogène. Déposez votre mixture sur les zones touchées et couvrez avec un pansement. Laissez agir toute une nuit. Renouvelez l'opération autant de fois que nécessaire.

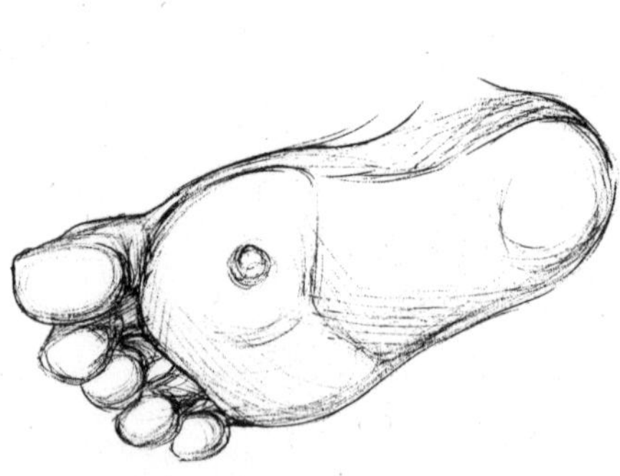

Démangeaisons du cuir chevelu

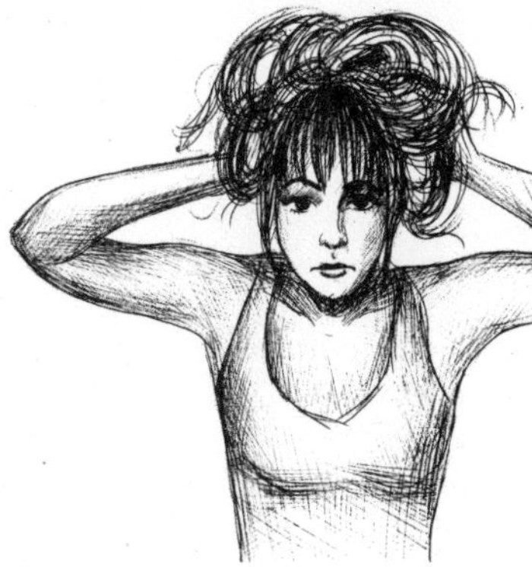

Certains cuirs chevelus sont plus sensibles que d'autres. Les shampooings les irritent et ils finissent par s'assécher. Résultat : votre tête vous démange. Apaisez votre cuir chevelu avec un peu de bicarbonate de soude. Rajoutez-en 1 cuillère à café dans le shampooing que vous utilisez régulièrement. Dès que le mal est enrayé, utilisez 1 shampooing classique pour cheveux sensibles.

Prévenir les mycoses

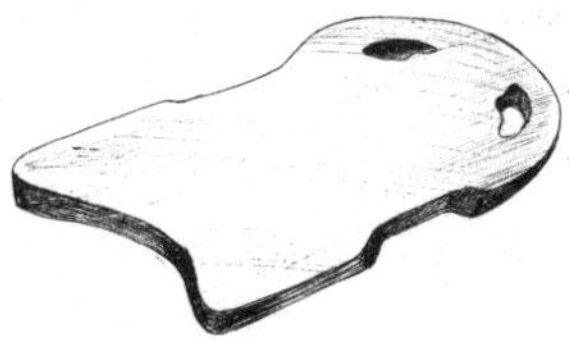

Vous adorez aller à la piscine ? Certes, c'est très bon pour la santé, mais un peu moins pour vos pieds si vous attrapez sans cesse des mycoses ! Mamie ne se privait pas d'un bon plongeon à cause de ce vilain désagrément. Elle se soignait rapidement avec du bicarbonate de soude. Diluez-en 2 cuillères à café dans une petite bouteille et rincez-vous avec ce mélange après chaque séance.

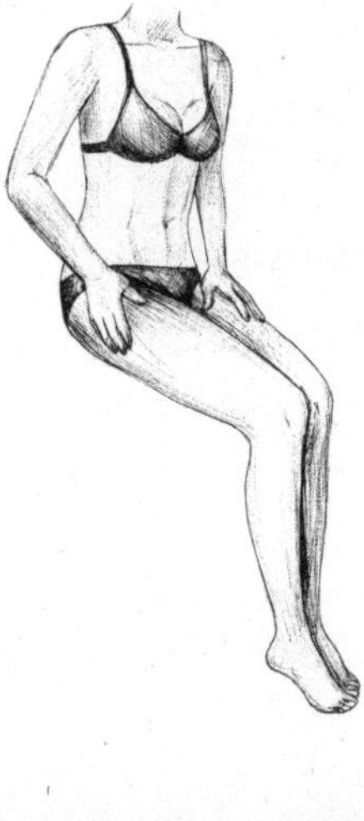

Un remède contre l'eczéma

Si votre enfant souffre d'eczéma, Mamie a un remède ancestral qui le soulagera rapidement. Préparez-lui un bon bain bicarbonaté. Faites couler de l'eau chaude et versez 1 cuillère à café de bicarbonate de soude par litre d'eau. Laissez votre petit au moins 25 minutes. Terminez en appliquant une huile hydratante neutre pour ne pas irriter sa peau.

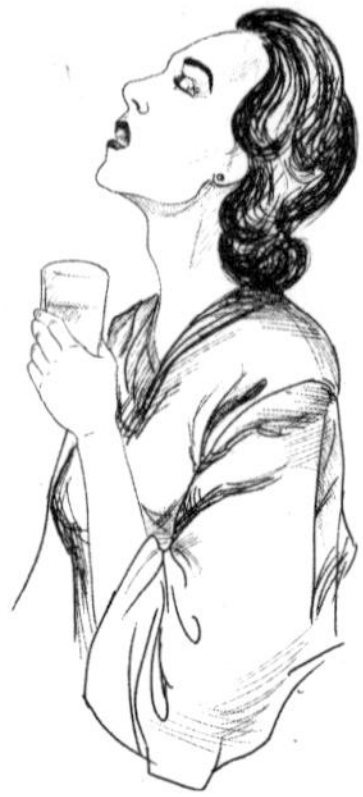

GARGARISME CONTRE LE MAL DE GORGE

Pour les maux de gorge très prononcés, optez pour un gargarisme au bicarbonate de soude. Rincez-vous plusieurs fois la gorge avec de l'eau tiède additionnée de 2 cuillères à café de cet ingrédient magique. Laissez agir au moins 5 bonnes minutes dans votre bouche.

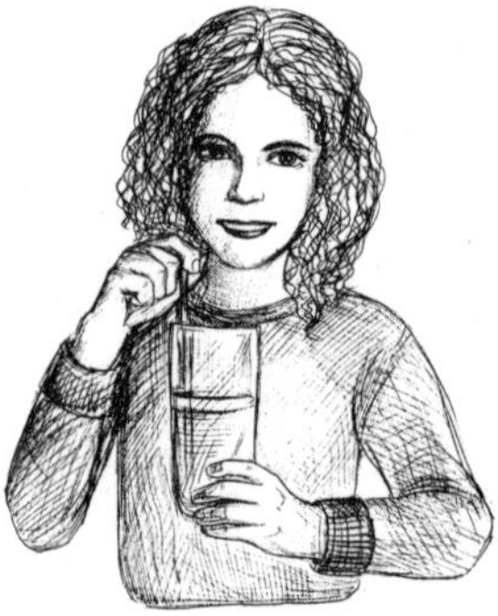

MAUX DE GORGE

L'arrivée du froid annonce souvent le début des maux de gorge. Le matin au réveil, buvez 1 grand verre d'eau additionné de 1 cuillère à café de bicarbonate de soude et du jus de 1/2 citron. Le soulagement sera immédiat. Renouvelez si nécessaire et consultez votre médecin si cela ne passe pas.

DIGESTION DIFFICILE

Lendemains de fête difficiles ? Soulagez naturellement votre estomac grâce au bicarbonate de soude. Durant 24 heures, buvez de l'eau bicarbonatée (2 cuillères à soupe pour 1 litre d'eau). Le lendemain, continuez en ingurgitant des aliments neutres comme le riz complet et les yaourts nature.

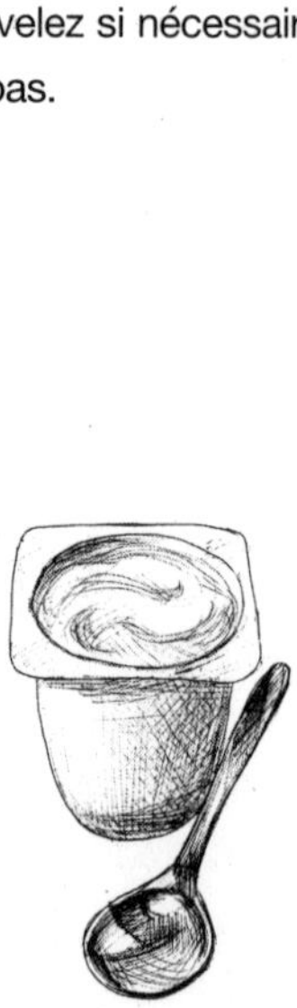

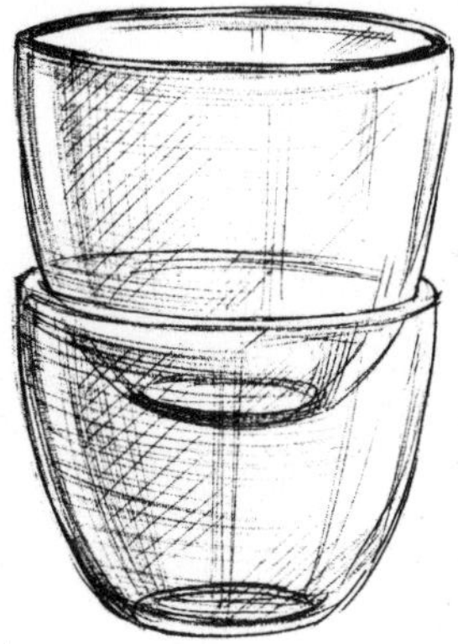

SUS AUX DURILLONS

En cas d'apparition de durillons sur vos pieds, confectionnez-vous une crème émolliente à base de bicarbonate de soude. Dans un bol, diluez 2 verres d'eau pour 6 verres de bicarbonate de soude. Mélangez : une pâte épaisse doit se former. Appliquez sur la zone touchée et laissez sécher.

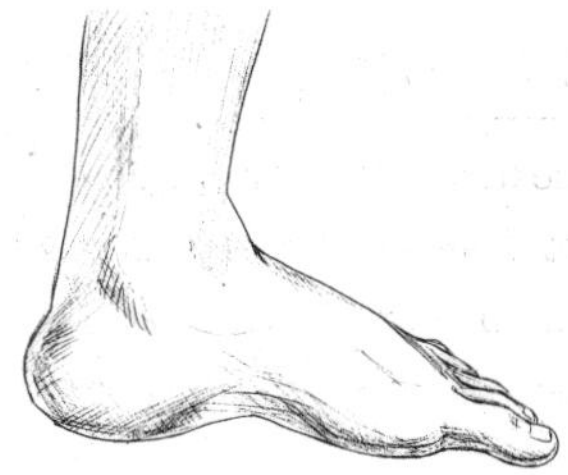

EN FINIR AVEC LES CORS

Les cors s'en iront rapidement avec les secrets médicinaux de Grand-mère. Mélangez 3 verres de bicarbonate de soude avec 1 verre d'eau jusqu'à l'obtention d'une pâte un peu épaisse. Appliquez-en sur les cors et laissez sécher à l'air libre. Renouvelez le soin jusqu'à leur complète disparition.

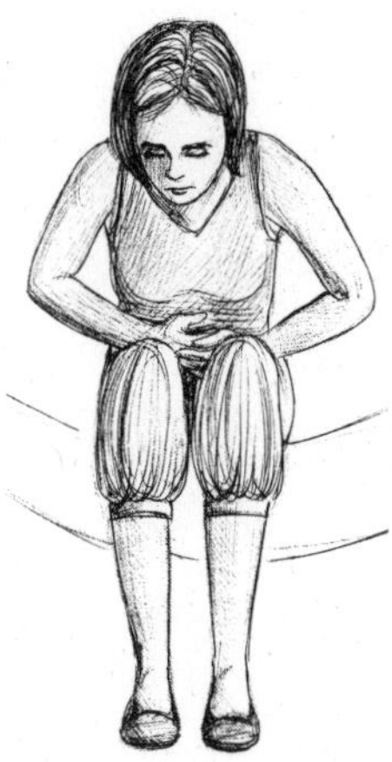

SUS AUX REMONTÉES ACIDES

En cas de reflux acides ponctuels, buvez de l'eau bicarbonatée. À raison de 1 cuillère à café dans un grand verre d'eau dès que vous vous sentez mal, le reflux devrait vite être enrayé. Toutefois, si le problème persiste, consultez rapidement un médecin.

SUS AUX DÉMANGEAISONS

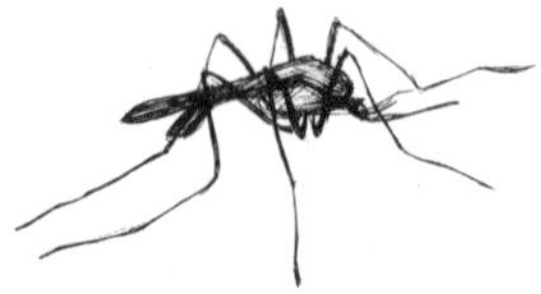

Zzz, un moustique s'est régalé toute la nuit sur votre bras ? Le lendemain, vous n'avez qu'une envie : gratter les zones piquées. Soulagez-vous en préparant le remède ancestral de Grand-mère. Versez 1 volume d'eau pour 3 volumes de bicarbonate de soude dans un bol jusqu'à l'obtention d'une pâte homogène. Appliquez sur la peau, laissez sécher puis rincez.

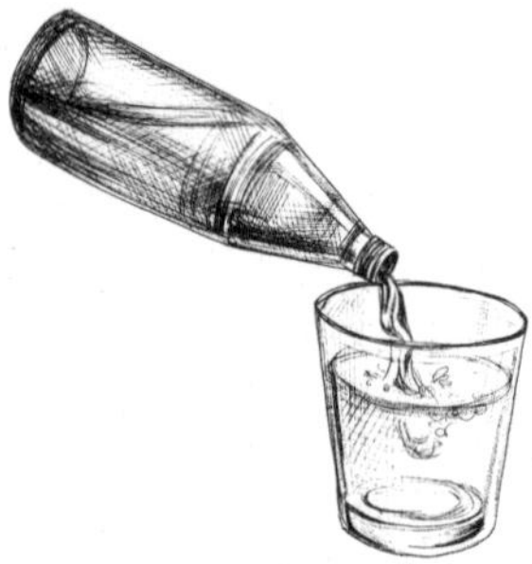

APAISER LES APHTES

Les aphtes sont de petites ulcérations de la muqueuse buccale. Grand-mère les chassait en rinçant intégralement sa bouche avec du bicarbonate de soude. Dans 1 verre d'eau, diluez-en 1 cuillère à café, prenez une gorgée de cette solution et laissez agir 5 minutes dans la bouche. Crachez et renouvelez l'opération 2 fois.

SALSIFIS AMERS

Les salsifis peuvent rebuter plus d'un palais, particulièrement celui des enfants. Si vous tenez à en faire manger à votre petit, rajoutez 1 pincée de bicarbonate de soude à son assiette. Cela adoucira le goût de son plat. Qui sait, votre enfant voudra peut-être même se resservir !

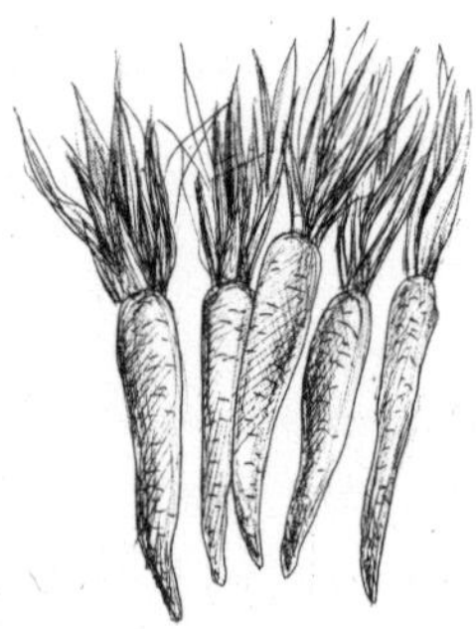

UN KIWI FADE

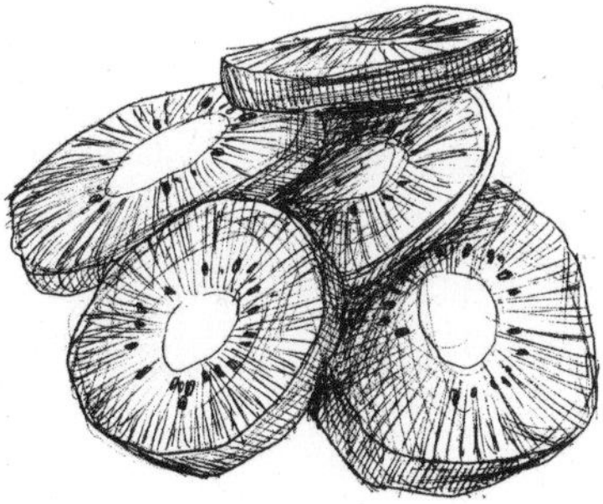

En hiver, tous les matins, Grand-mère mangeait un petit kiwi. Lorsqu'elle tombait sur un fruit sans goût, elle ne manquait pas de le saupoudrer de 1 pincée de bicarbonate de soude. Non seulement elle rehaussait ainsi sa saveur, mais en plus elle le rendait plus tendre.

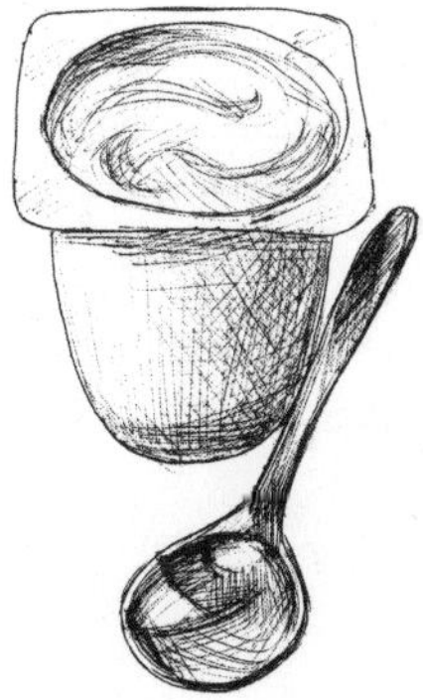

YAOURT SANS SUCRE

Si vous essayez de limiter le sucre dans votre alimentation, commencez par ne plus sucrer vos yaourts nature. À la place, faites comme Grand-mère, ajoutez 1 cuillère à café de bicarbonate de soude. Il donnera un goût acidulé à vos produits laitiers en vous évitant les calories !

DES MUFFINS BIEN GONFLÉS

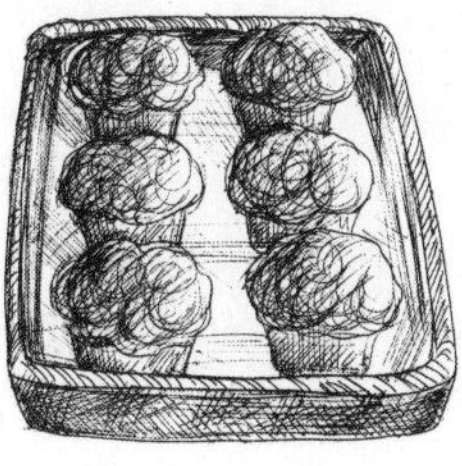

Les muffins de Mamie sont toujours joliment gonflés, avec une garniture bien répartie. Son astuce : le bicarbonate de soude. Lorsqu'elle préparait sa pâte, elle ajoutait 2 cuillères à café de bicarbonate de soude. Elle poursuivait sa recette tout en laissant agir cet ingrédient miracle. Résultat : elle obtenait à chaque fois des gâteaux bien gonflés avec une pâte aérée.

UN TIRAMISU RÉUSSI

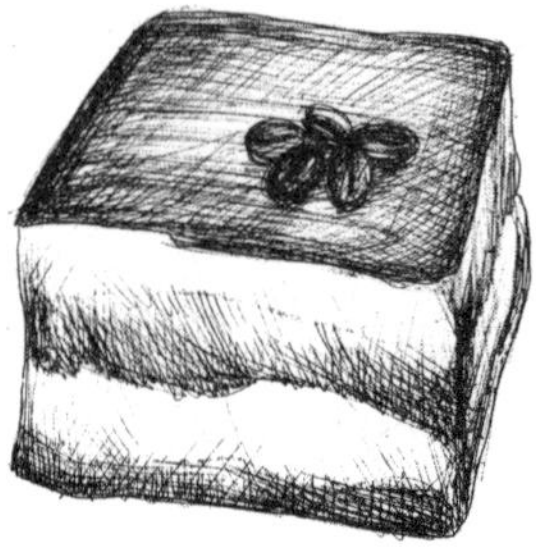

Grand-mère avait son petit secret pour rendre la crème au mascarpone du tiramisu onctueuse. Elle rajoutait une petite pincée de bicarbonate de soude à sa préparation. L'air de rien, cet ajout aérera la crème et permettra d'éviter les grumeaux. En prime, elle rend le tout encore plus léger à digérer !

UN GRAVIER BLANC

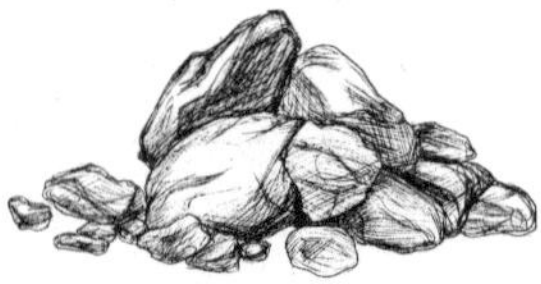

Vous avez choisi du gravier blanc pour votre allée ? C'est de très bon goût, sauf qu'à la longue, ce dernier a tendance à noircir. Pour le garder le plus blanc possible, pensez à le nettoyer avec du bicarbonate de soude. Une fois par semaine, jetez un seau d'eau additionnée de 4 grosses cuillères à soupe de bicarbonate.

POT EN FER FORGÉ

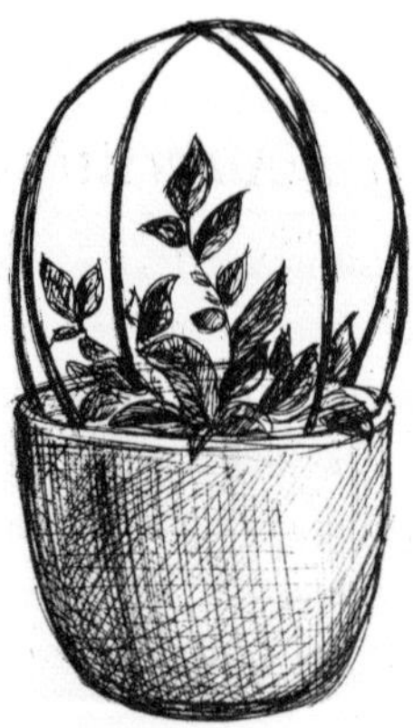

Vos pots en fer forgé ont tendance à rouiller ? Même en frottant, rien n'y fait : la rouille ne veut partir. Mamie à la solution : commencez par vous procurer une herbe sèche. Humidifiez-la, puis ajoutez-y du bicarbonate de soude. Frottez vos pots avec cette herbe.

UN GAZON PARFAIT

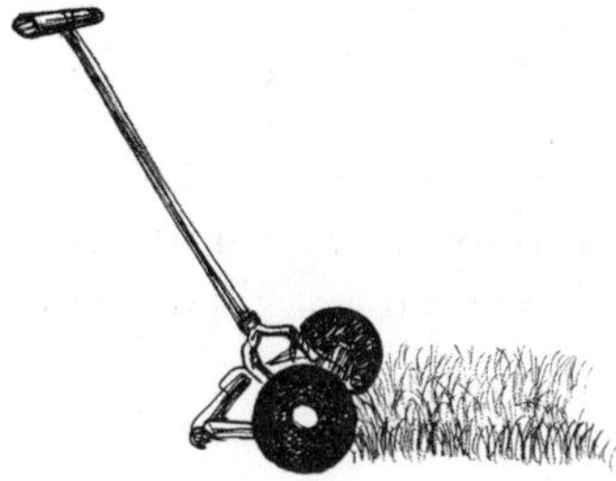

Grand-mère connaissait l'ingrédient miracle pour entretenir son gazon : le bicarbonate de soude. Dans un petit pulvérisateur, elle en diluait 3 cuillères à café avec un peu d'eau, puis elle humidifiait sa pelouse avec ce mélange au moins 1 fois par mois.

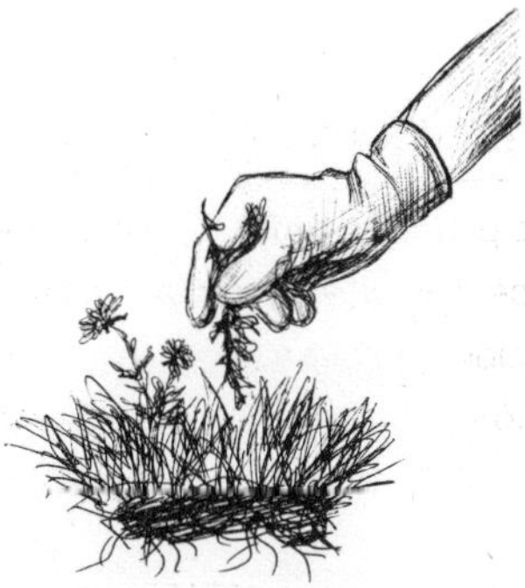

DÉSHERBANT ÉCOLO

Vous n'avez pas besoin de produits chimiques pour éradiquer les mauvaises herbes. Avec Mamie, le bicarbonate de soude est tout aussi efficace et 100 % naturel en prime ! Diluez-en 60 g dans 1 litre d'eau, puis désherbez vos allées. Renouvelez l'opération après la pluie, vous éviterez ainsi les mauvaises pousses.

HALTE AUX FOURMIS

Les fourmis adorent faire leur logis dans vos pots de fleurs ? Mettez un peu de bicarbonate de soude dans leur environnement. Cela perturbera leurs phéromones. Elles ne pourront plus communiquer entre elles et iront trouver d'elles-mêmes un autre lieu d'habitation. Vous serez débarrassé de ces envahisseurs une bonne fois pour toutes.

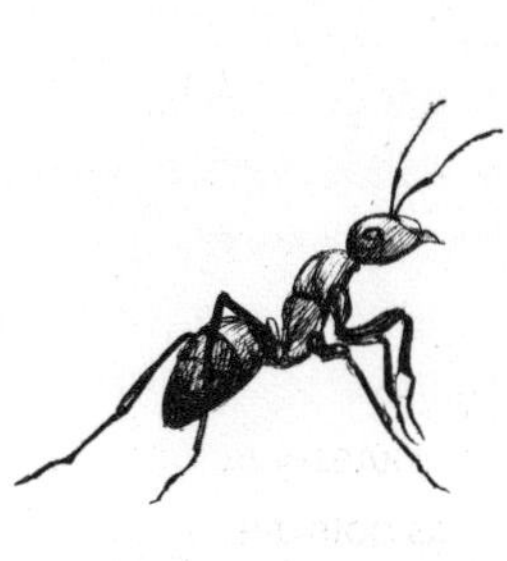

DE MAGNIFIQUES ROSIERS

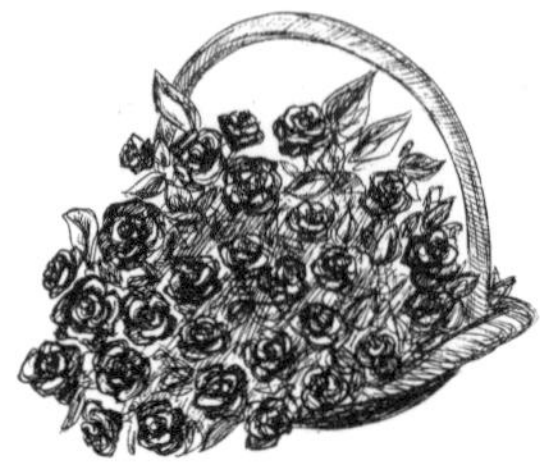

Luttez efficacement contre les moisissures qui attaquent vos rosiers avec le bicarbonate de soude. Pulvérisez de l'eau bicarbonatée sur les feuilles à traiter. Comptez 1 cuillère à café pour 1 verre d'eau. Répétez l'opération 1 fois par semaine environ pendant 1 mois. Faites de même tous les lendemains de pluie.

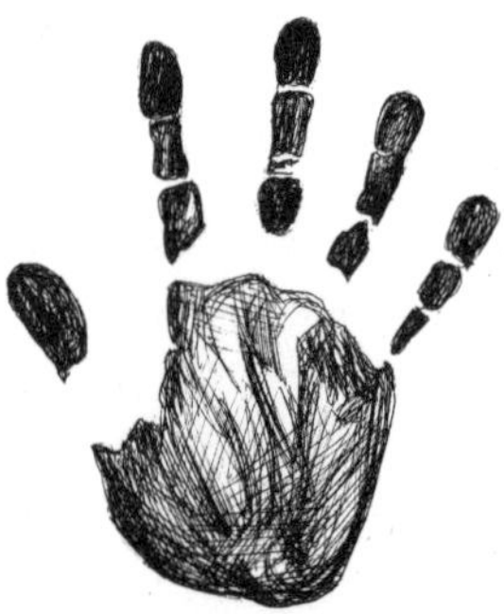

MAINS MOITES

Si vous avez tendance à avoir les mains moites dès que vous êtes stressé, optez pour le bicarbonate de soude. Gardez-en toujours un petit flacon sur vous et, dès que vos mains commencent à transpirer, saupoudrez-les. Un petit réflexe à avoir, surtout le jour d'un entretien d'embauche ou d'un rendez-vous galant.

BOUTONS FESSIERS

Les frottements des jeans provoquent souvent des boutons sur les fesses. Pour retrouver une peau douce et lisse, optez pour le bicarbonate de soude. Mélangez-en 4 cuillères à soupe dans 1 bol d'eau chaude. Rajoutez du gros sel afin de former une pâte granuleuse. Appliquez ce mélange sur votre peau et frottez en faisant des cercles. Renouvelez le soin 2 fois par semaine.

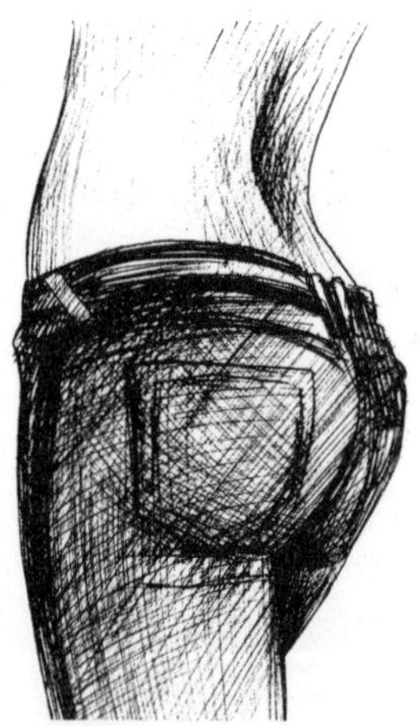

POINTES SÈCHES

Malgré des soins répétés, vos pointes de cheveux ressemblent à de la paille ? Préparez-vous une huile hydratante : faites macérer 5 cuillères à café de bicarbonate de soude avec des bâtons de cannelle dans de l'alcool à 70° pendant 1 semaine. Après chaque shampooing, utilisez cette lotion en friction. Vos cheveux retrouveront toute leur douceur.

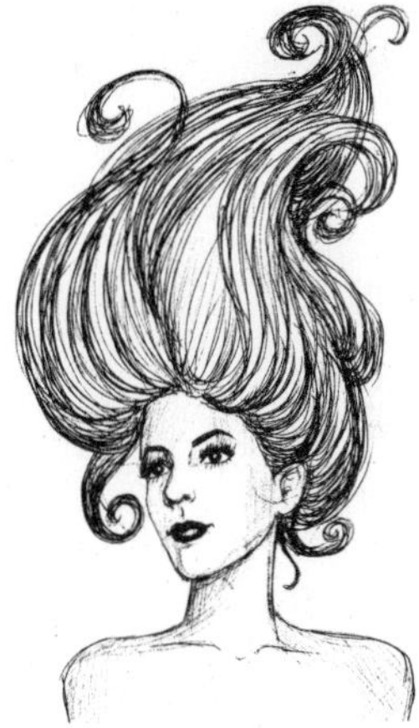

PAMPLEMOUSSE TROP ACIDE

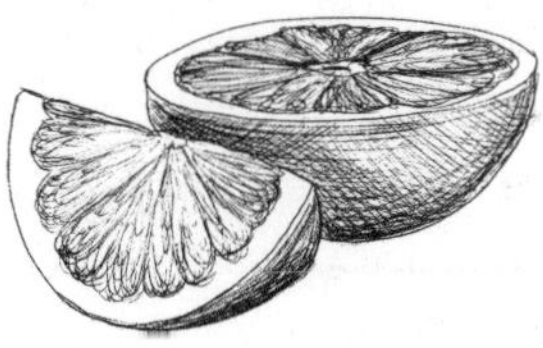

Le pamplemousse est très bon pour l'organisme. Il serait dommage de s'en priver. Si vous n'aimez pas son goût amer, jetez-lui une pincée de bicarbonate de soude. Il prendra une saveur acidulée qui ravira les palais amateurs de sucré.

REDONNER DU GOÛT AU MELON

Les melons sont toujours difficiles à choisir. Ce n'est qu'une fois ouvert que vous vous rendez compte du goût de celui-ci. Il arrive que certains melons soient très fades. Rehaussez simplement leur saveur en saupoudrant une pincée de bicarbonate de soude. Vous pouvez faire de même pour la pastèque.

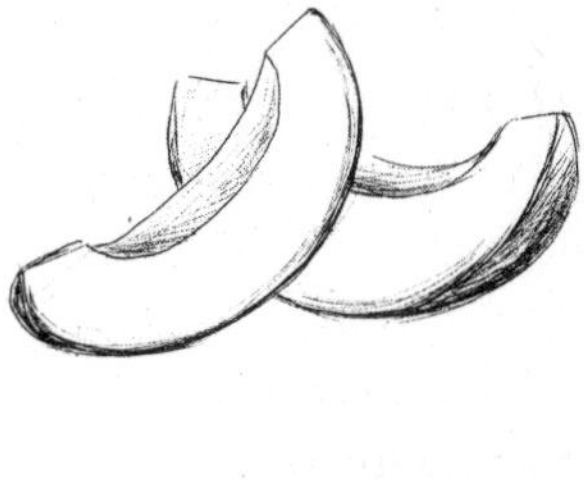

NETTOYER SON WOK

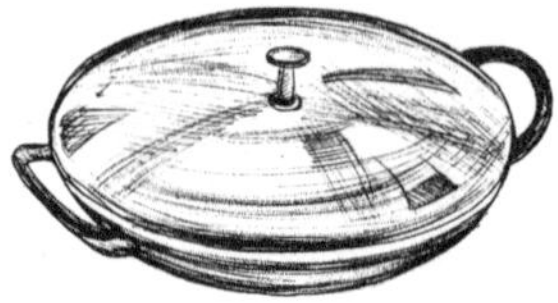

Versez dans votre wok sale et bien gras 2 cm d'eau et diluez-y 1 cuillère à soupe de bicarbonate de soude. Mettez à chauffer le récipient jusqu'à ébullition. Après refroidissement, vous arriverez sans difficulté aucune à retirer la pellicule collée au fond du wok. Lavez ensuite normalement et rincez.

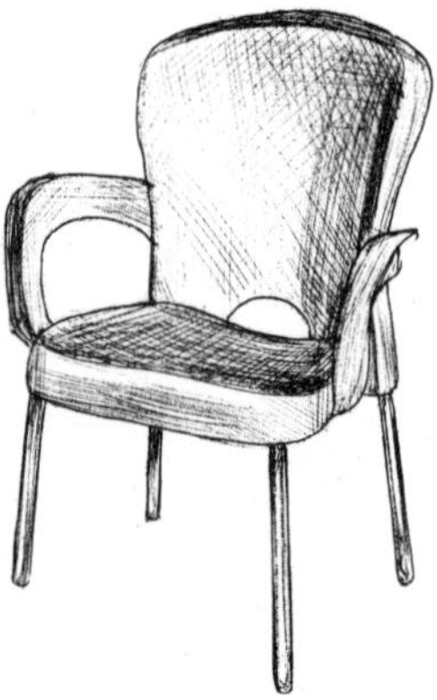

ENTRETIEN DES MEUBLES EN PLASTIQUE

Vous possédez des meubles en plastique ? Qu'ils soient blancs ou de couleur, ils ternissent inévitablement avec le temps et l'usure et se couvrent de traces indélébiles. Pas pour Mamie ! Elle les éliminait avec du bicarbonate de soude et ravivait ainsi la couleur de ses meubles. Diluez 2 cuillères à soupe de bicarbonate de soude dans 1 litre d'eau et frottez !

BRÛLEURS DE CUISINIÈRE

Les brûleurs d'une cuisinière à gaz finissent le plus souvent teintés de noir. Préparez un mélange de bicarbonate de soude et d'eau, à parts égales. Une fois la solution bien remuée, imprégnez-en une éponge et frottez-les avec. Les traces noires devraient succomber. Rincez à l'eau claire et essuyez avec un chiffon sec.

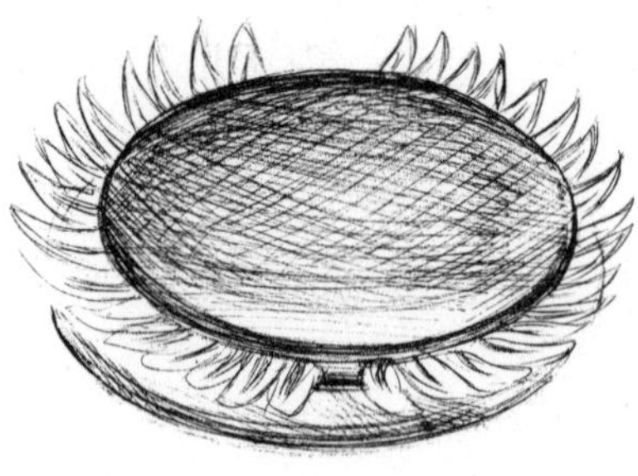

CONTRE LES MITES

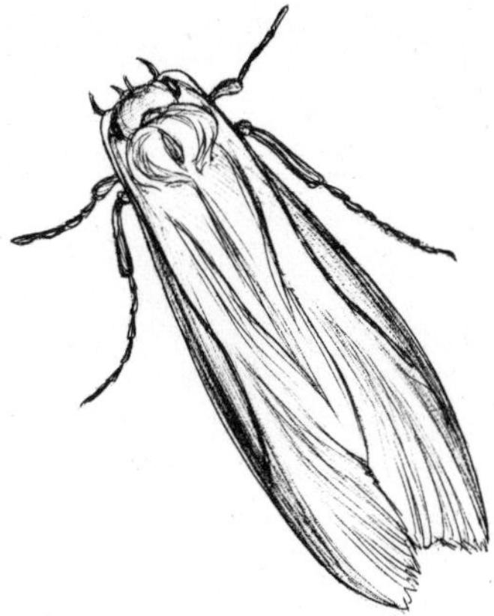

Le bicarbonate de soude ne pourra rien contre ces vilaines bêtes. En revanche, il viendra compléter l'effet de la naphtaline qui, elle, viendra à bout des mites. Se plaçant particulièrement dans vos placards, la naphtaline dégage une très forte odeur peu agréable. Accompagnez-la d'un peu de bicarbonate de soude qui va agir comme désodorisant.

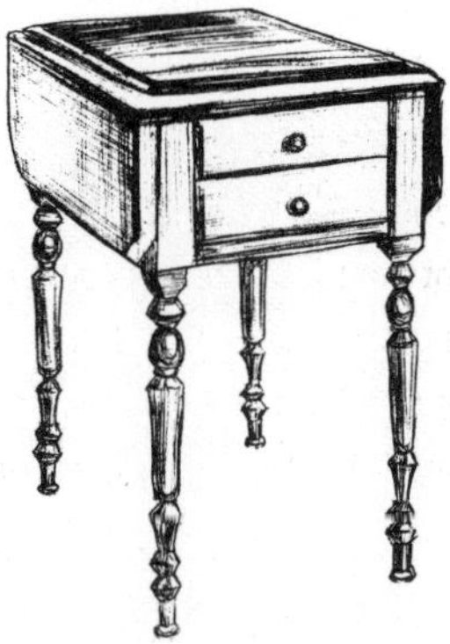

NETTOYER LES MEUBLES EN BOIS PLAQUÉ

Pour nettoyer vos meubles en bois plaqué, assez fragiles, rien de tel que la douceur du bicarbonate de soude. Imprégnez une éponge douce, humidifiée, de bicarbonate et nettoyez les meubles avec. Attention, toujours dans le sens du bois pour éviter tout accident et décollement. Cela vaut aussi pour les meubles en bois massif.

TAPIS DE DOUCHE

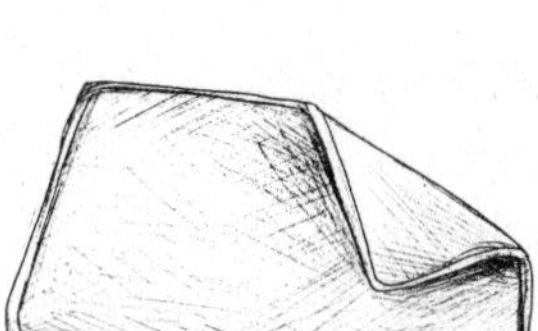

Avant de nettoyer votre tapis de douche, attendez qu'il soit bien sec. Ne le secouez pas, vous feriez voler toute la poussière. Passez l'aspirateur pour enlever le plus gros, puis saupoudrez-le de bicarbonate de soude. Brossez pour bien le faire pénétrer et laissez agir plusieurs heures. Il va absorber l'humidité et prévenir les moisissures.

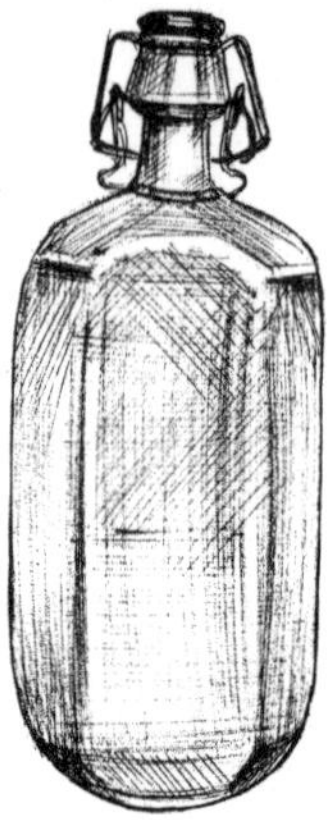

NETTOYER UNE GOURDE

Difficile de nettoyer correctement une gourde avec son ouverture étroite. De plus, elle dégage bien souvent une odeur de renfermé. Remplissez votre gourde d'eau et de 1 cuillère à soupe de bicarbonate de soude. Fermez, secouez fortement pendant 5 minutes. Laissez ensuite agir pendant 3 jours. Rincez : adieu mauvaises odeurs et saletés !

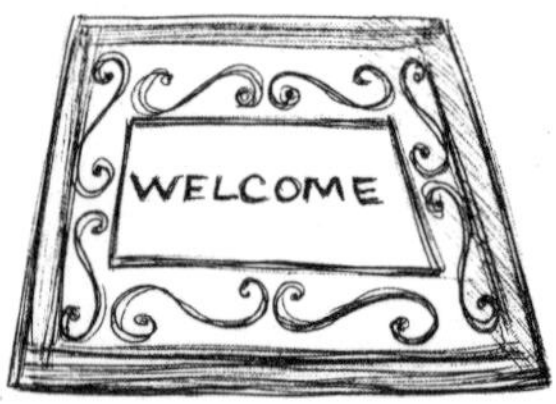

UN PAILLASSON PROPRE

Le paillasson de votre entrée se salit inévitablement bien rapidement… puisque vous essuyez vos chaussures dessus tous les jours. Attendez qu'il soit bien sec et saupoudrez-le de bicarbonate de soude. Laissez agir quelques heures puis passez l'aspirateur. Une bonne quantité de poussière et de saletés sera éliminée.

NETTOYER UN VASE

Difficile de nettoyer un vase, surtout lorsque son col est étroit : impossible de glisser sa main dedans. Versez-y 1 cuillère à café de bicarbonate de soude puis remplissez-le à moitié d'eau. Bouchez le vase si vous le pouvez puis secouez. Finissez de le remplir et laissez agir 24 heures. Le lendemain, rincez et laissez sécher.

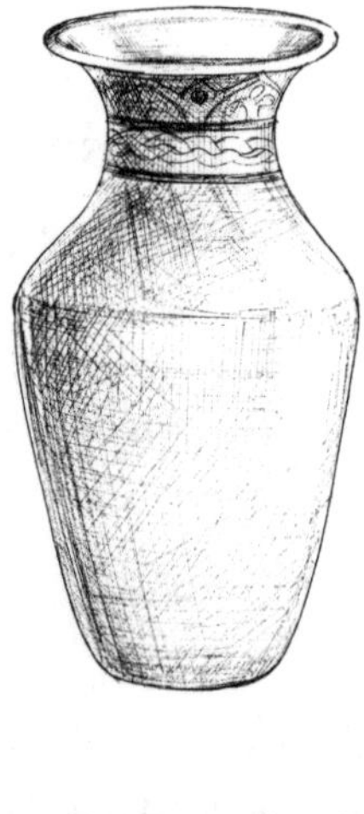

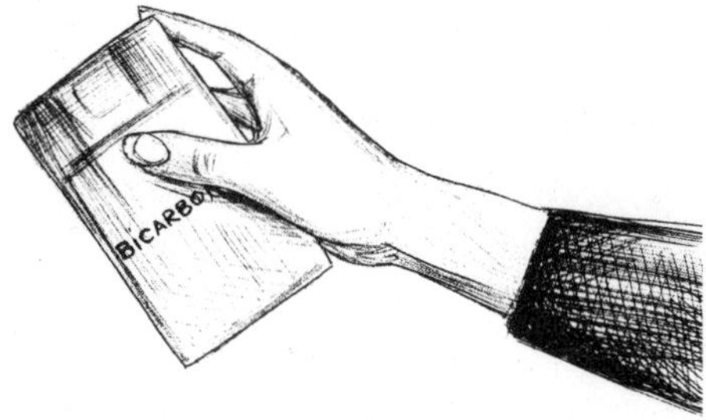

CONSERVATION DU BICARBONATE

Sachez-le, le bicarbonate n'est pas récupérable. Une fois qu'il a été utilisé, que ce soit pour nettoyer ou pour désodoriser, il perd toutes ses propriétés. Pensez à l'acheter en petites quantités : un paquet qui reste ouvert deviendra inutilisable au bout de 1 an. Ne l'oubliez donc pas au fond d'un placard et gardez-le toujours sous le coude !

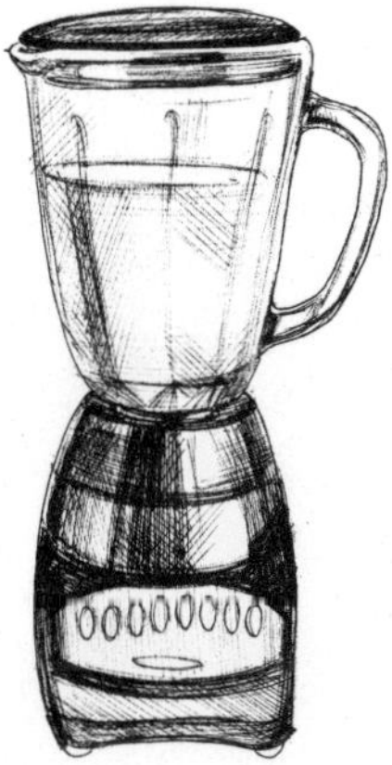

APPAREILS MÉNAGERS DE COULEUR

Même si le changement est plus flagrant sur les appareils ménagers blancs, qui jaunissent, ceux de couleur n'y échappent pas non plus. Avec le temps et l'usure, ils ternissent également. Nettoyez-les avec un linge humide trempé dans du bicarbonate de soude. Ce dernier ravivera leur couleur.

DES COUSSINS PROPRES

Vos enfants aiment se chamailler et utiliser les coussins de votre salon dans la bataille ! Mais vous ne lavez pas vos coussins tous les quatre matins et la poussière s'accumule. Entre deux lavages, saupoudrez-les de bicarbonate de soude et faites-le pénétrer dans les fibres. Laissez agir quelques heures puis secouez-les à l'extérieur.

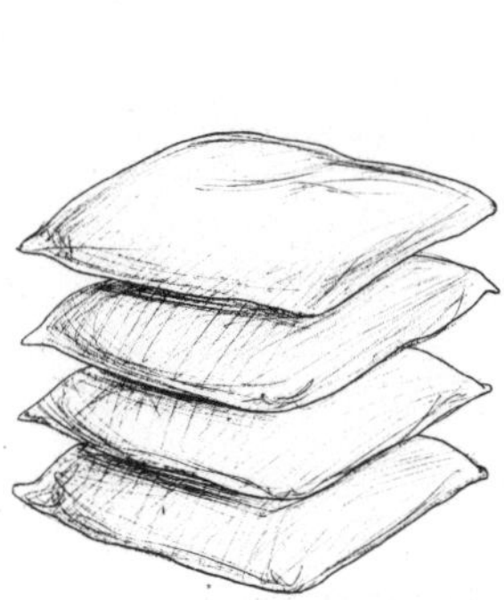

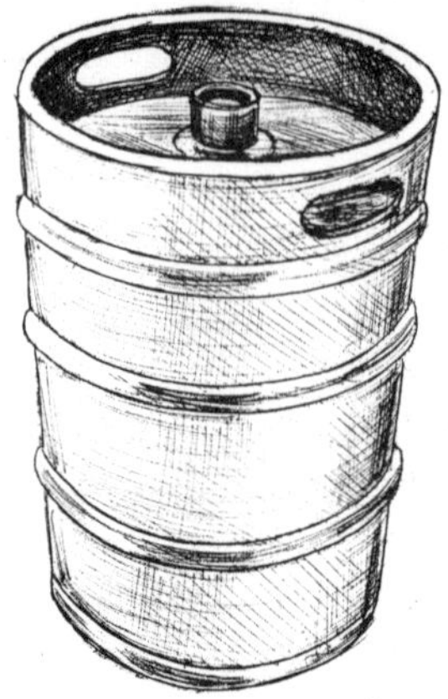

Aluminium et bicarbonate

Il est utile de rappeler que le bicarbonate de soude et l'aluminium ne font pas bon ménage. Le bicarbonate risque d'abîmer vos contenants en aluminium si vous les nettoyez avec, car il les décape un peu trop efficacement ! Surtout si l'aluminium ne possède pas de revêtement antiadhésif.

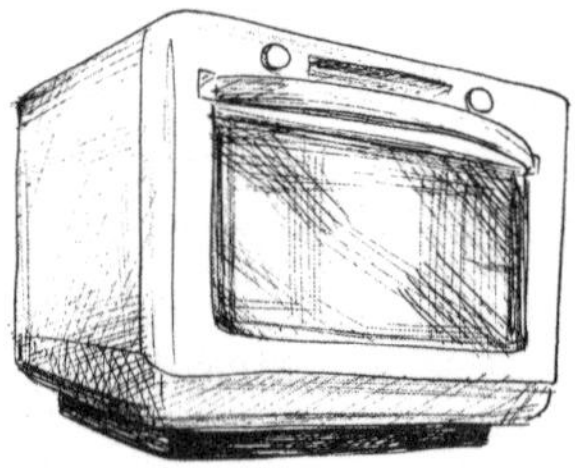

Nettoyer son four

Utilisez le bicarbonate de soude comme détergent : diluez-en une bonne quantité dans de l'eau tiède pour obtenir une solution saturée et mettez-la dans un pulvérisateur. Pulvérisez l'ensemble de votre four avec ce produit et frottez bien. Le bicarbonate dissout les graisses. Laissez agir quelques heures. Rincez avec de l'eau citronnée, puis de l'eau claire et séchez.

Détacher un meuble verni

Les taches sur un meuble verni ne passent pas inaperçues : liquide, traces de crayon, de doigts… Nettoyez-les avec du bicarbonate de soude. Il va supprimer les taches sans rayer le verni. Saupoudrez-en directement sur la tache et frottez avec un linge humide. Rincez et séchez la surface avec un chiffon sec.

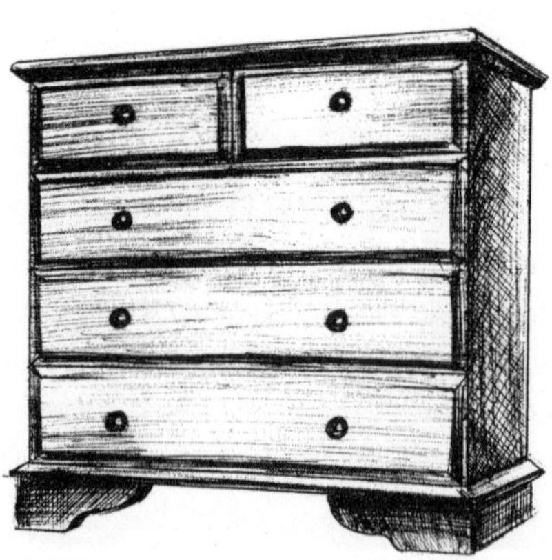

ASSAINIR LE SAC DE L'ASPIRATEUR

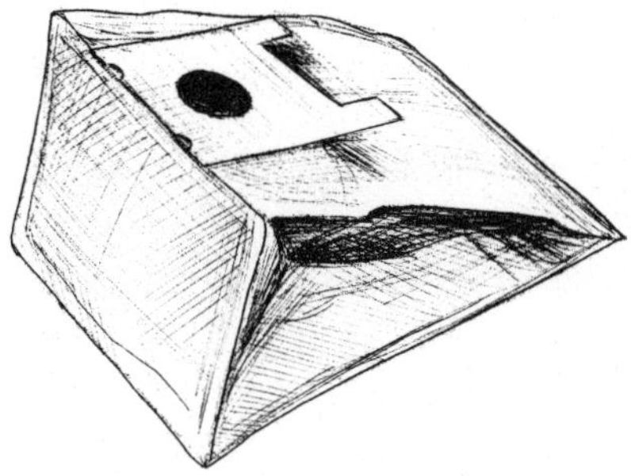

Lorsque vous passez l'aspirateur dans votre demeure, prenez cette bonne habitude : une fois par mois, aspirez 45 g de bicarbonate de soude (ou 3 cuillères à soupe). Celui-ci va se mélanger à la poussière et assainir ainsi le sac de votre aspirateur : il va piéger les odeurs et stopper le développement des moisissures et des allergènes.

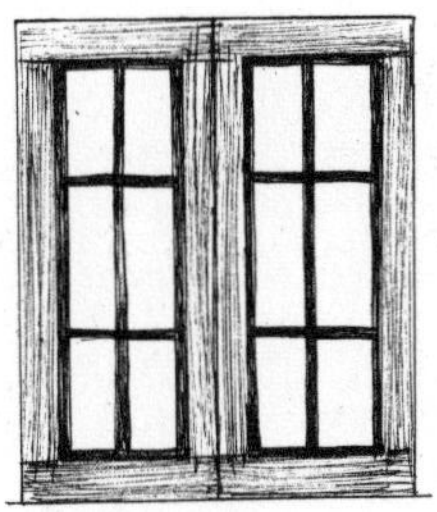

DES VITRES ÉCLATANTES

Entre la poussière et les traces de doigts, vos vitres sont cracra ! Diluez 2 cuillères à soupe de bicarbonate de soude dans 1 litre d'eau. Imbibez un linge de cette solution et passez-le sur vos vitres. Le bicarbonate dégraisse et ôte la poussière sans rayer les vitres. Essuyez-les avec un chiffon non pelucheux.

DES JOINTS TOUJOURS BLANCS

Les joints de votre salle de bains, et également ceux de l'évier, s'abîment et se salissent davantage avec l'humidité. Prenez-en soin grâce au bicarbonate de soude : diluez-en 1 cuillère à soupe dans 1 litre d'eau et frottez les joints avec une éponge imbibée de cette solution. Pour les traces persistantes, saupoudrez directement du bicarbonate dessus et brossez.

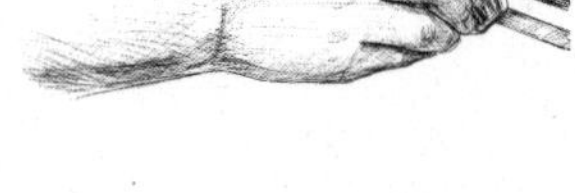

NETTOYER LES CARREAUX DE SALLE DE BAINS

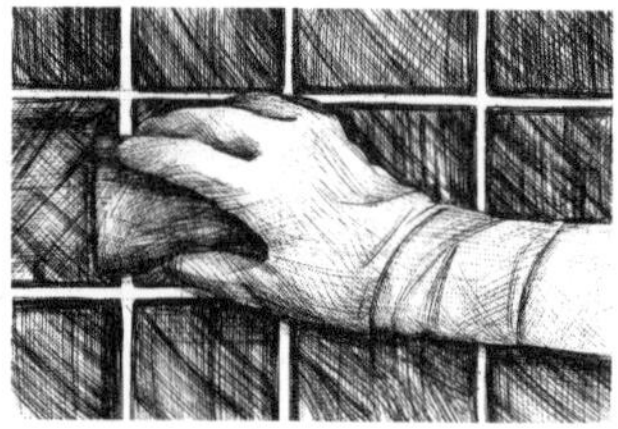

Le carrelage de votre salle de bains est tout sale ! Il est grand temps de mettre la main à la pâte (ou plutôt à l'éponge). Diluez 15 g de bicarbonate de soude dans 1 litre d'eau. Imbibez votre éponge avec ce mélange, puis frottez. Le bicarbonate dissout les graisses et désincruste les saletés sans rayer. Ne rincez pas, il empêchera le développement de moisissures. Laissez simplement sécher.

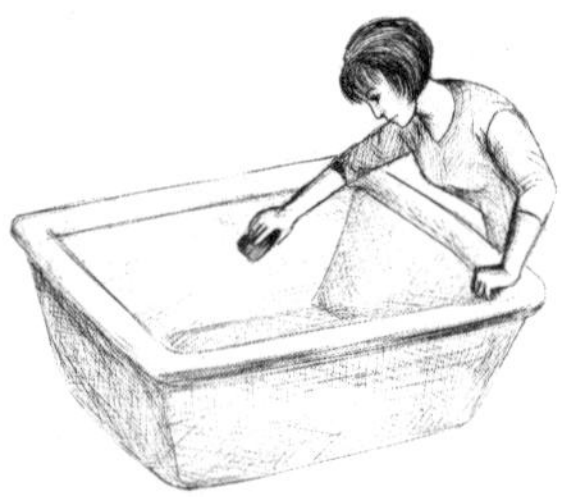

NETTOYER SA BAIGNOIRE

Votre baignoire est forcément touchée par les traces de tartre, c'est inévitable ! Ce lieu de toilette doit être rigoureusement nettoyé pour y conserver une hygiène parfaite. Votre allié sera ici le bicarbonate de soude. Saupoudrez-en dans votre baignoire et frottez-la avec une éponge humide. Rincez, le tartre n'est plus.

DÉTARTRER LA ROBINETTERIE

La robinetterie de votre évier, du lavabo ou de votre douche laisse à désirer. Elle est inévitablement ternie à cause du tartre. Pour raviver son éclat d'antan, c'est simple : trempez votre éponge humidifiée dans du bicarbonate de soude. Il ne vous reste plus qu'à frotter ! Rincez à l'eau claire et séchez avec un chiffon non pelucheux.

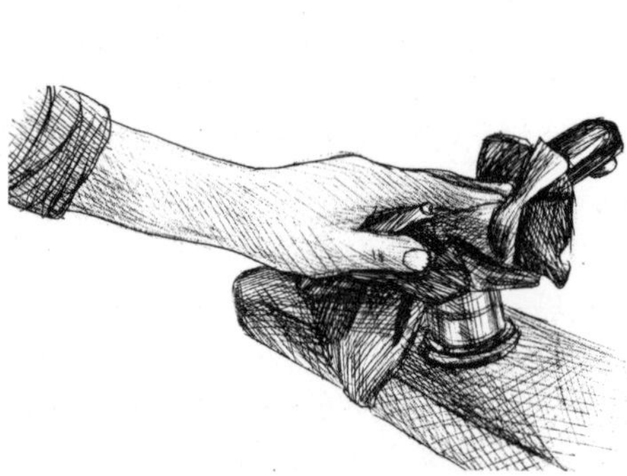

Contre le calcaire

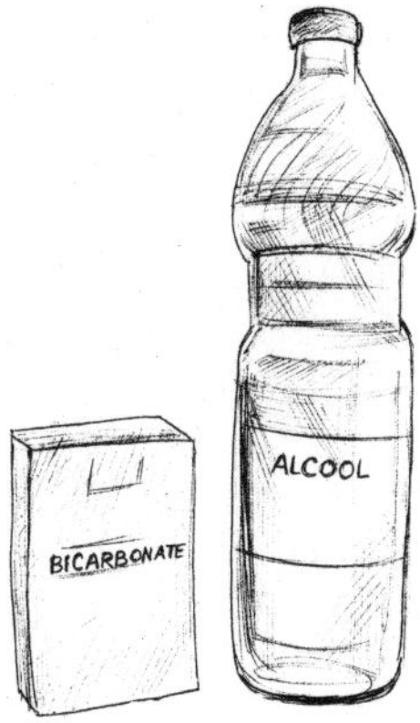

Voici l'une des vertus du bicarbonate de soude : il lutte contre le calcaire et prévient sa formation. Utilisez-le dans votre lave-linge, votre lave-vaisselle ou pour nettoyer les traces, en particulier dans la salle de bains ou dans l'évier de la cuisine. Imbibez-en une éponge, frottez puis rincez à l'eau claire.

Un peigne toujours propre

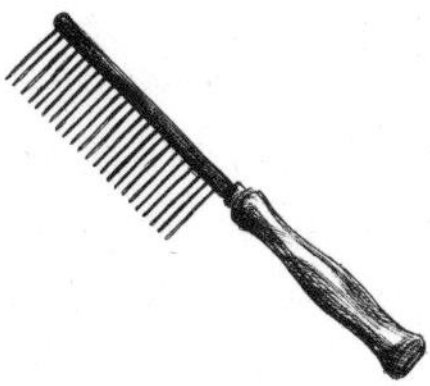

Un peigne, avec l'usage quotidien que vous en faites, se salit bien vite. Pour le requinquer, faites-lui prendre un bain d'eau bicarbonatée. Diluez-en 1 cuillère à soupe dans 50 cl d'eau bien chaude. Laissez-le tremper toute la nuit. Les résidus, la poussière et le sébum laissés seront dissous par l'action du bicarbonate de soude. Rincez et séchez le lendemain.

Une brosse à dents propre

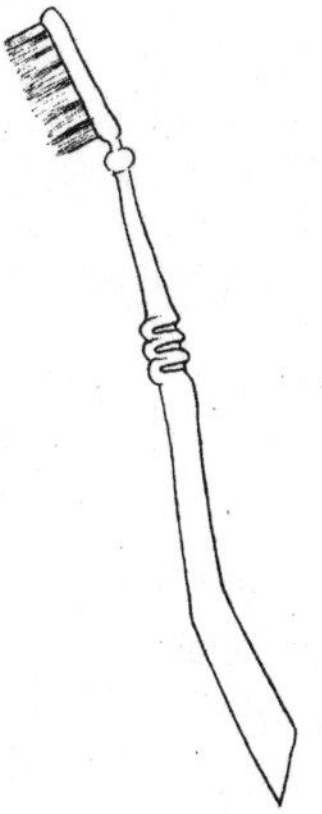

Prenez cette bonne habitude qu'avaient nos aïeules : le soir, après vous être lavé les dents, faites tremper votre brosse à dents dans de l'eau bicarbonatée, à raison de 15 g (soit 1 cuillère à soupe) pour 50 cl d'eau tiède. Laissez-la dans cette solution toute la nuit. Le bicarbonate va dissoudre les résidus et les impuretés piégées dans la brosse à dents.

LAVE-VAISSELLE OPTIMISÉ

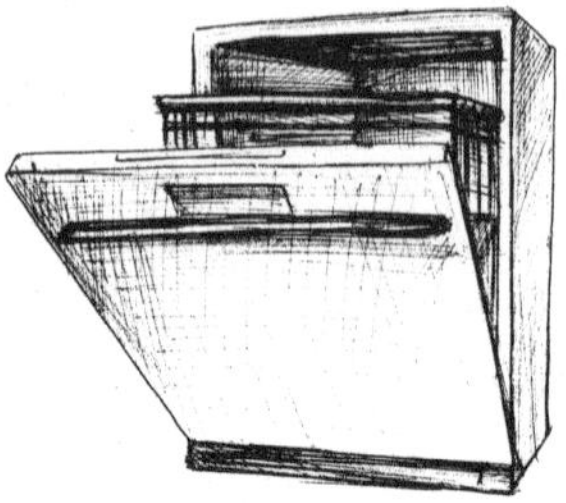

Si vous possédez un lave-vaisselle, prenez la bonne habitude de diviser par deux la dose de détergent que vous utilisez, qu'il soit en poudre ou en tablettes. Remplacez cette moitié par 15 g de bicarbonate de soude. Ce dernier aide à dissoudre les graisses et lutte contre le calcaire. Il contribue en prime à l'entretien du lave-vaisselle. D'une pierre deux coups !

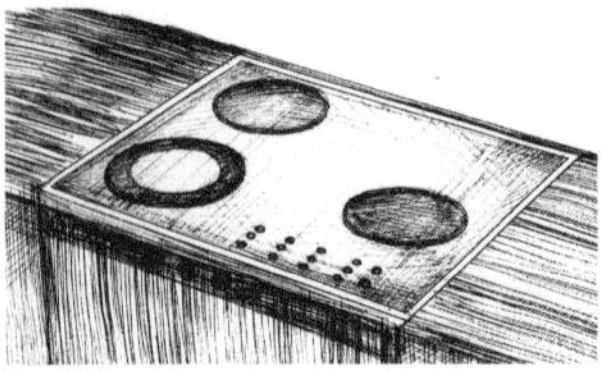

PLAQUES DE CUISSON ÉTINCELANTES

Vos plaques de cuisson sont vite recouvertes de traces de brûlé difficiles à faire partir. Nos aïeules utilisaient le bicarbonate de soude pour en venir à bout. Faites comme elles : saupoudrez-les d'un peu de bicarbonate et frottez avec votre éponge humidifiée. Les taches partiront aussitôt !

NETTOYER SON MICRO-ONDES

Le micro-ondes, vous l'utilisez tous les jours, ou presque ! Il se salit bien vite et ce n'est pas chose aisée de le nettoyer. Rien de plus facile avec le bicarbonate de soude : humidifiez une éponge et saupoudrez-la de bicarbonate. Il ne vous reste plus qu'à frotter ! Rincez à l'eau claire. Les traces partiront facilement.

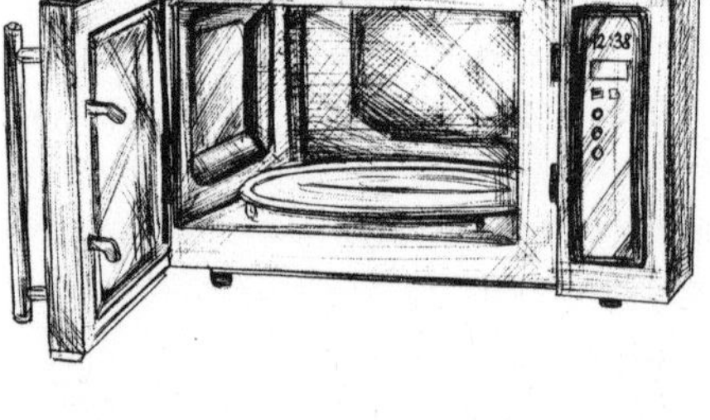

DÉGRAISSER VOS PLAQUES

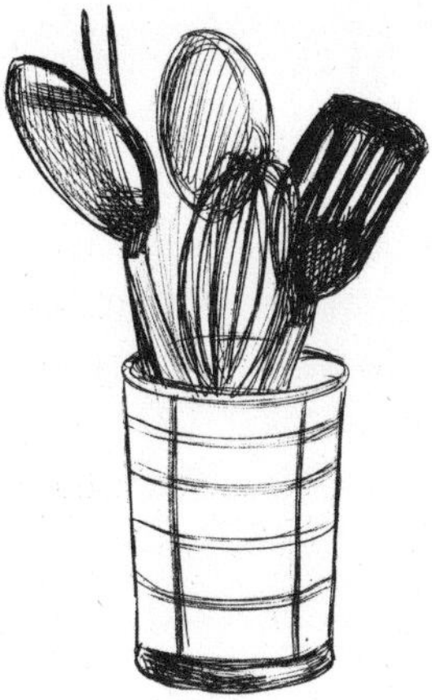

Le bicarbonate de soude est idéal pour nettoyer vos plaques en vitrocéramique : sa texture poudreuse a une action abrasive mais ne raye pas le verre. Mouillez les plaques et saupoudrez du bicarbonate. Laissez agir quelques heures puis décrochez avec une spatule en bois les couches de brûlé.

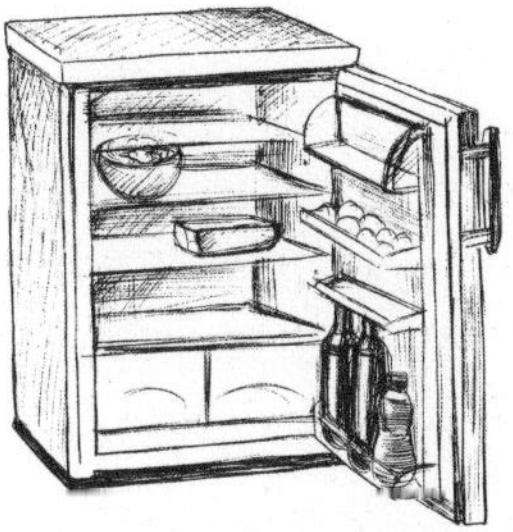

DÉSODORISER LE RÉFRIGÉRATEUR

Votre réfrigérateur dégage des odeurs plus que nauséabondes ? Même après l'avoir lavé, elles restent gênantes. Placez donc 1 petite coupelle pleine de 6 cuillères à soupe de bicarbonate de soude près du ventilateur de votre appareil. Le bicarbonate piège et neutralise les odeurs. Remuez-le de temps à autre. Renouvelez la coupelle tous les 3 mois.

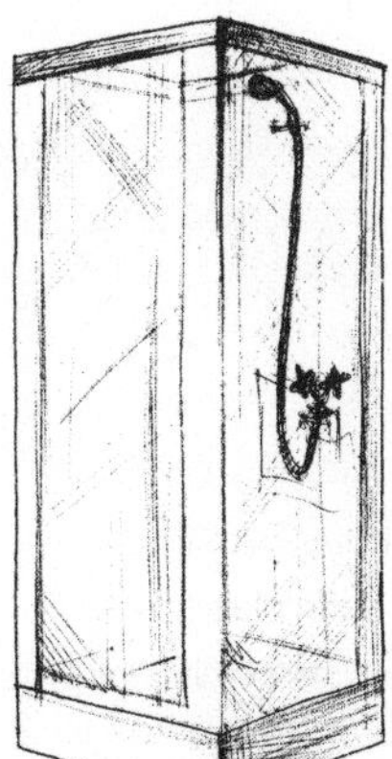

CONTRE LES MOISISSURES

Les pièces d'eau sont les plus touchées par les moisissures, comme les pièces peu aérées. Elles sont toxiques et peu esthétiques, mais le bicarbonate de soude va vous aider à les éliminer. Pour empêcher leur développement, frottez les marques de moisissure avec ce mélange : 6 cuillères à café de bicarbonate de soude dans 1 litre d'eau chaude.

CONTRE LES ACARIENS

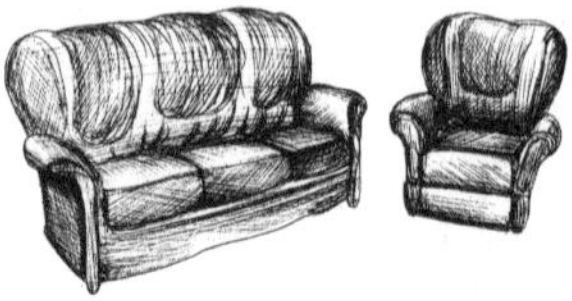

Il est difficile de faire face aux acariens. Microscopiques, ils produisent des déjections très irritantes pour les voies respiratoires. Pour éviter le développement de ces allergènes, utilisez le bicarbonate de soude. Saupoudrez-en sur le canapé, les fauteuils, la moquette… et brossez pour le faire pénétrer dans les fibres. Laissez agir 4 heures puis passez l'aspirateur.

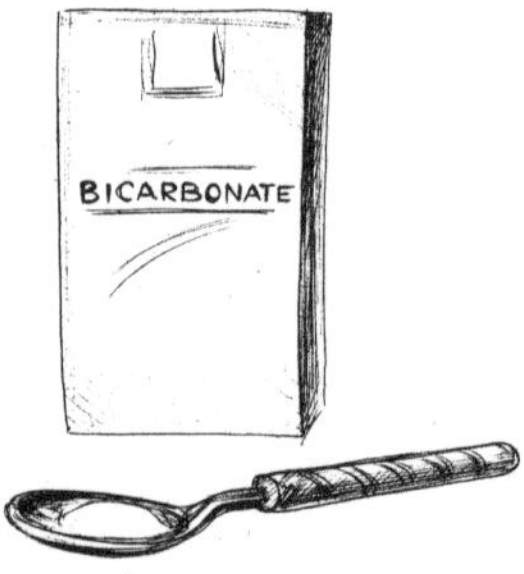

ASSAINIR L'AIR

L'air ambiant est rempli de toutes sortes de poussières et autres saletés polluant vos poumons ! C'est là que le bicarbonate de soude va intervenir. Il remplace aisément les produits d'entretien pour votre intérieur. Utilisez-le également à la place des désodorisants chimiques. Il limite aussi la propagation des moisissures. Faites-en bon usage !

ASSAINIR LE LIT

Le matelas et les oreillers sont de vrais nids à acariens et à moisissures. Que vous soyez allergiques ou non, assainissez votre espace de repos en le saupoudrant de bicarbonate de soude. Brossez pour le faire pénétrer dans les fibres. Laissez agir 6 heures puis passez l'aspirateur. À renouveler tous les 3 mois.

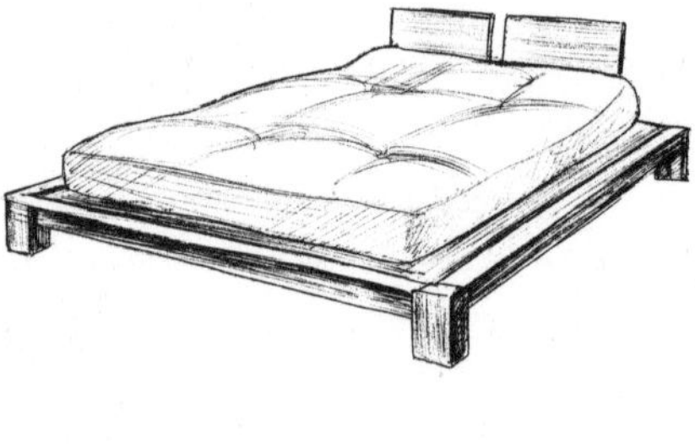

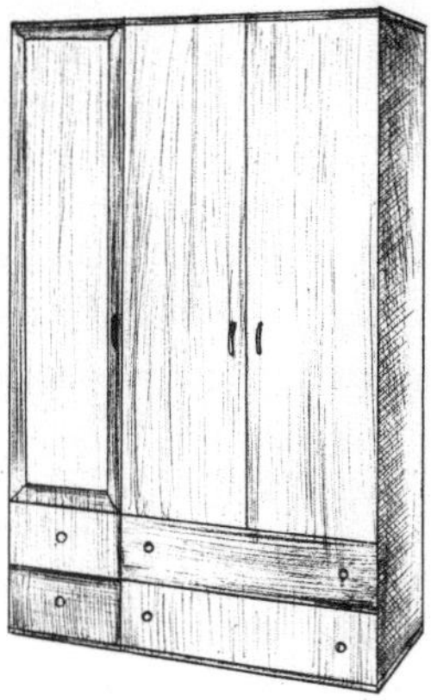

ODEURS DE RENFERMÉ

Vos placards, peu souvent aérés, ont tendance à sentir le renfermé. Il existe un moyen d'éviter ce phénomène : placez dans vos armoires et dans vos placards 1 petite coupelle remplie de 150 grammes de bicarbonate de soude. Ce dernier va absorber les odeurs. Remuez de temps en temps. Changez-la tous les 3 mois.

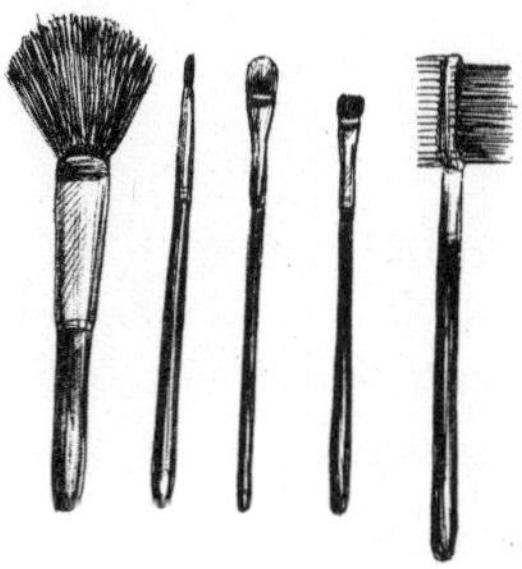

ACCESSOIRES DE MAQUILLAGE

Vous vous servez tous les jours de petits pinceaux et d'ustensiles de maquillage. Résultat, ils s'abîment et se salissent vite. Entretenez-les et nettoyez-les grâce au bicarbonate de soude. Mettez 50 cl d'eau bien chaude dans une bassine et versez-y 2 cuillères à soupe de bicarbonate de soude. Mettez-les à tremper toute une nuit. Le lendemain, rincez-les et séchez-les : ils sont comme neufs !

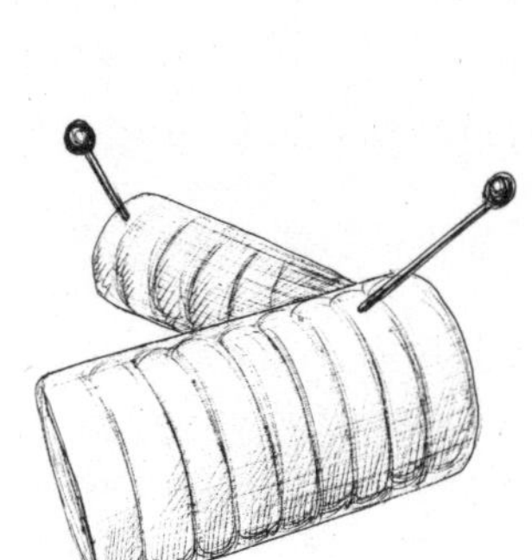

DES BIGOUDIS PROPRES

Vous avez de beaux cheveux bouclés ? Et ce grâce à vos précieux bigoudis ! Pour en prendre soin, faites tremper ces derniers toute une nuit dans ce mélange : 2 cuillères à soupe de bicarbonate de soude dans 50 cl d'eau chaude. Le lendemain, rincez bien le tout et essuyez-les soigneusement.

NETTOYER SA BROSSE À ONGLES

Une brosse à ongles fait partie des ustensiles qui se salissent vite et qui sont assez embêtants à nettoyer. Pour ce faire, rien de tel que le bicarbonate de soude : Mélangez 2 cuillères à soupe de bicarbonate de soude à 50 cl d'eau bien chaude. Laissez tremper la brosse une nuit. Rincez le lendemain : votre brosse à ongles est toute propre.

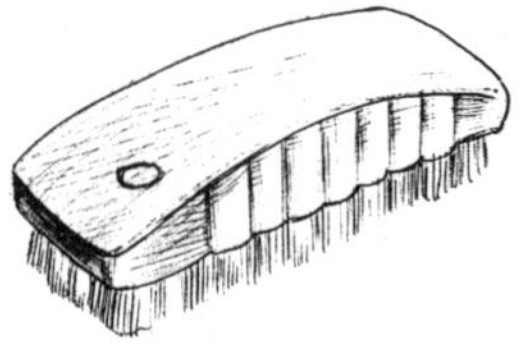

REPOUSSER LES FOURMIS

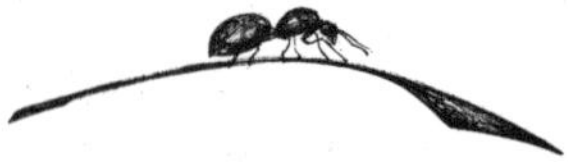

Les fourmis ont élu domicile dans votre cuisine et ne cessent d'aller et venir dans votre garde-manger. C'est là que le bicarbonate de soude va vous aider. Il suffit d'en placer une fine ligne à l'endroit où les ouvrières ont l'habitude de faire leur va-et-vient. Mettez-en aussi contre les plinthes et au pas de votre porte d'entrée. Elles ne s'aventureront plus chez vous !

REPOUSSER LES CAFARDS

Des cafards ont envahi votre demeure ? Même si ce n'est pas la petite bête qui va manger la grande, ce n'est pas vraiment agréable... Pas de panique : posez un peu de bicarbonate de soude aux endroits où vous avez l'habitude de les voir se balader. Ils vont en avaler et se déshydrater. Finie l'invasion des petites bêtes marron !

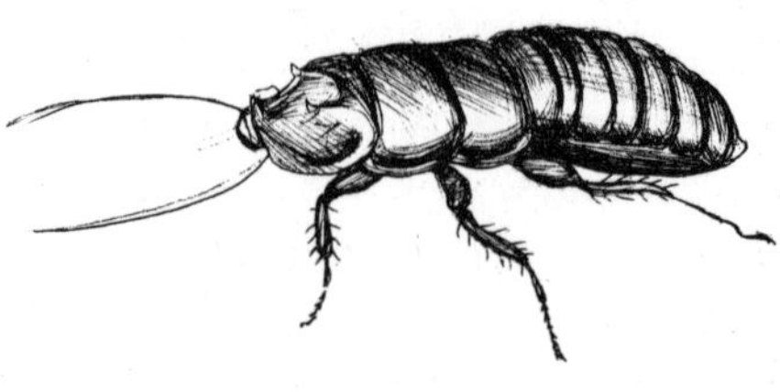

NETTOYER DE L'ARGENT

Vos bijoux en argent ne sont plus ce qu'ils étaient… Avec le temps et l'usure, l'argent ternit et se couvre d'une pellicule noire. Le bicarbonate arrive à la rescousse : faites tremper vos bijoux dans de l'eau chaude additionnée de 1 cuillère à soupe de bicarbonate de soude. Laissez agir puis rincez. Pour plus de brillance, frottez-les dans vos mains avec du bicarbonate humide.

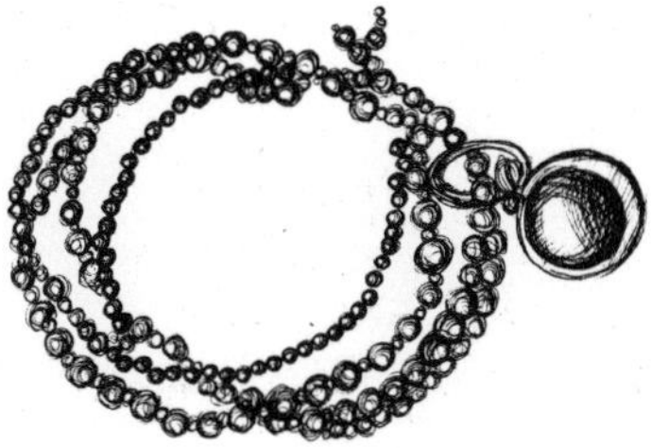

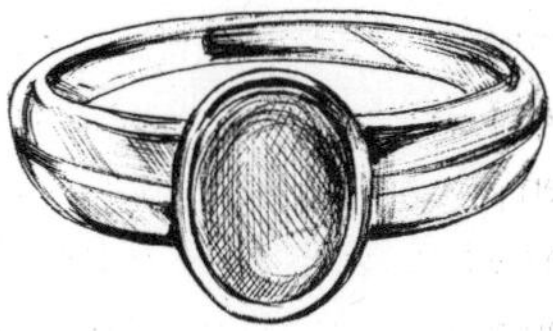

ENTRETIEN DE L'OPALE

Les bijoux incrustés de pierre d'opale ne peuvent être lavés avec de l'eau savonneuse ou de l'alcool. Pour les nettoyer, déposez-les sur du papier absorbant légèrement mouillé, puis frictionnez-les avec du bicarbonate de soude. Rincez ensuite avec 1 linge humide. Séchez-les immédiatement avec un second chiffon.

NETTOYER LES CLUBS DE GOLF

Vous maltraitez vos clubs de golf lorsque vous tapez avec force dans la balle ! Ils nécessitent d'être correctement entretenus, de plus ils sont rapidement sales. Nettoyez-les, le fer et le bois, avec 1 brosse humide que vous aurez trempé dans du bicarbonate de soude. Cela les requinquera !

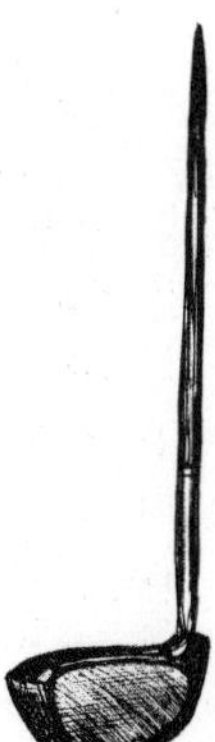

RAFRAÎCHIR SON CANAPÉ

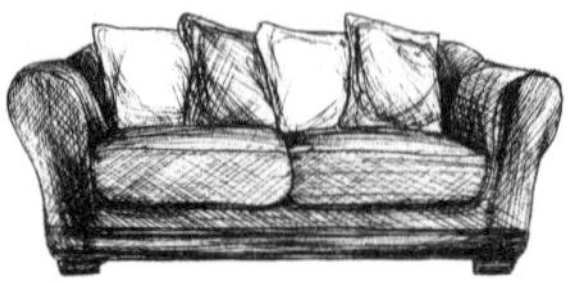

Votre canapé, ainsi que les fauteuils assortis, ont triste mine. La poussière, la luminosité, l'usure sont autant de facteurs qui ternissent leur couleur. Saupoudrez du bicarbonate de soude sur ces derniers pour les rafraîchir. Laissez agir quelques instants puis passez-y l'aspirateur. La magie a opéré !

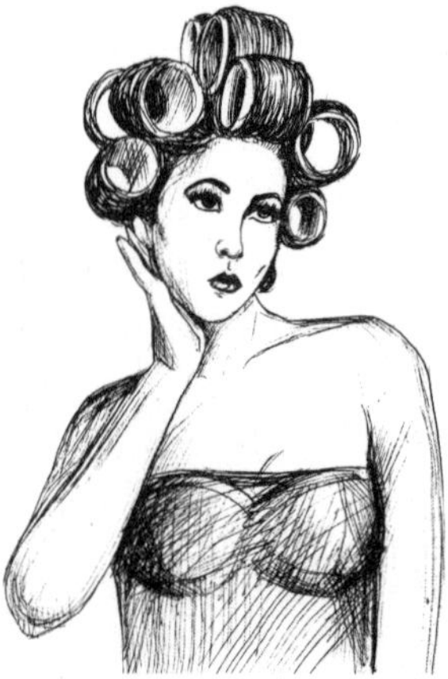

DES BOUCLES PARFAITES

Mamie obtenait de jolies boucles bien rondes en saupoudrant ses bigoudis de bicarbonate de soude. Humectez vos cheveux avec un peu de bière diluée dans de l'eau et fixez vos rouleaux. Laissez sécher puis déroulez. Vos boucles sont parfaites et dureront plus longtemps.

RASAGE SANS MOUSSE

Vous n'avez plus de mousse à raser ? Dans un peu d'eau chaude, rajoutez un peu de bicarbonate de soude et du savon de Marseille : le problème est résolu. Il ne vous reste plus qu'à trouver votre rasoir !

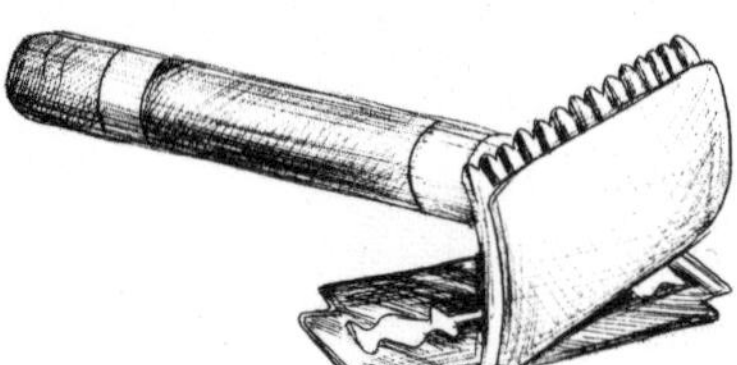

SHAMPOOING SEC

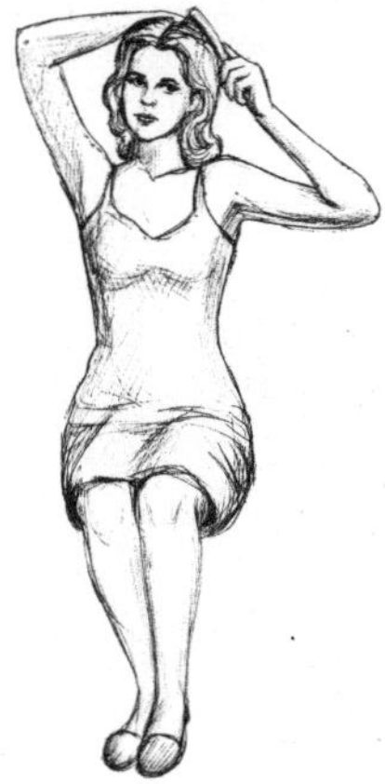

Lorsque Grand-mère n'avait pas le temps de se laver les cheveux, elle les saupoudrait de bicarbonate de soude. Faites de même ! Terminez en les brossant énergiquement. Vos cheveux devraient paraître plus propres. Vos cheveux devraient paraître plus propres.

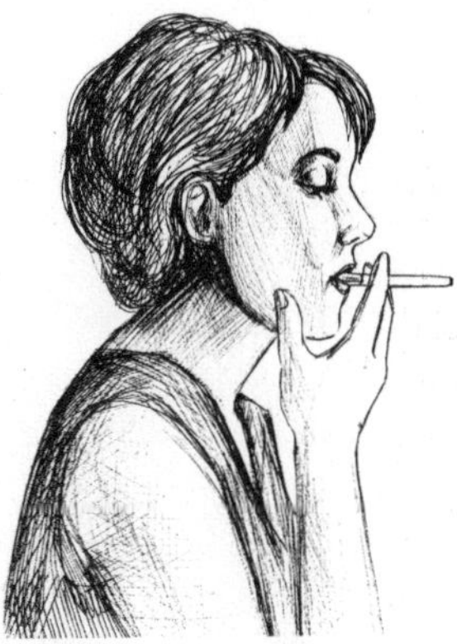

DOIGTS DE FUMEUR

Si vous êtes fumeur, vous devez certainement avoir un doigt jauni par la nicotine. Remédiez à ce petit problème en brossant la zone touchée avec du bicarbonate de soude. En plus d'être nettoyés, vos doigts ne sentiront plus le tabac : d'une pierre deux coups !

CATAPLASME ANTICELLULITE

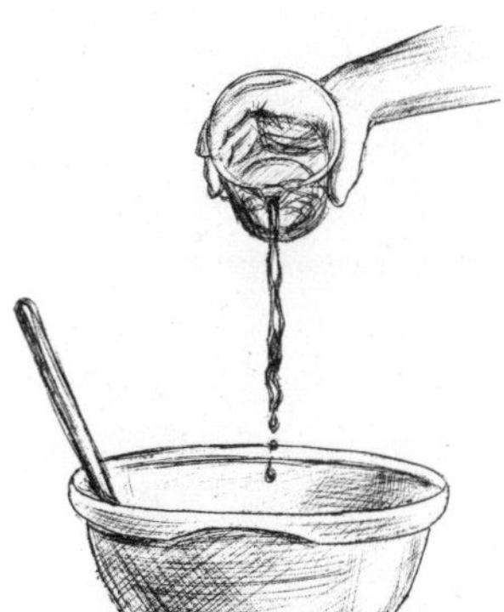

Dans un bol, mélangez 4 cuillères à café de marc de café, 3 cuillères à café d'argile et 2 cuillères à café de bicarbonate de soude. Rajoutez un peu d'eau jusqu'à obtenir une pâte onctueuse. Appliquez sur la zone à traiter (ventre, cuisses, fesses), puis massez énergiquement. Renouvelez l'opération le plus souvent possible.

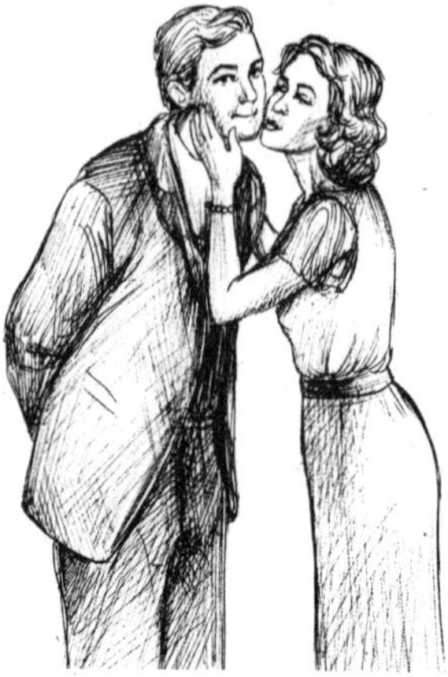

DES LÈVRES DOUCES

Surprenez votre compagnon avec des lèvres douces et soyeuses. Tous les matins, versez un peu de bicarbonate de soude sur votre brosse à dents, puis brossez votre bouche humidifiée avec.

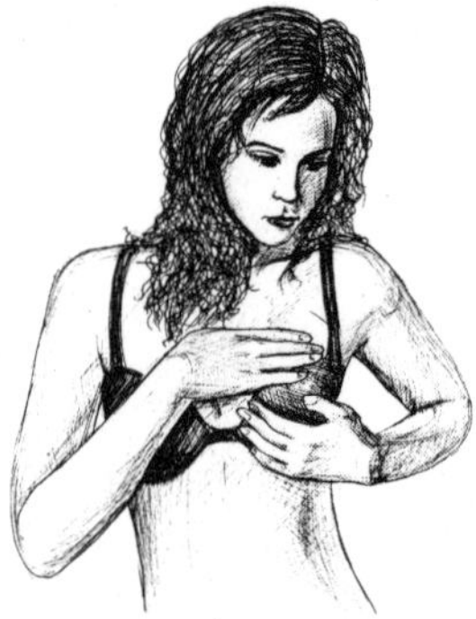

UN BEAU DÉCOLLETÉ

Grand-mère n'oubliait pas de prendre soin de son décolleté. Comment ? Avec un peu de bicarbonate de soude ! Diluez-en dans un peu d'eau jusqu'à obtenir une pâte homogène. Appliquez ensuite sur votre poitrine et frottez. Terminez en rinçant à l'eau et en hydratant. Votre décolleté sera soyeux et doux au toucher.

RAVIVER LA COULEUR DES CHEVEUX

Grand-mère n'avait pas sous la main les produits des coiffeurs pour donner de la brillance à ses cheveux. En revanche, elle disposait toujours de bicarbonate de soude dans ses placards. Elle en diluait 4 cuillères à café dans une bouteille d'eau et utilisait ce mélange comme dernière eau de rinçage.

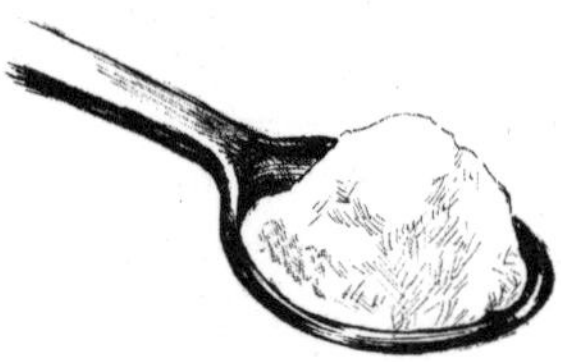

MAINS DE VELOURS

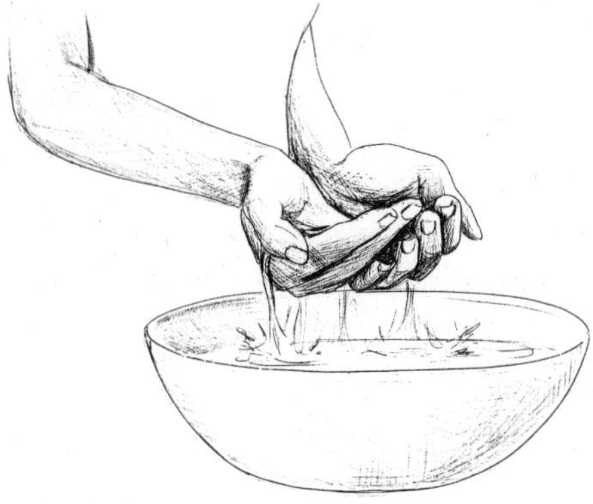

Lorsque les températures descendent en dessous de 0, les mains ont tendance à vite s'assécher. En période de froid, Grand-mère avait l'habitude de les tremper dans de l'eau au bicarbonate de soude. Dans 1 litre d'eau rajoutez-en 2 cuillères à café et baignez vos mains 10 minutes dans ce mélange.

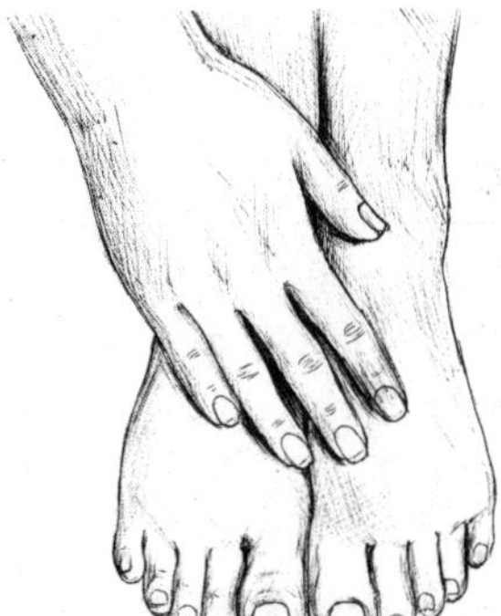

ODEURS DE PIEDS

Éradiquez naturellement les mauvaises odeurs de pieds avec le bicarbonate de soude. Dans un petit flacon, diluez-en 5 cuillères à café avec de l'eau tiède. Pulvérisez sur vos pieds dès que vous le souhaitez. Laissez sécher : l'odeur de vos pieds devrait s'atténuer rapidement.

PEAUX MORTES

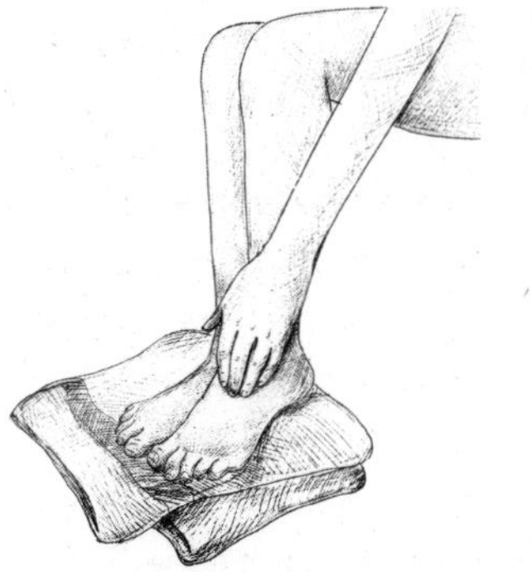

Le bicarbonate de soude sera votre allié pour enlever les peaux mortes de vos pieds. Mouillez-les, puis saupoudrez-les d'une fine couche de bicarbonate de soude. Massez énergiquement afin de faire tomber les résidus de peau. Terminez en rinçant à l'eau puis hydratez.

ONGLES SALES

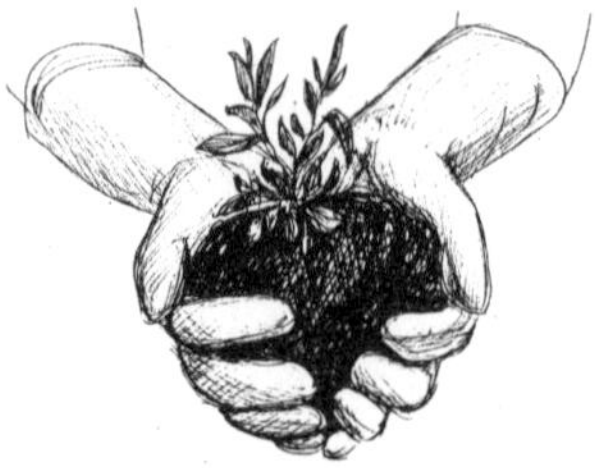

Vous avez jardiné tout l'après-midi ? Votre jardin est magnifique et vos mains sont encrassées de terre ! Nettoyez-les naturellement avec un bain de bicarbonate de soude. Mélangez-en 2 cuillères à café dans 1 litre d'eau chaude. Trempez-y vos doigts 15 minutes environ puis rincez à l'eau.

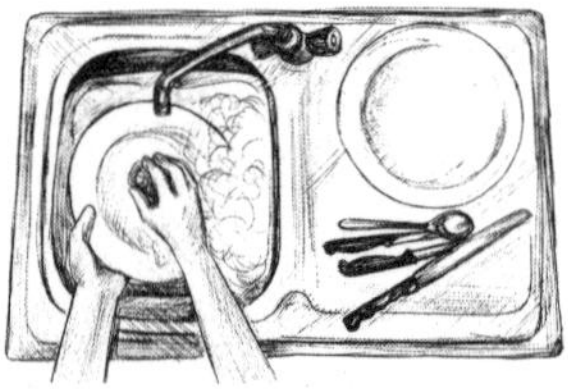

PRÉSERVER SES MAINS

Si faire la vaisselle vous assèche les mains, rajoutez 2 cuillères à café de bicarbonate de soude dans votre eau de lavage. Cela diminuera la présence de calcaire, souvent responsable du dessèchement de la peau.

PÂTE À SEL OPTIMISÉE

Mélangez 1 verre de Maïzena, 2 verres de bicarbonate de soude et 1 verre d'eau dans une casserole. Mettez à chauffer à feu très doux jusqu'à ce que la pâte formée se décolle. Laissez tiédir et pétrissez. Laissez sécher à température ambiante. Votre pâte à sel est prête : elle est plus blanche et plus dure que la pâte à base de farine et elle supportera mieux l'humidité.

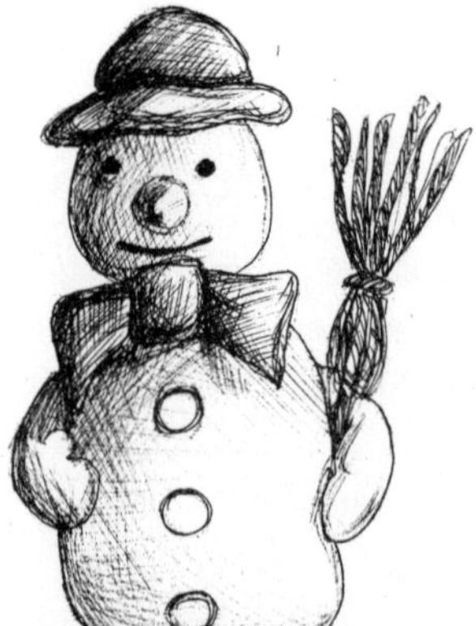

BLANCHIR UN APPAREIL MÉNAGER JAUNI

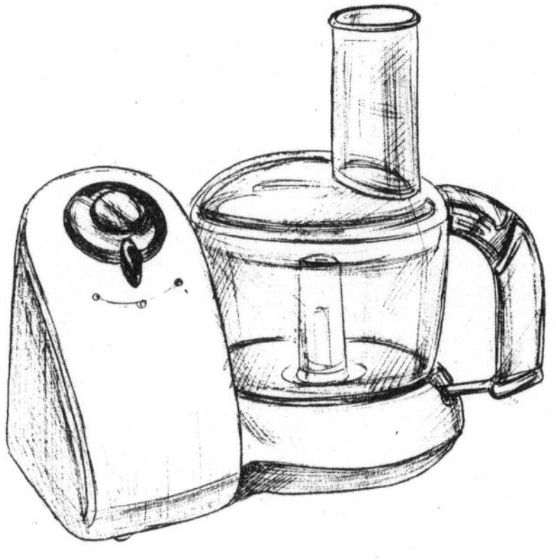

Les appareils ménagers de couleur blanche ont tendance à jaunir avec le temps. Pour les récupérer, mélangez 1/2 tasse de bicarbonate de soude et 1 tasse d'eau de Javel, le tout dans 5 tasses d'eau bien chaude. Frottez vos appareils avec cette solution et laissez agir 15 minutes. Faites un second lavage à l'eau savonneuse puis rincez : ils ont retrouvé leur éclat d'antan.

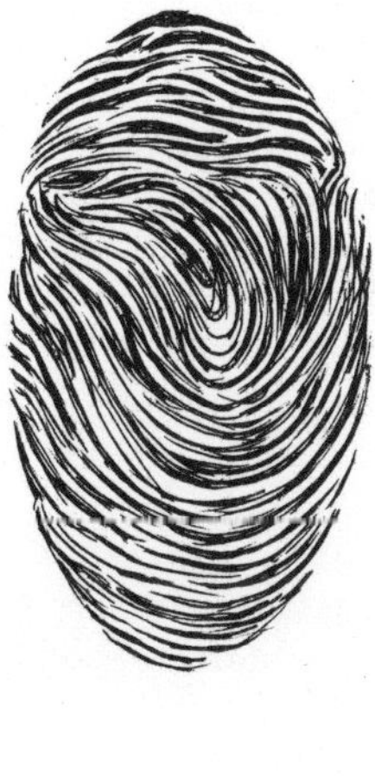

TRACES DE DOIGTS SUR LA PEINTURE

Pour vos murs, vous n'êtes pas vraiment adeptes du papier peint. Vous avez opté pour de la peinture bien blanche. Qui dit blanc dit sale plus facilement ! Certaines traces, de doigts notamment, peuvent vous donner du fil à retordre. Nettoyez-les avec de la pâte de bicarbonate de soude : diluez-en un peu dans de l'eau, trempez-en votre éponge et frottez !

GRAFFITIS SUR BOIS

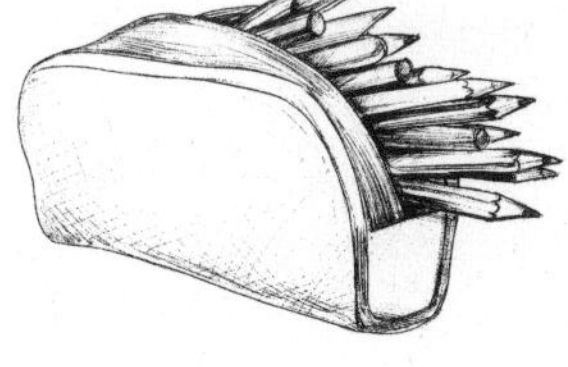

Vos enfants aiment dessiner. Mais les coups de feutre et de crayon de couleur dépassent souvent sur votre belle table en bois qui en fait les frais. Avec le bicarbonate de soude, vous n'avez plus à vous inquiéter. Il suffit d'en imbiber 1 éponge mouillée pour venir à bout de ces graffitis.

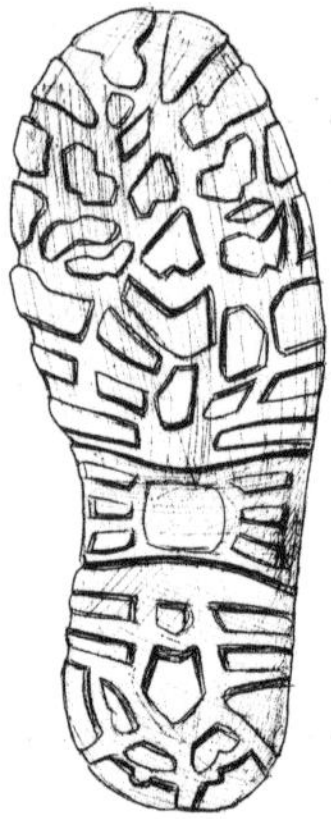

SOL MÉLAMINÉ

Votre sol est recouvert d'un revêtement stratifié mélaminé et se trouve maculé de traces difficiles à faire partir. La plupart sont dues aux marques noires laissées par les semelles de chaussures. Pour les faire partir, rien de plus simple : 1 éponge imbibée d'eau et de bicarbonate de soude. Frottez, rincez. Recommencez jusqu'à totale disparition des taches.

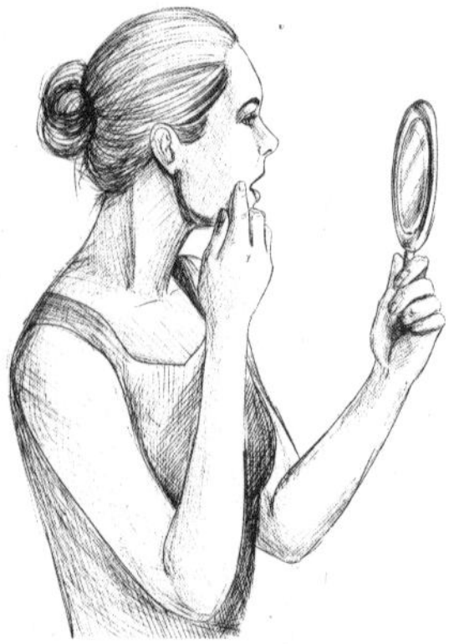

SOS BOUTONS

Ils surviennent toujours au mauvais moment : les boutons. Asséchez-les rapidement en appliquant de l'eau bicarbonatée dessus. Couvrez à l'aide d'un petit pansement. Le lendemain, vos boutons ne seront plus là.

GOMMAGE MAGIQUE

Ne cherchez plus en vain un gommage efficace. Mamie en connaît un qui chassera toutes vos imperfections. Diluez dans 1 litre d'eau 5 cuillères à soupe de bicarbonate de soude jusqu'à obtenir une pâte homogène. Appliquez sur le visage puis massez délicatement en faisant des cercles concentriques. Rincez à l'eau puis finissez en hydratant.

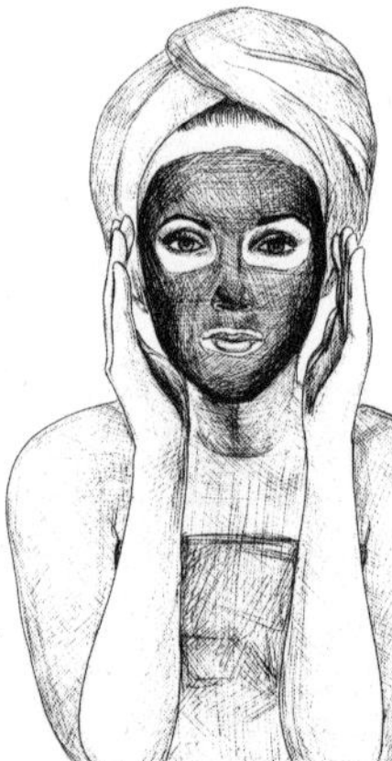

NETTOYER SES USTENSILES BUCCO-DENTAIRES

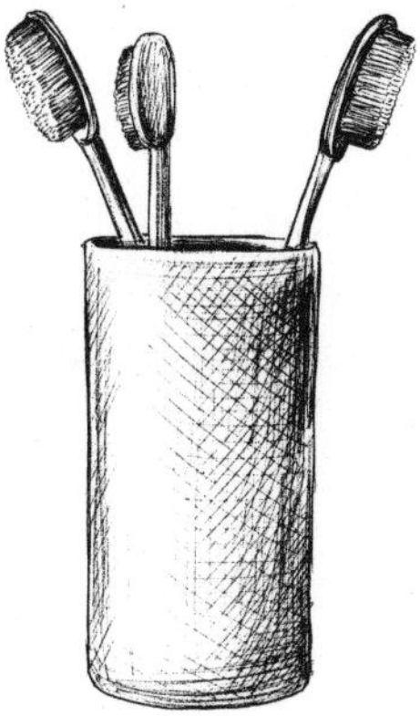

L'hygiène des ustensiles bucco-dentaires est aussi importante que l'hygiène des dents. Une fois par mois, diluez 4 cuillères à soupe de bicarbonate de soude dans 1 grand bol d'eau chaude. Laissez tremper toute 1 nuit votre brosse et votre verre à dents. Le lendemain, rincez à l'eau abondamment.

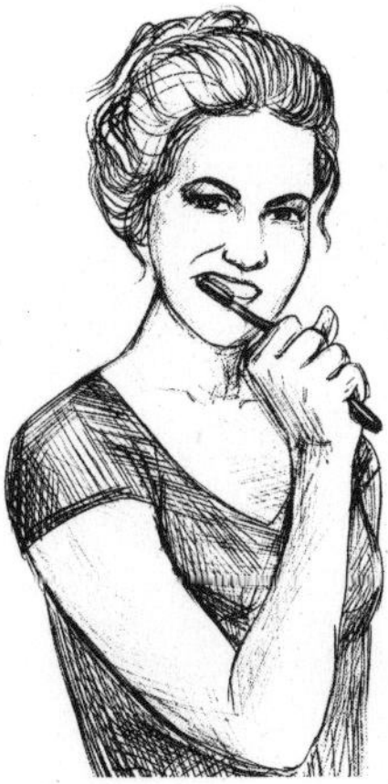

SOIN DENTAIRE

Rien ne vaut un bon brossage avec du bicarbonate de soude pour nettoyer ses quenottes en profondeur. Dans 15 cl d'eau, diluez 3 cuillères à café de bicarbonate de soude. Déposez la mixture obtenue sur votre brosse à dents puis lavez-les avec.

ODEUR DE CHEVELURE

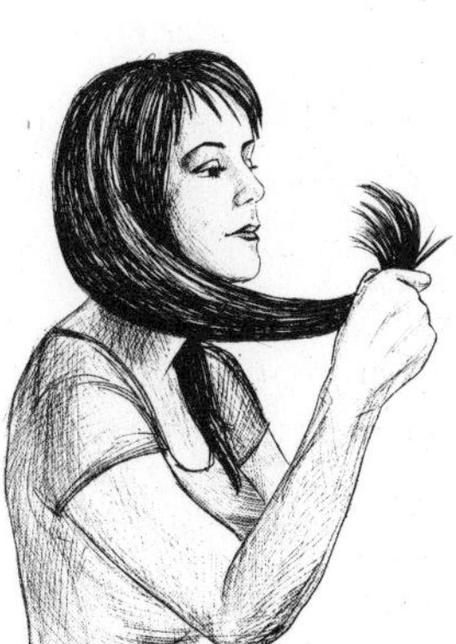

Vous avez fait la fête toute la soirée au milieu de fumeurs ? Résultat, le lendemain, vos cheveux sentent inévitablement le tabac froid. Même après les avoir lavés, l'odeur est toujours là ! Chassez-la simplement en versant du bicarbonate de soude sur votre crinière sèche. Massez énergiquement puis brossez pour enlever l'excès de poudre. Sentez : vos cheveux sont inodores !

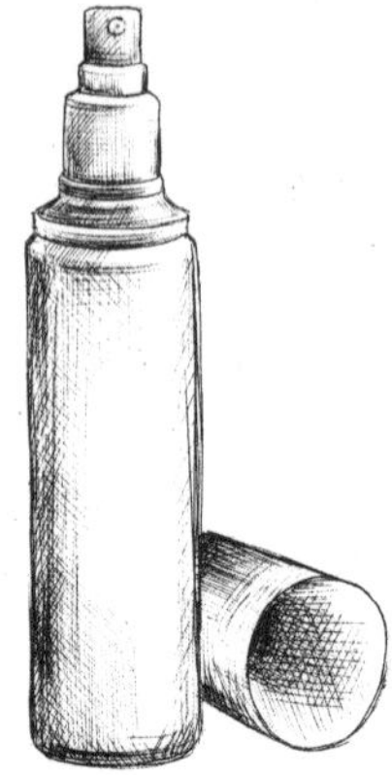

DÉODORANT EXPRESS

Fabriquez rapidement votre déodorant avec du bicarbonate de soude. Diluez-en 2 cuillères à café dans un pulvérisateur avec de l'eau tiède. Agitez énergiquement puis vaporisez vos aisselles. En 5 minutes, la mauvaise odeur est neutralisée.

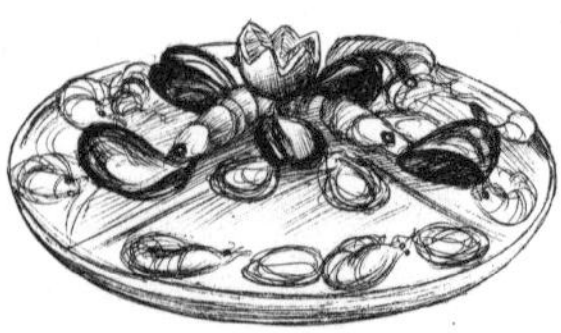

RINCE-DOIGTS INODORE

Quel délice de manger des fruits de mer. Mais à la fin du repas, vos mains sentent fortement l'odeur des crustacés. Remédiez à ce petit désagrément en plongeant vos doigts dans de l'eau bicarbonatée. Il n'existe pas meilleur rince-doigts ! Il ne laisse ni odeur ni mains collantes. Faites le test !

MAUVAISE HALEINE

Votre réveil n'a pas sonné ce matin ? Résultat, vous êtes parti en vitesse au travail sans prendre le temps de vous brosser les dents… Évitez la mauvaise haleine matinale avec le bicarbonate de soude. Un petit gargarisme et le tour est joué. D'une pierre deux coups, vous nettoyez aussi votre dentition !

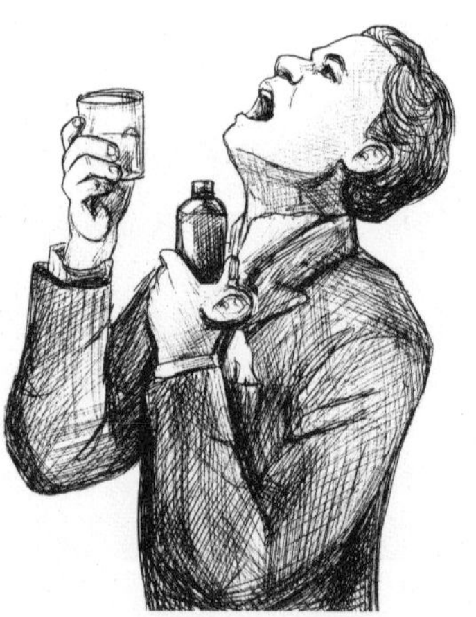

SOS ONGLES SALES

Vous peinez à enlever les résidus de vernis sur vos ongles ? Nettoyez-les avec du bicarbonate de soude. Saupoudrez le produit sur 1 petite brosse puis frottez énergiquement vos ongles humidifiés. En 2 à 3 passages, vous aurez des ongles impeccables. C'est radical !

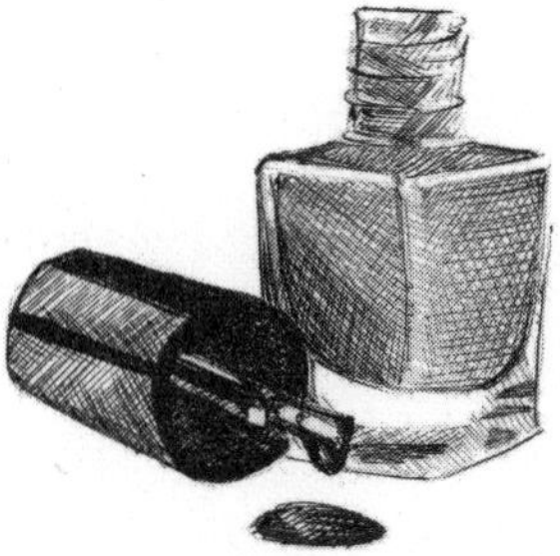

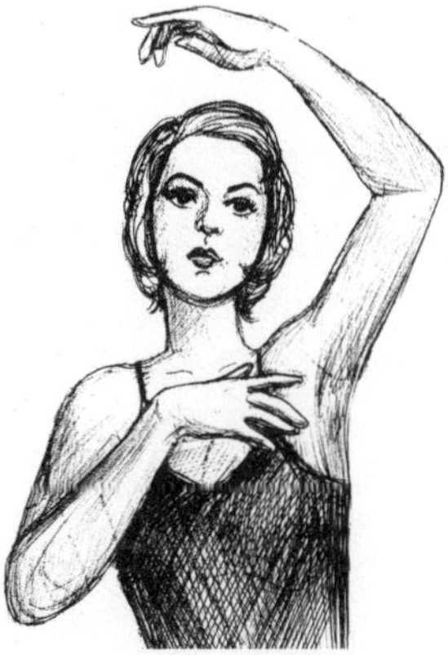

DÉODORANT MAISON

Vous avez tendance à transpirer facilement ? Tapotez simplement en tapotant vos aisselles avec un peu de bicarbonate de soude. Vous limiterez les odeurs nauséabondes. Gardez-en toujours un peu sur vous et renouvelez l'opération dans la journée si nécessaire.

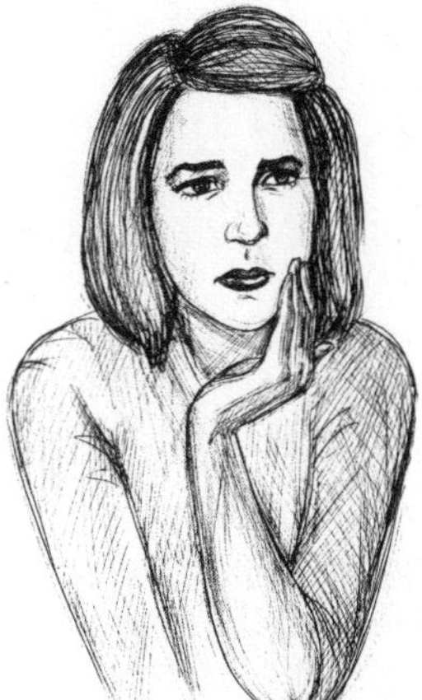

LIMITER LES PROBLÈMES DENTAIRES

Le bicarbonate de soude sera votre allié anticarie. Diluez-en 2 cuillères dans 1 verre d'eau et rincez-vous la bouche avec ce mélange 2 fois par semaine. Si vous avez les gencives sensibles, demandez au préalable l'avis à votre médecin.

HALTE AUX ODEURS DE FRITURE

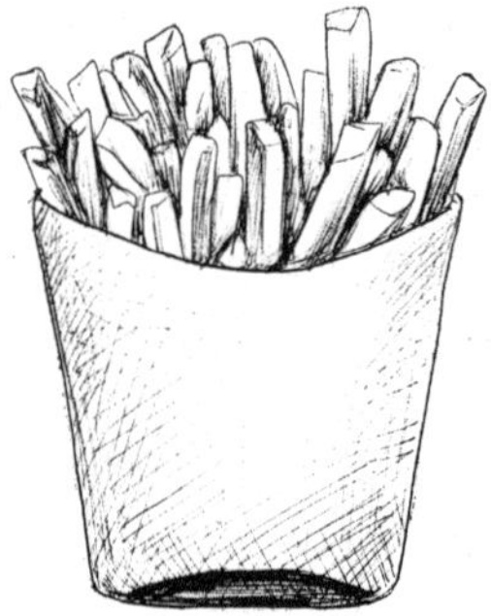

Après une longue journée à cuisiner, le constat est souvent le même : vos cheveux sentent la friture. Mamie s'empressait de les laver avec du bicarbonate de soude. Mélangez-en 2 cuillères à soupe dans une bouteille de 1,5 litre d'eau. Lavez-vous la tête avec votre shampooing habituel puis utilisez votre mélange comme dernière eau de rinçage. Vos cheveux seront propres et sans odeur !

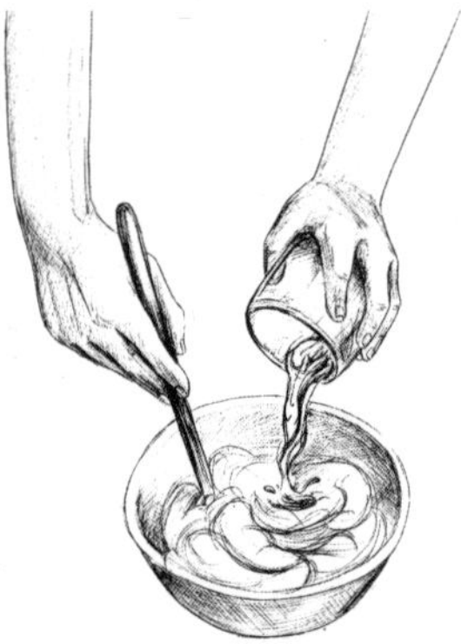

EN FINIR AVEC LES PELLICULES

Rien de pire que des cheveux remplis de pellicules. Éradiquez-les naturellement avec le bicarbonate de soude. Diluez-en 4 cuillères à café dans 1 bol d'eau et frictionnez votre cuir chevelu avec ce mélange. Renouvelez l'opération 2 fois pendant 2 semaines. Si le problème persiste, n'insistez pas. Consultez votre médecin.

ENLEVER LES PRODUITS COIFFANTS

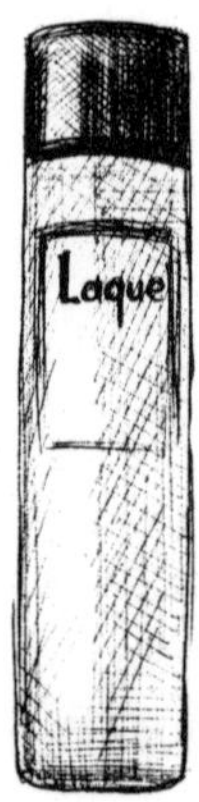

Le bicarbonate de soude est très efficace pour nettoyer votre cuir chevelu. Rincez-vous avec de l'eau additionnée de 2 cuillères à café de bicarbonate de soude et vous n'aurez plus de résidus de laque ou de gel dans les cheveux.

DES CHEVEUX SOUPLES

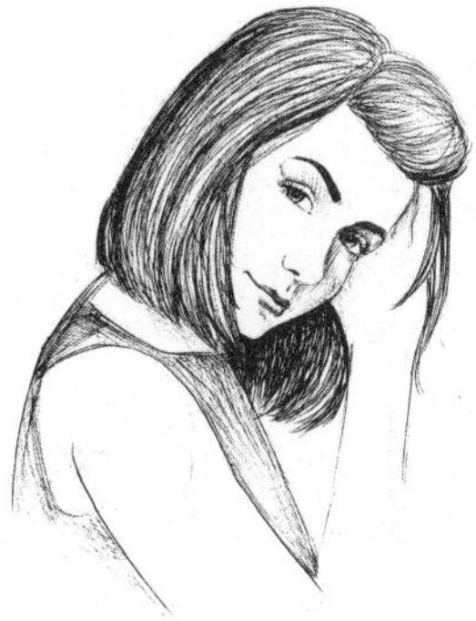

Certains jours, quoi que vous fassiez, vos cheveux ne veulent pas se coiffer. La raison : ils manquent de souplesse. Remédiez-y en ajoutant 1 cuillère à café de bicarbonate de soude à votre shampooing. Votre crinière devrait être moins rebelle et devrait se démêler plus facilement.

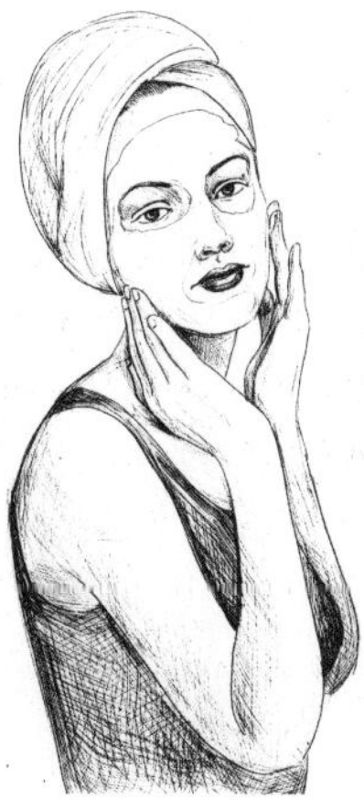

ANTIACNÉ

Ne cherchez plus la crème miracle contre les boutons. Faites plutôt confiance à Mamie qui avait une peau sans imperfections. Humectez votre visage avec un peu d'eau, puis étalez du bicarbonate de soude. Un masque avec des petits grains doit se former. Gardez-le 2 minutes si vous souhaitez faire un traitement de fond et 5 minutes si vous avez des boutons à chasser.

UN RASAGE PARFAIT

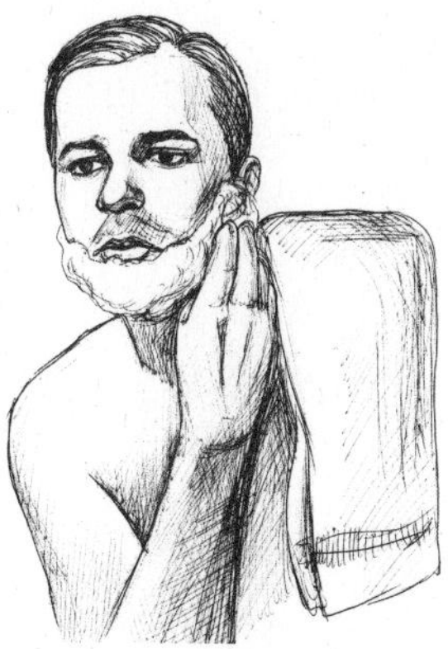

Votre homme peine à se raser proprement à cause de ses poils rebelles ? Suggérez-lui d'appliquer une fois par semaine un peu de bicarbonate de soude sur son visage humidifié. Après 5 minutes de pose, sa peau sera prête à être rasée.

UN POISSON BIEN TENDRE

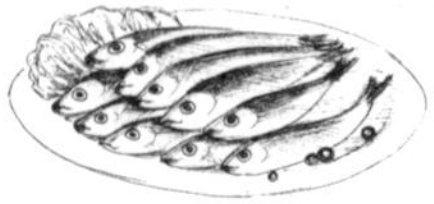

Le secret de Mamie pour obtenir un poisson tendre : le bicarbonate de soude. Avant de le faire cuire en papillote, elle n'oubliait pas de le saupoudrer avec ce produit magique. Testez : vos papilles verront la différence dès la première bouchée.

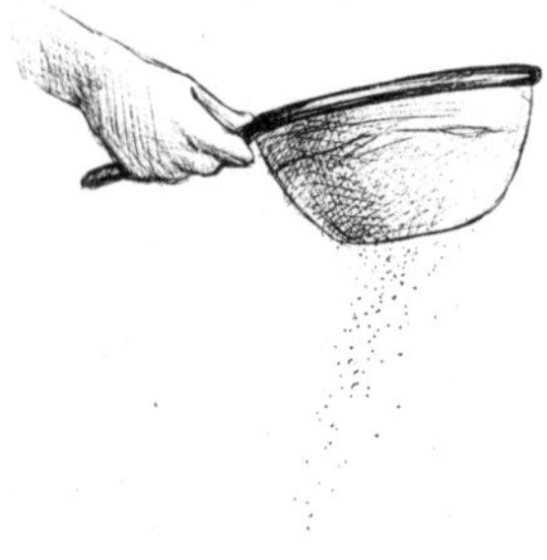

LIMITER L'ACIDITÉ DES TOMATES

Les estomacs fragiles digèrent difficilement l'acidité des tomates. Avant de les éliminer de votre alimentation, saupoudrez-les, avant ou après la cuisson, de bicarbonate de soude. Un geste simple qui facilitera le travail de votre estomac.

ATTÉNUER L'ODEUR DU FENOUIL

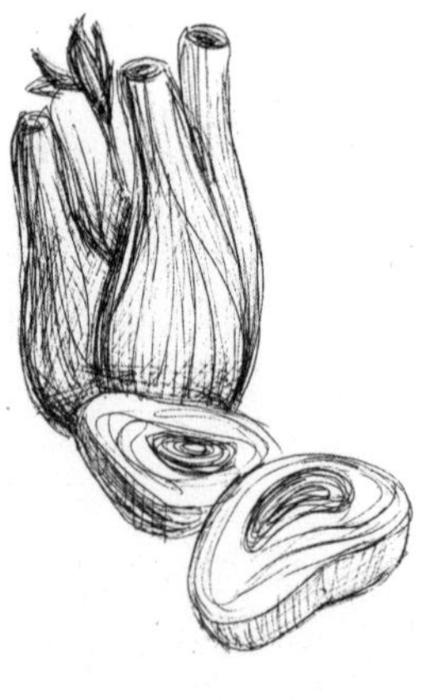

Lorsque Grand-mère cuisinait du fenouil, elle n'oubliait pas de jeter 1 cuillère de bicarbonate de soude dans son eau de cuisson. Elle évitait ainsi que l'odeur que dégageait sa préparation ne se répande dans toutes les pièces de la maison. Faites de même !

DES CRUCIFÈRES FACILES À DIGÉRER

Pensez à ajouter 1 pincée de bicarbonate de soude dans l'eau de cuisson de vos choux et de vos choux-fleurs. Un geste simple et économique qui les rendra plus digestes. Ce petit ajout permet également de les rendre plus fermes tout en étant tendres.

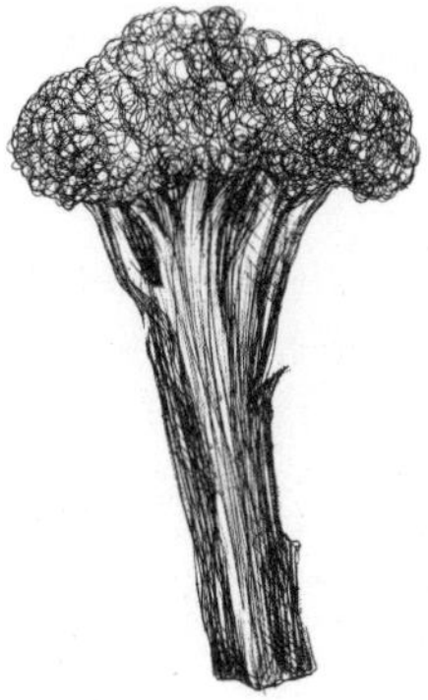

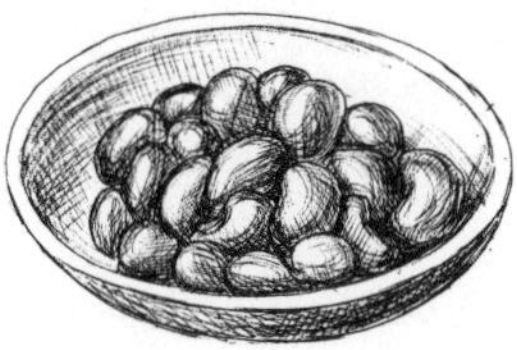

DES LÉGUMES SECS SANS FLATULENCES

La digestion des légumes secs entraîne souvent des flatulences. Évitez ce désagrément en les saupoudrant au préalable de bicarbonate de soude. Une pincée avant la cuisson suffit. Bonus : le bicarbonate de soude n'altérera pas leur goût.

UNE ORANGEADE PÉTILLANTE

Vous avez pourtant suivi la recette d'orangeade à la lettre, mais elle est trop acide. Ne la jetez pas ! Avant de la servir, ajoutez simplement 2 cuillères à café de bicarbonate de soude par litre d'orangeade. Votre préparation pétillera et sera buvable !

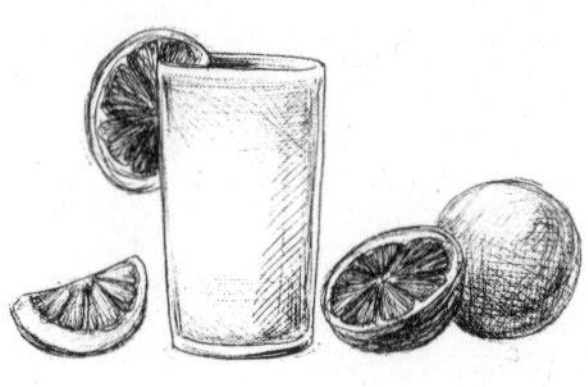

UN GIBIER MOINS GOÛTU

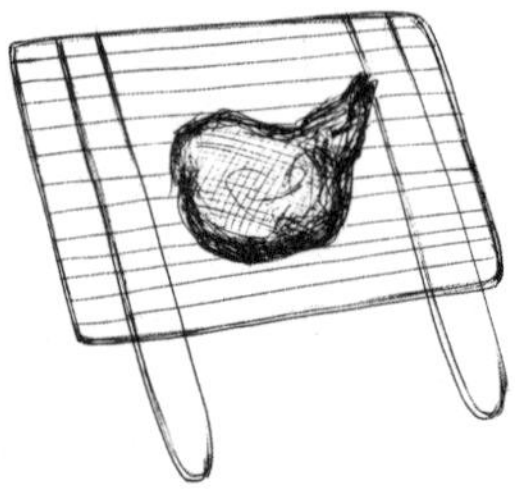

Le gibier peut être difficile à manger pour certains palais. Il est fort en bouche et dégage une odeur très prononcée. Limitez ce problème en jetant 1 cuillère à soupe de bicarbonate de soude dans l'eau de cuisson ou de braisage de votre viande.

UNE VIANDE CROUSTILLANTE

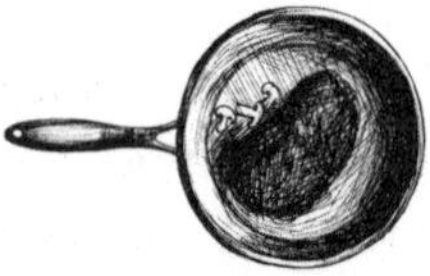

L'astuce de Mamie pour faire croustiller la viande : le bicarbonate de soude. Avant de jeter son morceau dans la poêle, elle la saupoudrait légèrement, puis elle faisait simplement faire à la viande 1 aller-retour sur le feu. Faites le test : votre mets sera en prime plus goûteux !

UN CHILI CON CARNE DIGESTE

Hummm... quelle joie de savourer un bon chili con carne. Le hic vient surtout après : la digestion est difficile et s'accompagne souvent de maux d'estomac. Remédiez-y simplement en saupoudrant de 2 cuillères à café de bicarbonate de soude votre préparation. Votre plat sera plus léger et beaucoup plus digeste.

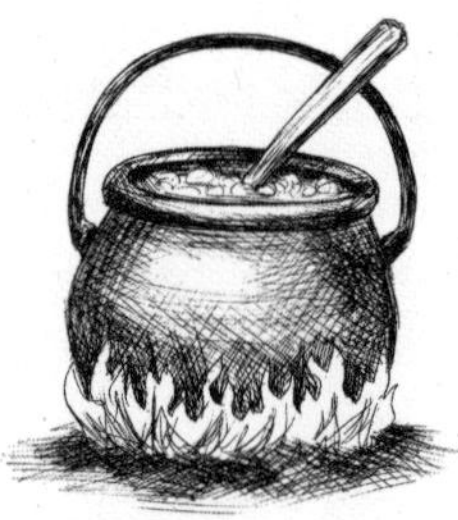

RÉUSSIR UN POT-AU-FEU

Le pot-au-feu est un plat difficile à réaliser. Il demande une surveillance constante, au risque d'obtenir une viande trop sèche. Mettez toutes les chances de votre côté en rajoutant 1 cuillère de bicarbonate de soude dans votre marmite. Vous attendrirez naturellement votre morceau de bœuf.

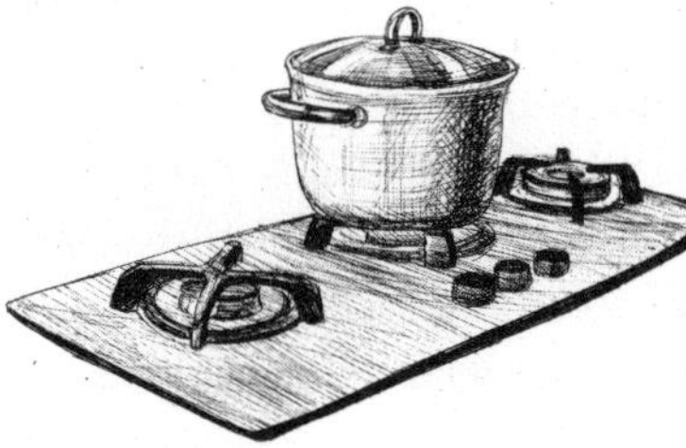

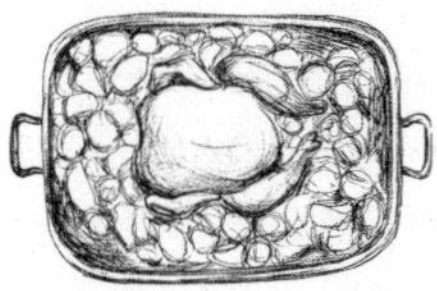

PLUMER FACILEMENT UNE VOLAILLE

Rien de plus simple que de plumer une volaille avec l'astuce de Grand-mère ! Portez à ébullition de l'eau avec 5 cuillères à soupe de bicarbonate de soude. Plongez-y votre viande 5 minutes puis plumez-la. Le plumage s'enlèvera presque tout seul !

DES AGRUMES MOINS ACIDES

Vous adorez rajouter des citrons et des pamplemousses à vos salades, au plus grand déplaisir de votre compagnon qui les trouve trop acides ? La solution : ajoutez 2 pincées de bicarbonate de soude. Cela adoucira le goût des agrumes et ravira toutes les papilles du foyer.

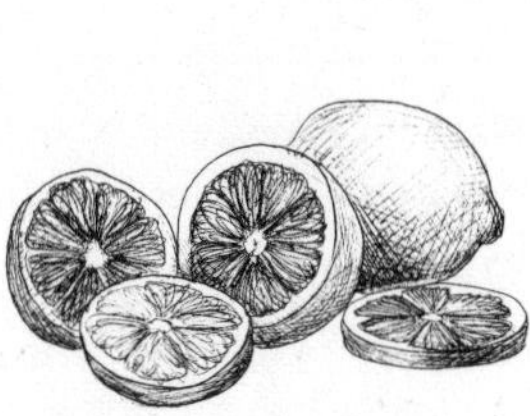

UN GRATIN DAUPHINOIS PARFAIT

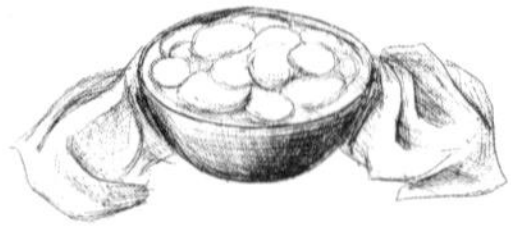

C'est la recette phare de nos grands-mères : le gratin dauphinois. Pas question pour Mamie de le rater. Si la recette peut varier d'une grand-mère à l'autre, sachez qu'elles ajoutaient toutes leur ingrédient magique : le bicarbonate de soude. Entre chaque couche de lamelles de pommes de terre, elles en jetaient 1 pincée. Ainsi, le lait ne caillera pas et les pommes de terre seront fondantes.

UNE PURÉE ONCTUEUSE

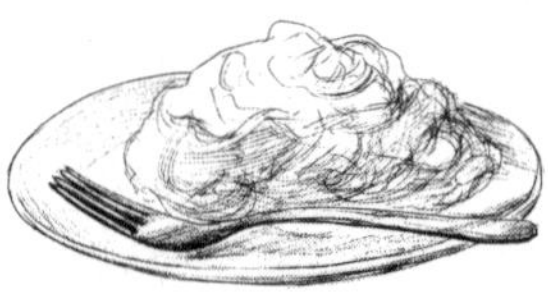

Enfant, vous savouriez la délicieuse purée de Mamie. Dans vos souvenirs, elle était onctueuse, fondante, sans grumeaux… En un mot : parfaite. Vous cherchez encore le secret de Grand-mère ? Le bicarbonate de soude. Mamie rajoutait 1 cuillère à ses pommes de terre. Faites de même et retournez en enfance le temps d'un repas !

ALLÉGER UN GÂTEAU

Vous adorez cuisiner de bonnes pâtisseries ? À tel point que chaque semaine vous testez une nouvelle gourmandise : muffins, cupcakes, tarte au citron… Mais voilà, vous avez du mal à les digérer. Ne renoncez pas à votre gourmandise ! Pensez plutôt simplement à alléger vos gâteaux. Rajoutez 3 cuillères à café de bicarbonate de soude à vos préparations. Elles seront ainsi plus digestes.

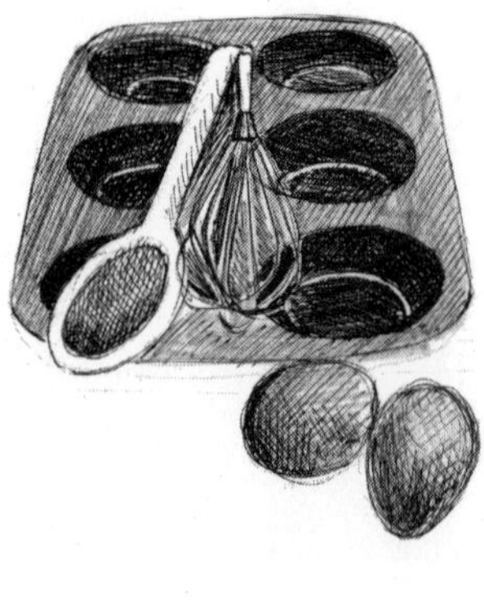

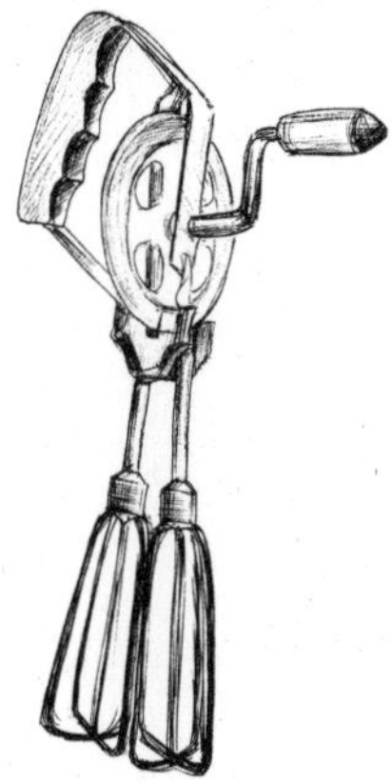

DES BLANCS EN NEIGE PARFAITS

Le bicarbonate de soude sera votre ingrédient magique si vous souhaitez réussir comme un chef des blancs en neige. Une cuillère à café pour 4 œufs suffit à les rendre fermes et encore plus légers. Si vous optez pour cet ingrédient, n'utilisez pas de sel au risque d'altérer le goût de vos blancs.

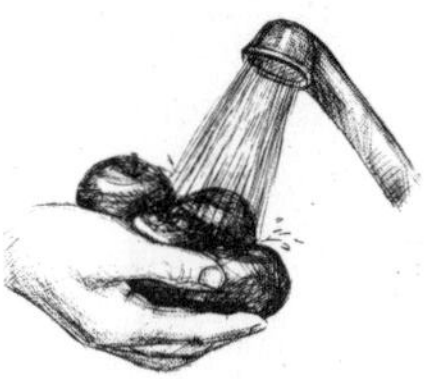

ENLEVER LES PRODUITS CHIMIQUES

Tout le monde le sait, les fruits et les légumes non bio achetés dans le commerce sont traités avec des produits chimiques. Même en les rinçant avec de l'eau, il reste toujours des résidus. Pour les enlever, plongez vos aliments dans de l'eau bicarbonatée. Rincez ensuite abondamment puis dégustez.

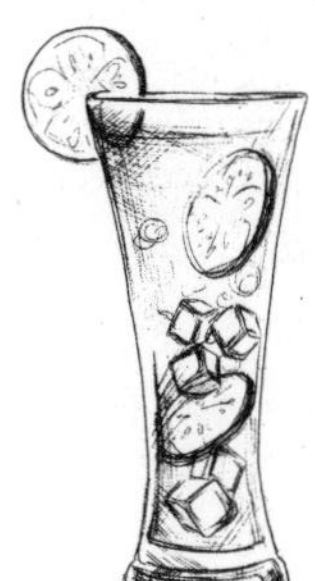

COCKTAIL FRUITÉ MAISON

Rien de mieux que 1 pincée de bicarbonate de soude dans vos jus de fruits frais. Non seulement il les fait pétiller, mais en plus il les rend plus digestes. Sans oublier qu'il permet de raviver leur couleur. Pensez-y si vous recevez des invités : ils seront tous bluffés.

CONSERVER LES FRUITS PLUS LONGTEMPS

À chaque fois c'est pareil : vous achetez des fruits et vous en jetez la moitié car ils ont trop vite moisi. Évitez simplement ce désagrément en leur jetant un peu de bicarbonate de soude. Il est un excellent conservateur naturel. En prime, il n'altérera que très peu la saveur de vos aliments.

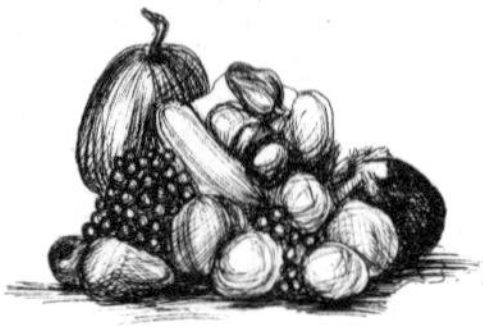

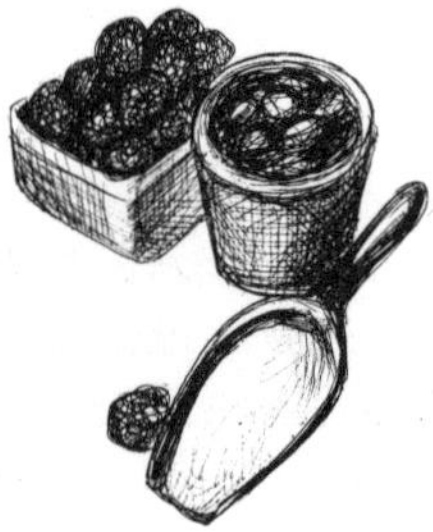

ADOUCIR LES CONFITURES

Certains fruits ont une saveur qui peut rebuter plus d'un palais. Surtout lorsqu'ils sont cuits. Si vous souhaitez rendre plus doux le goût de vos confitures trop acides ou trop amères, saupoudrez en fin de cuisson votre préparation d'une petite poignée de bicarbonate de soude. Goûtez-la et ajustez la dose de bicarbonate selon vos préférences. Plus vous en rajouterez, plus la saveur sera atténuée.

TACHES DE VIN

Qu'elle soit récente ou ancienne et résistante, le bicarbonate de soude viendra à bout d'une tache de vin sur votre beau chemisier ou votre nappe blanche. Il suffit de le mélanger avec un peu de jus de citron pour en faire 1 pâte que vous laisserez appliquée sur la tache 1 heure. Rincez, le tour est joué !

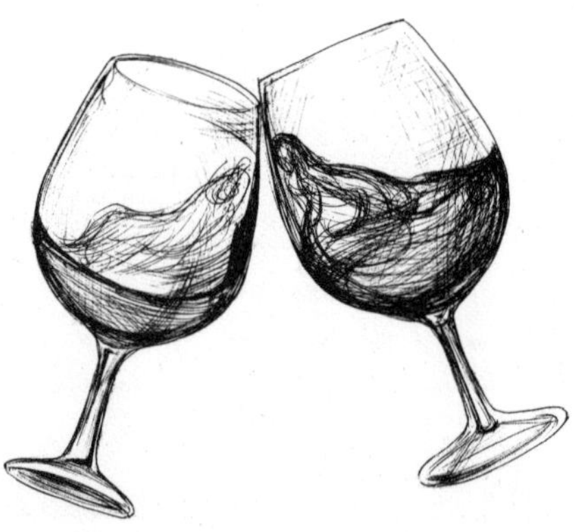

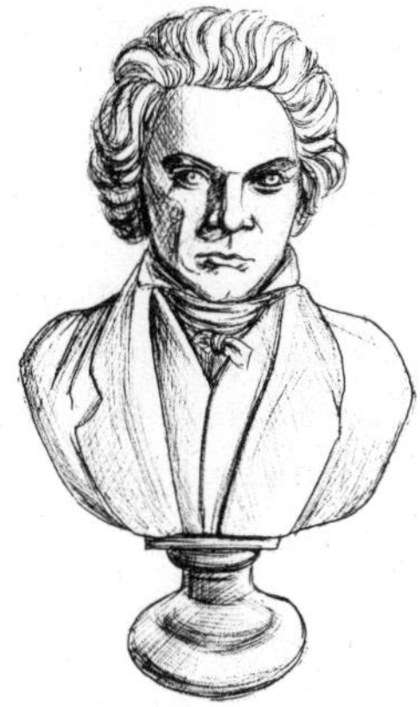

TACHES SUR DU MARBRE

Le marbre est assez résistant aux taches, mais il a tendance à ternir. Vous le raviverez en le frottant avec un chiffon imprégné d'eau bicarbonatée. S'il y a des taches, grattez-les au préalable si cela est possible. Vous en viendrez à bout avec une pâte de bicarbonate (du bicarbonate de soude et de l'eau).

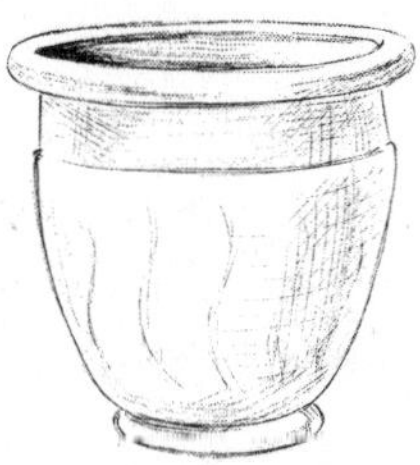

TACHES SUR LA FAÏENCE

Votre vase en faïence est tout sale ! Comment bien le nettoyer ? Réalisez 1 pâte à base de bicarbonate de soude que vous mélangerez à un peu d'eau chaude. Apposez un peu de cette pâte sur 1 linge doux et frottez les traces. Rincez et essuyez. Votre vase a retrouvé son éclat d'antan.

TACHES SUR LA PORCELAINE

De vilaines traces noires ornent votre beau service en porcelaine, et elles sont coriaces ! Optez pour le bicarbonate de soude : mélangez-en un peu avec de l'eau bien chaude et imbibez 1 chiffon de cette pâte. Frottez les marques, rincez et essuyez : votre service est comme neuf !

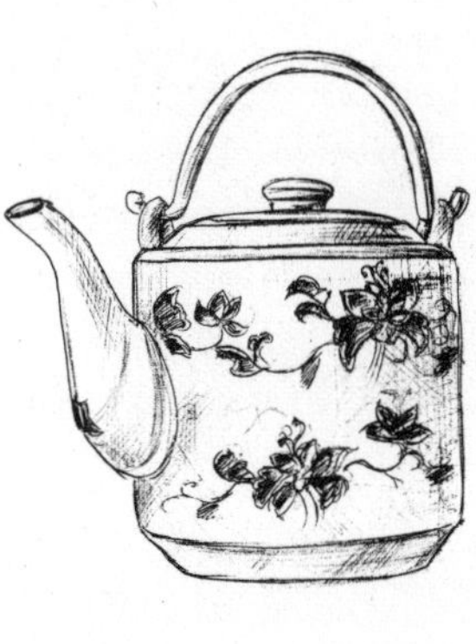

TACHES SUR DU CUIVRE

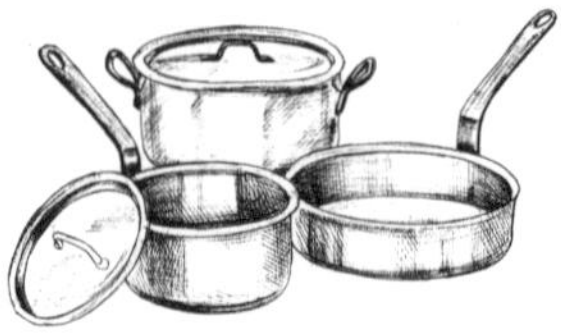

Vos belles casseroles en cuivre sont tachées ? Voici la solution soufflée par nos aïeules : mélangez à parts égales du bicarbonate de soude et des cendres de bois en poussière (pensez à retirer les morceaux solides de charbon). Mouillez pour en faire une pâte et frottez les marques avec ce mélange, rincez et séchez.

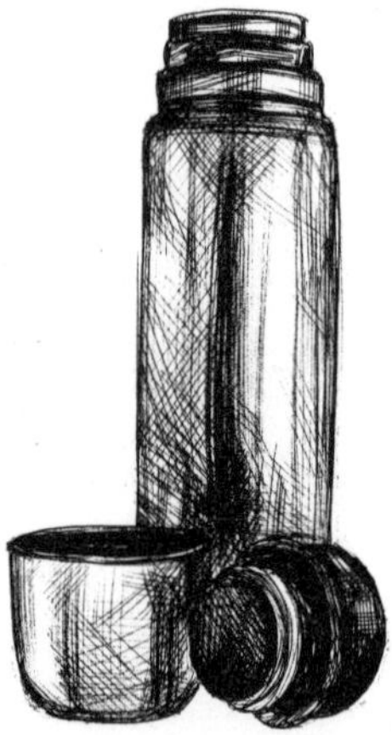

UNE BOUTEILLE ISOTHERME PROPRE

Une bouteille isotherme est souvent tachée de marques de café. Pour y remédier, remplissez-la au tiers de bicarbonate de soude et d'un peu d'eau froide. Agitez bien la bouteille : le résultat est surprenant. En revanche la bouteille nécessite plusieurs rinçages avant d'être réutilisée.

TACHES SUR UN ABAT-JOUR

Votre abat-jour présente de vilaines auréoles ? Préparez une base en mélangeant du bicarbonate de soude et de l'eau à parts égales (rajoutez un peu de bicarbonate si la pâte est trop liquide) et appliquez-la sur les taches. Rincez avec une éponge humide. Attention, ne pas utiliser sur un matériau qui ne supporte pas l'eau, comme le papier ou la soie !

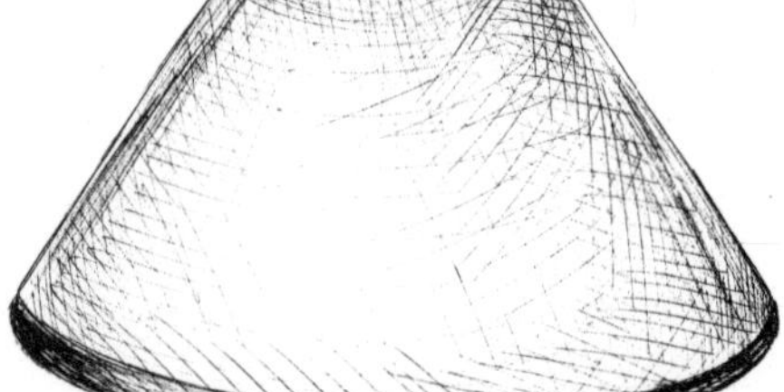

TACHES DE FEUTRE

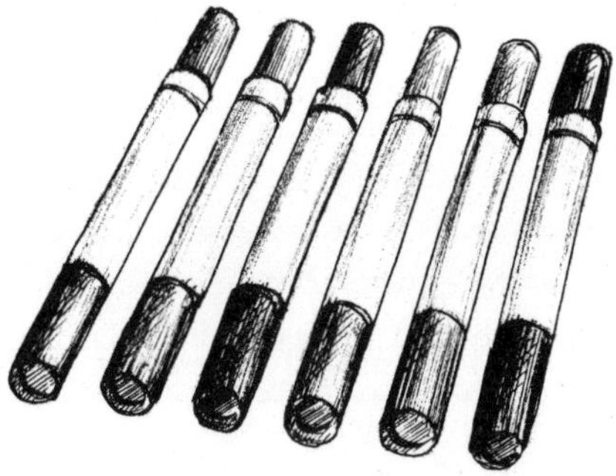

Et voici de belles taches de toutes les couleurs ! Les enfants ont l'esprit créatif, toutefois leurs habits font les frais des coups de feutre lorsqu'ils se mettent à dessiner. Mais ce n'est pas grave, puisque Mamie vous a montré de quelle manière les éliminer : un peu de jus de citron et de bicarbonate de soude apposés sur la tache. Laissez sécher puis rincez bien.

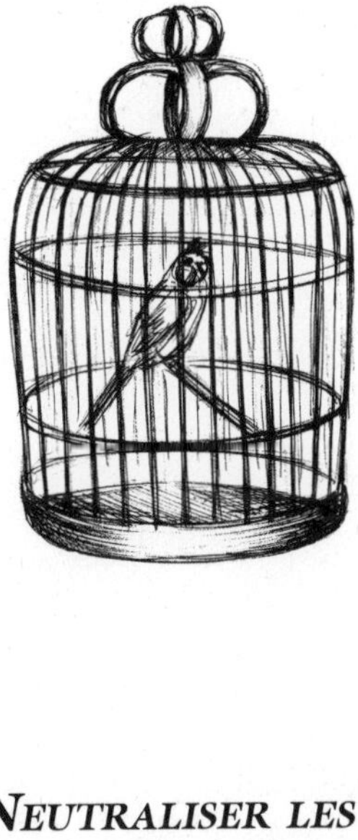

NETTOYER UNE CAGE À OISEAUX

Assainir la cage de votre oiseau ? Rien de plus simple : un peu de bicarbonate de soude sur 1 éponge mouillée et le tour est joué. Vous n'avez plus qu'à frotter barreaux et bac. Saupoudrez-en ensuite un peu au fond du bac et placez du papier journal par-dessus. Les odeurs seront atténuées et les parasites passeront leur chemin.

NEUTRALISER LES ODEURS DE DÉJECTIONS

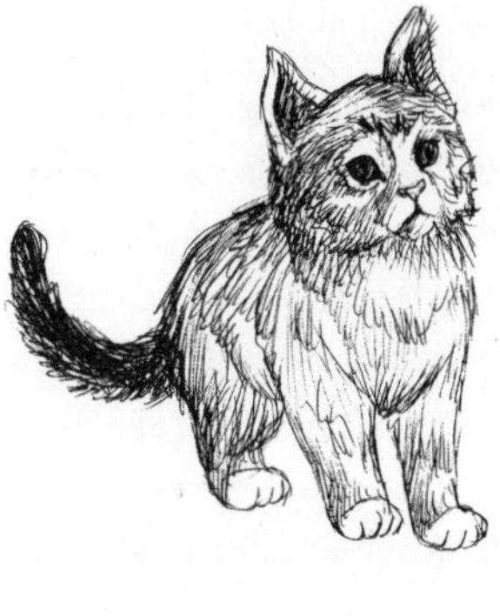

Chiots et chatons ne sont pas encore habitués à faire leurs besoins là où il faut. Si votre tapis se retrouve souillé et que, même après avoir nettoyé, la tache et l'odeur persistent, pulvérisez cette solution : 60 g de bicarbonate de soude dilués dans 1 litre d'eau. Laissez agir 15 minutes, rincez et laissez sécher naturellement. Et adieu les odeurs !

NETTOYER LA LITIÈRE DU CHAT

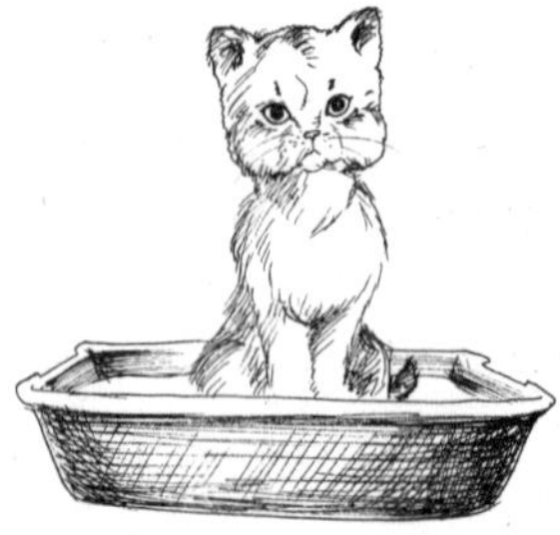

Pour nettoyer efficacement la litière de votre chat, remplissez-la à moitié d'eau tiède et versez-y 10 cl de vinaigre blanc. Laissez agir une dizaine de minutes. Videz le bac et saupoudrez de bicarbonate de soude. Frottez, puis rincez. Déposez quelques gouttes d'eau de Javel en son fond, cela attirera votre compagnon.

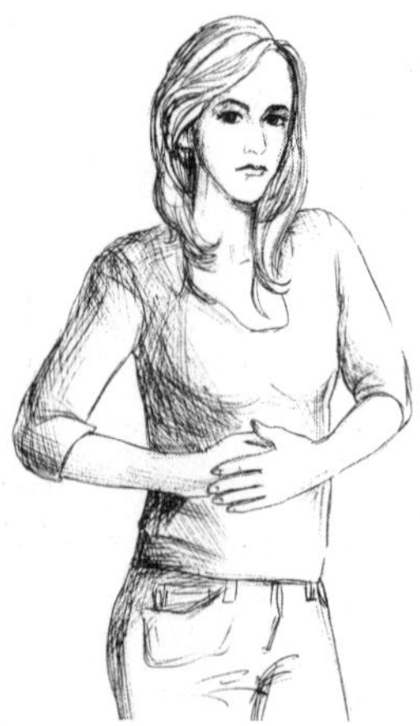

MIEUX DIGÉRER

Votre ventre fait des siennes ? Après un repas copieux, il arrive que la digestion soit compliquée. Boire de l'eau gazeuse permet de mieux digérer. Mais choisissez-la bien : elle doit être riche en bicarbonate de soude.

LESSIVE ÉCOLOGIQUE

Râpez 1/2 savon de Marseille à l'huile d'olive et sans colorant dans 1,5 litre d'eau bouillante. Ajoutez-y 1 cuillère à soupe de bicarbonate de soude et 30 gouttes d'huile essentielle d'arbre à thé, secouez jusqu'à ce que le savon soit bien dissous. Votre lessive devra être secouée avant chaque utilisation car le savon a tendance à retomber au fond du bidon.

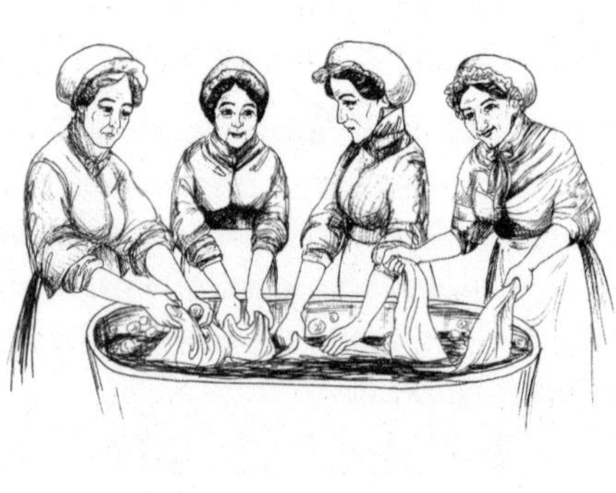

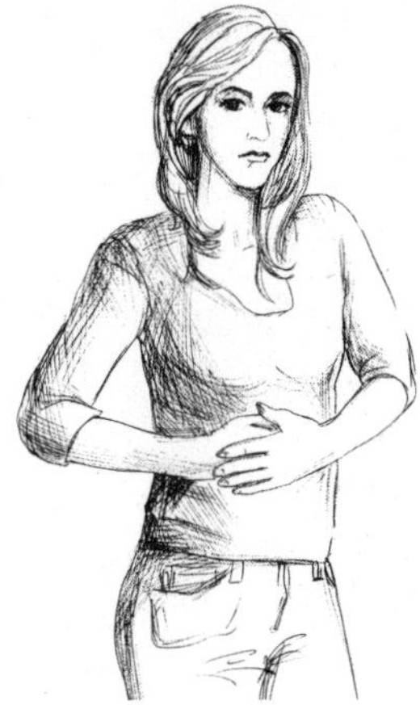

BRÛLURES D'ESTOMAC

Vous calmerez en une petite demi-heure des aigreurs d'estomac en buvant un verre d'eau auquel vous aurez ajouté 1 cuillère à café de bicarbonate de soude. Ce remède de grand-mère n'a pour but que de soulager une douleur passagère, et n'est pas efficace face à des maux d'estomac chroniques.

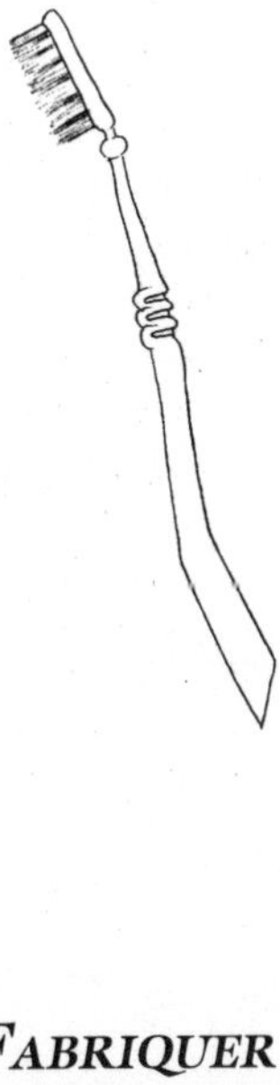

FABRIQUER SON DENTIFRICE

Réalisez votre propre pâte à dentifrice : mélangez 1 cuillère à soupe d'argile blanche ultraventilée et 1 cuillère à soupe de bicarbonate de soude. Pour la fraîcheur de l'haleine, ajoutez quelques gouttes d'huile essentielle de menthe poivrée. Vous pouvez utiliser ce dentifrice en poudre ou y ajouter un trait d'eau pour former une pâte.

FABRIQUER SON LIQUIDE VAISSELLE

Pour réaliser un liquide vaisselle écologique, diluez, dans 1 litre d'eau bouillante, 5 cuillère à soupe de bicarbonate de soude et 5 de savon noir. Si vous voulez un liquide vaisselle à fort pouvoir dégraissant, remplacez 2 cuillères à soupe de savon noir par 2 de cristaux de soude ; il est alors préférable de porter des gants, les cristaux sont irritants.

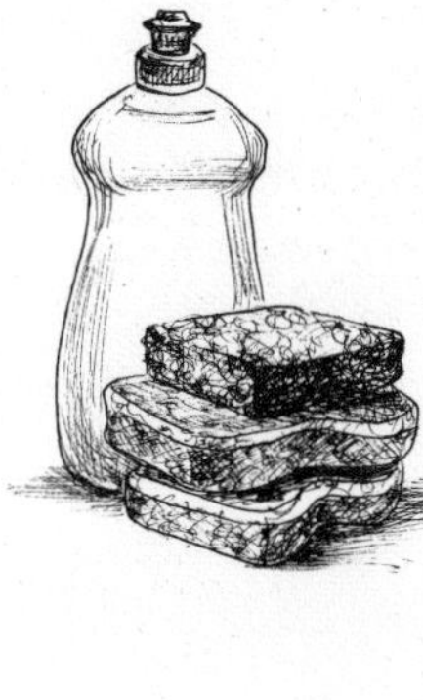

Le miel

Le miel

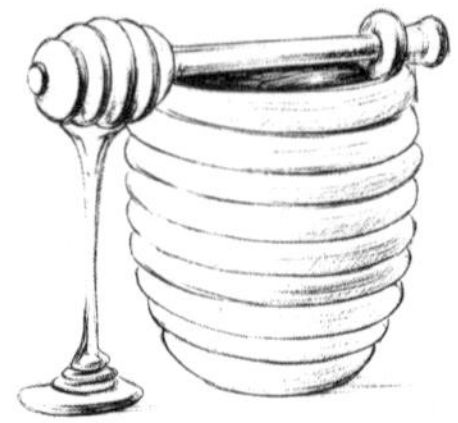

Le miel a de longue date été utilisé comme un remède populaire. Cet usage est encouragé par certaines recherches qui ont confirmé ses propriétés antiseptiques, dont on tire profit aussi bien en avalant le miel qu'en l'appliquant sur la peau.

C'est un produit quasi magique : une belle robe dorée, un parfum savoureux, une recette élaborée que l'homme serait en peine de reproduire seul et qui se fabrique pourtant naturellement, à partir du nectar que les abeilles travailleuses récoltent patiemment.

Le miel semble aujourd'hui réservé au petit déjeuner et à la confection du pain d'épices. Avant la canne à sucre, avant la betterave, c'est pourtant du miel dont on se servait pour apporter un peu de douceur en cuisine. Si cet usage s'est un peu perdu, il n'est pourtant pas sans intérêt sur le plan nutritionnel. Le miel est, en effet, moins calorique que le sucre en poudre et il est composé de plus d'une dizaine de sucres différents. Le miel cristallise inévitablement, ce qui a le don d'énerver le consommateur, qui le croit alors bon à jeter. On reconnaît pourtant la qualité du miel à sa capacité à cristalliser en formant des grains très fins. Si vous souhaitez que votre miel reste liquide le plus longtemps possible, misez sur le miel d'acacia.

Variétés

Les arômes, la couleur et la texture du miel varient considérablement selon sa provenance, et plus précisément selon les fleurs mellifères sur lesquelles les butineuses auront pu se promener. Pour acheter un miel de qualité, ou tout au moins vous repérer dans cet univers de parfums, vous pouvez vous baser sur les labels. Deux miels sont, en effet, protégés par une AOC (Appellation d'origine contrôlée) : le miel de Corse et le miel de sapin des Vosges. Il existe également trois labels rouges : le miel de lavande et de lavandin, le miel de sapin et le miel toutes fleurs. Enfin, le miel d'Alsace et le miel de Provence font l'objet d'une IGP (Indication géographique protégée).

Symboles

On retrouve le miel dans les cultures et religions : symbole de douceur dans le judaïsme, de prophétie en Grèce et dans le christianisme, de médicament pour l'islam. Mais aussi de soleil, de pureté, de poésie, de science...

Gelée royale

La gelée royale est la substance créée par les abeilles nourrices : elle est riche en protéines, acides aminés, lipides et vitamines. Elle possède des vertus nutritionnelles et pharmacologiques non négligeables.

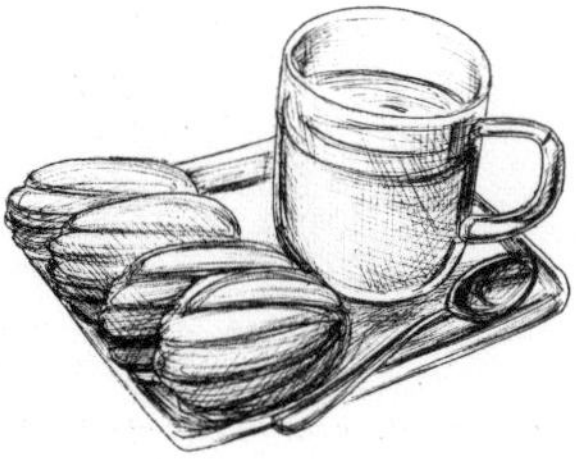

DES MADELEINES MOELLEUSES

Les madeleines se dessèchent inévitablement, même si vous les conservez dans une boîte hermétique. Pour leur redonner un peu de moelleux, rien de tel que le citron. Faites chauffer un peu d'eau avec 2 cuillères à café de miel et le jus d'un citron. Imbibez les madeleines avec cette préparation à l'aide d'un pinceau. Dégustez !

UN GLAÇAGE ORIGINAL

Assez du traditionnel glaçage sur vos gâteaux, à base de sucre glace et d'eau ? Nos aïeules en concoctaient un autre, voici leur recette : elles badigeonnaient leur gâteau de jus de citron, à l'aide d'un pinceau. Faites de même dans un second temps, avec un peu de miel. Et régalez-vous !

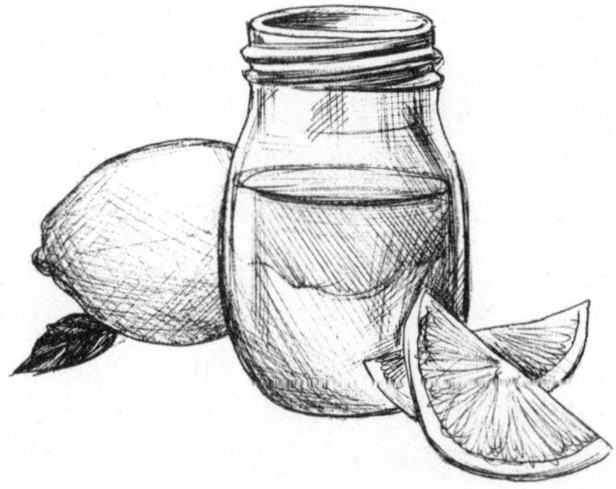

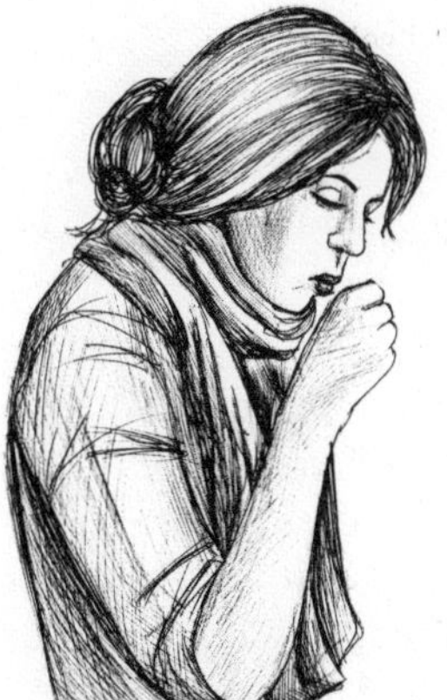

SOULAGER UNE BRONCHITE

Vos bronches sont prises et vous gênent au quotidien ? Grand-mère soulageait les siennes en avalant un sirop apaisant maison. Voici sa recette : mélangez le jus de 3 citrons avec 4 cuillères à soupe de miel. À chaque quinte de toux, prenez 1 cuillère à soupe de ce breuvage. Si le mal persiste, n'hésitez pas à consulter votre médecin.

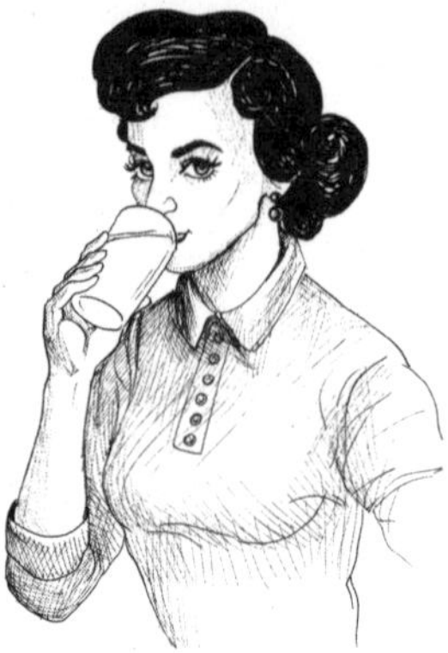

GORGE IRRITÉE

Soulagez efficacement votre gorge irritée avec la recette magique de Mamie. Mélangez le jus de 1 citron avec de l'eau chaude. Ajoutez 2 cuillères à soupe de miel et faites des gargarismes avec cette mixture. Veillez bien à faire baigner le mélange jusqu'au fond de la gorge. Renouvelez le soin 3 fois par jour.

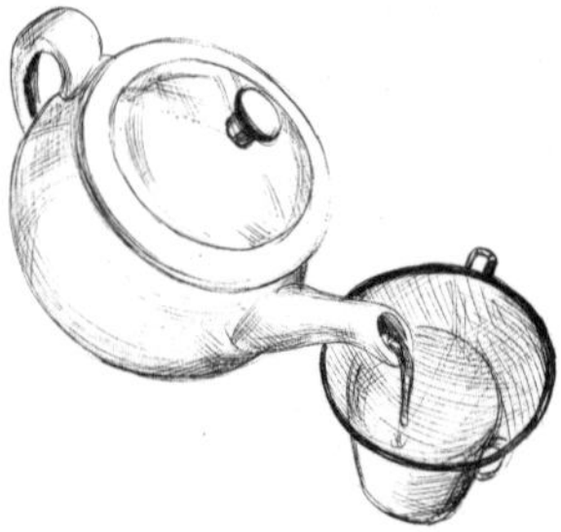

CALMER LES MAUX DE GORGE

L'automne et l'hiver apportent leurs lots de petits virus, qui commencent par entraîner d'abord des maux de gorge. Mamie se soulageait avec son remède à base de citron. Pressez-en un dans une infusion de thym et ajoutez 1 cuillère à café de miel. Buvez cette préparation tout au long de la journée.

FAIRE BAISSER LA FIÈVRE

Ce remède d'antan ne dispense pas de prendre l'avis d'un médecin mais il peut vous aider à faire tomber la fièvre plus rapidement. Faites sécher l'écorce d'un citron et passez-la dans un moulin à café. Une poudre fine doit se former. Incorporez-en 1 cuillère à café dans de l'eau chaude avec 1 cuillère à soupe de miel. Avalez ce mélange toutes les 2 heures.

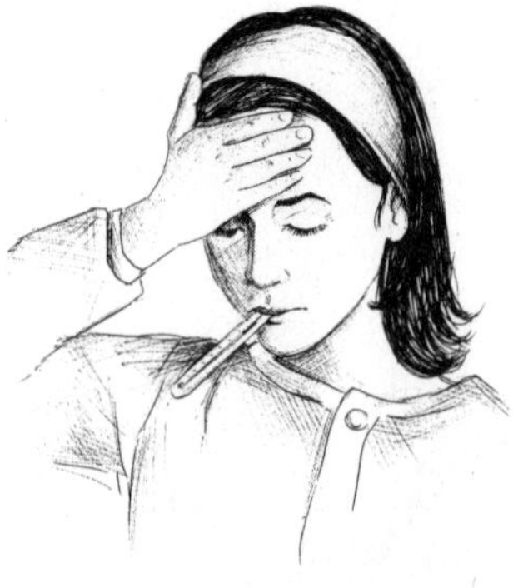

LES LENDEMAINS DE SOIRÉES ARROSÉES

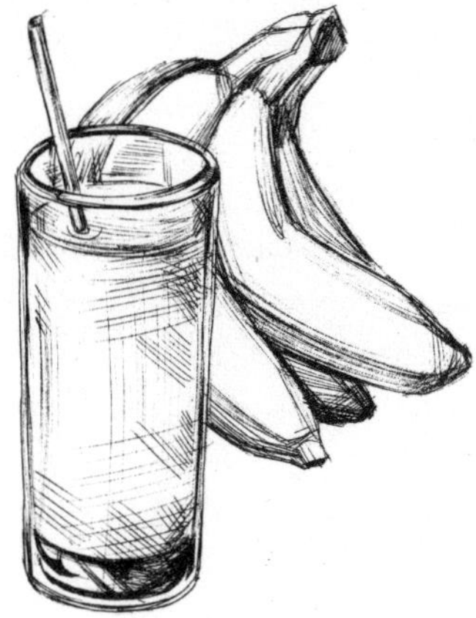

Ce qu'il vous faut ? Refaire le plein de potassium, de vitamines, de fructose et autres éléments nutritifs. Pour cela, rien de tel qu'un milk-shake à la banane. Mixez 1/2 verre de lait avec 1 banane et 2 cuillères à café de miel. Le meilleur remède est encore de ne pas boire ou de ne boire que très modérément.

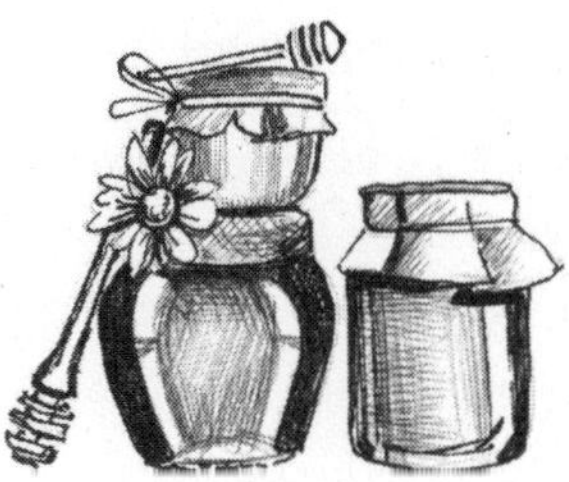

DU MIEL POUR LES AMOUREUX

Épluchez et hachez 150 g de gingembre frais. Faites-le bouillir pendant 20 minutes, égouttez-le puis recommencez. Laissez reposer une dizaine d'heures. Ajoutez ensuite 500 g de miel et faites bouillir pendant 15 minutes. Refaites bouillir 15 minutes 2 heures plus tard... Régalez-vous, en duo, bien sûr...

UNE GARNITURE QUI CHANGE AVEC LES VIANDES BLANCHES

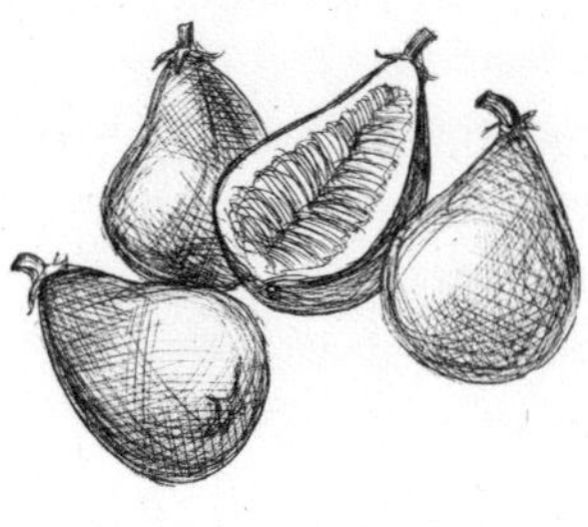

Changez des éternelles pommes de terre, légumes verts et autres féculents pour accompagner les volailles ! Mettez-vous aux figues ! Une idée ? Ouvrez-les, farcissez-les de fromage de chèvre, ajoutez une pointe de miel, saupoudrez d'herbes de Provence et passez-les au four. Un vrai régal !

UN MASQUE POUR LES PEAUX SENSIBLES

Chouchoutez votre peau ! Pollution, vent, froid, elle en voit de toutes les couleurs et devient plus sensible aux agressions. Écrasez la pulpe de 2 abricots avec 1 cuillère à café de miel de lavande. Mélangez jusqu'à obtention d'une pâte crémeuse. Appliquez sur le visage et laissez poser 10 minutes avant de rincer.

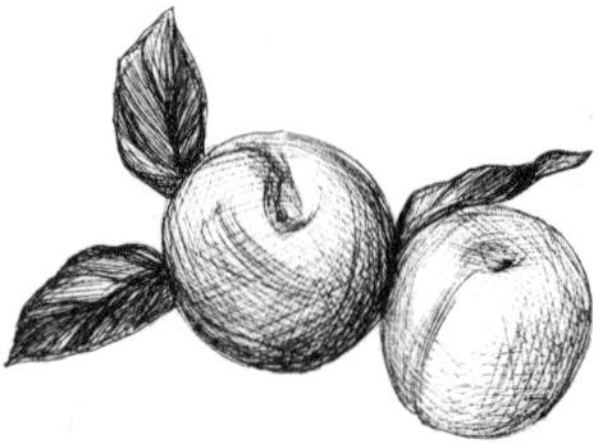

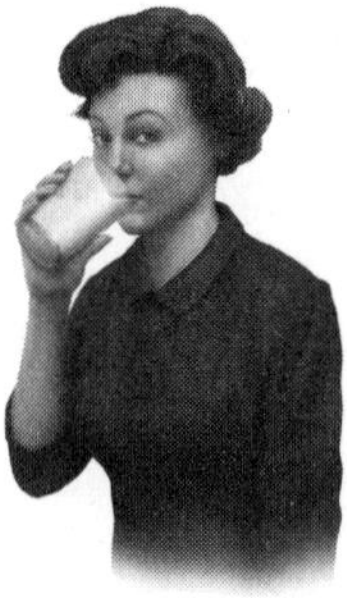

SOULAGER UN MAL DE GORGE

Déposez 1 poignée de feuilles et quelques fleurs de ronce dans une casserole avec 500 millilitres d'eau froide. Portez à ébullition pendant un bon quart d'heure. Filtrez, sucrez au miel et utilisez cette préparation en gargarisme ou bain de bouche 2 fois par jour. Le mal de gorge devrait rapidement s'envoler.

UN BAIN HYDRATANT

Chouchoutez votre peau en l'hydratant généreusement. Mélangez un litre de lait chaud avec 4 cuillères à soupe de miel et 2 cuillères à soupe de poudre d'amandes. Versez cette préparation dans votre bain. Après 20 minutes, votre peau sera intensément nourrie et satinée à souhait !

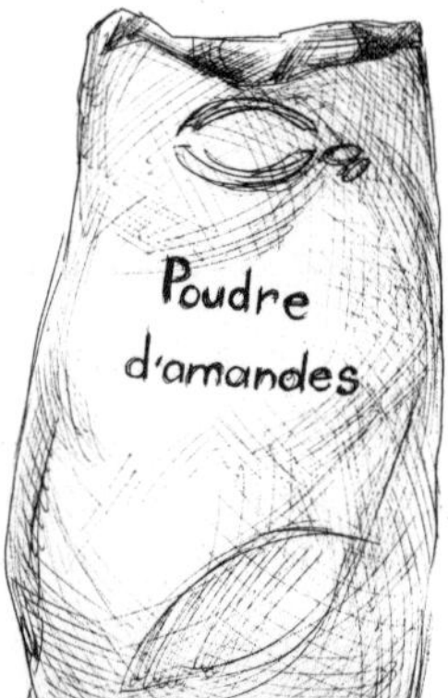

Soulager une infection urinaire

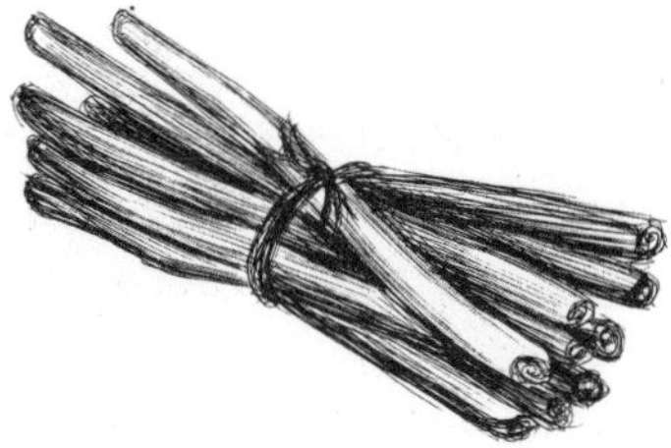

L'objectif ? Éliminer les germes de la vessie. Comment ? En buvant 1 verre d'eau tiède additionnée de 2 cuillères à soupe de cannelle en poudre et de 1 cuillère à café de miel. Répétez l'opération si nécessaire et buvez beaucoup d'eau. Le résultat devrait rapidement se faire sentir.

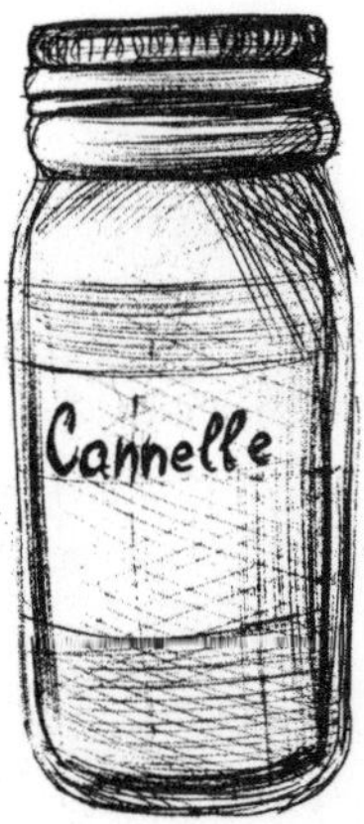

De la cannelle contre l'arthrite

Pour soulager la douleur et retrouver votre liberté de mouvement, essayez cette recette ! Dans une tasse d'eau chaude, mélangez 2 cuillères à café de miel et 1 cuillère à café de cannelle en poudre. À boire chaque jour, matin (avant le petit déjeuner) et soir (après le dîner), pour un résultat optimal.

Améliorer la santé cardiaque

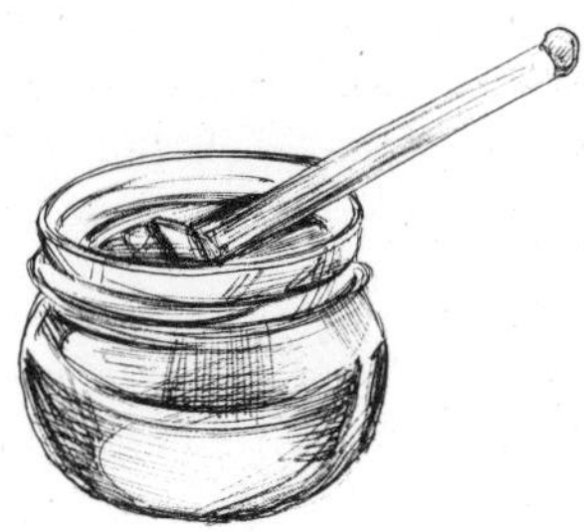

Pour tonifier le cœur, dites adieu aux confitures et autres pâtes à tartiner et essayez la préparation qui suit. Mélangez du miel avec un peu de cannelle en poudre jusqu'à obtention d'une pâte homogène. À adopter tous les matins au petit déjeuner !

FINI LA GUEULE DE BOIS

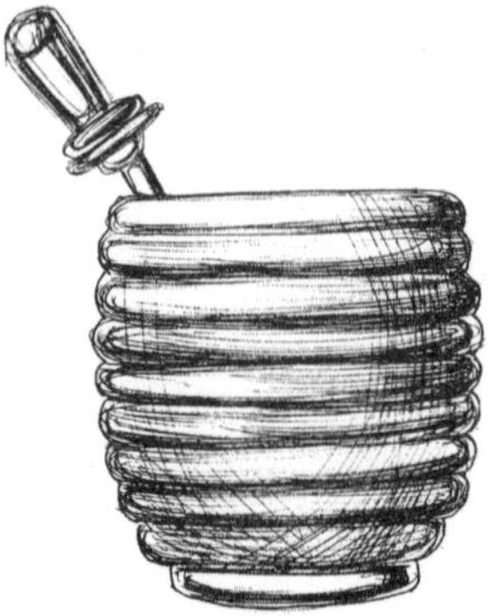

Dur, le réveil ce matin. Cheveu hirsute, regard hagard et ventre franchement barbouillé… La faute aux excès d'hier soir. Pour soulager votre estomac malmené et refaire le plein d'énergie, mangez une tartine de pain et de miel. Le fructose qu'il contient contribuera à éliminer plus rapidement l'alcool de votre organisme. Mais le meilleur remède est encore de ne pas boire ou de ne boire que très modérément.

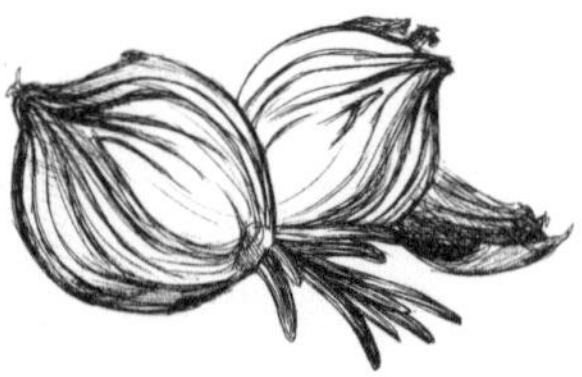

L'OIGNON CONTRE LA TOUX

Grand-mère fabrique elle-même son sirop contre la toux. Elle fait bouillir 5 oignons épluchés et recueille l'eau de cuisson. Elle y ajoute un peu de miel, et le tour est joué. Il n'est pas aussi bon que celui qu'elle pourrait trouver en pharmacie, mais il a l'avantage d'être naturel et tout aussi efficace.

PRÉPARER UN MASQUE TENSEUR POUR LES PEAUX SÈCHES

Voilà une recette simple et efficace pour une mise en beauté rapide des peaux sèches. Mélangez une cuillère à soupe de crème de lait avec un peu de miel. Appliquez sur le visage et laissez agir pendant une vingtaine de minutes. Rincez délicatement à l'eau, minérale de préférence, et plutôt chaude.

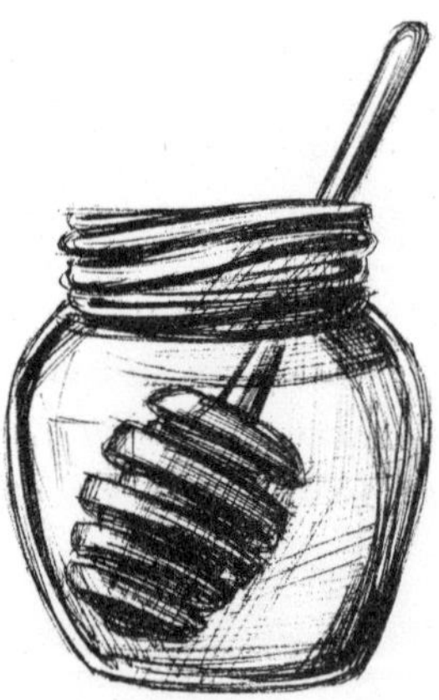

UN MASQUE ANTIRIDES MAISON

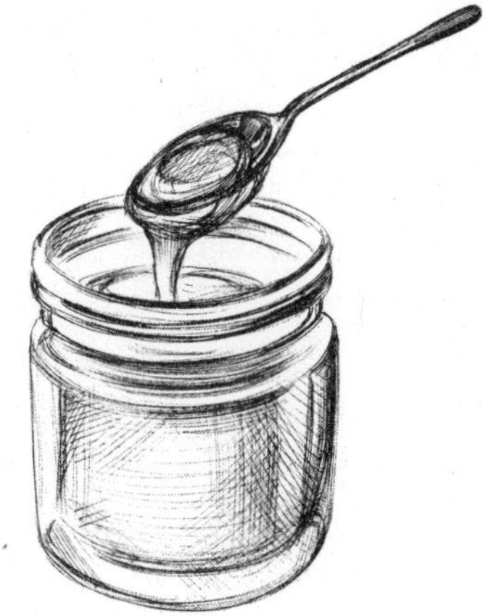

Mélangez un blanc d'œuf avec une cuillère à café de miel, une d'huile d'olive et une cuillère à soupe de thym moulu. Appliquez la pâte obtenue sur le visage et laissez poser 20 minutes. Rincez à l'eau tiède et appliquez un peu d'eau de rose. L'idéal au coucher ? Un peu d'huile d'argan pour compléter le soin.

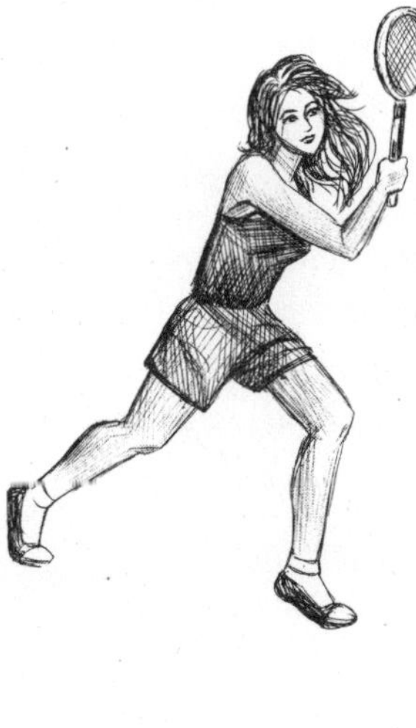

RETROUVER DU TONUS APRÈS UNE SÉANCE DE SPORT

Ce qu'il vous faut après un footing ou un tennis ? Faire le plein d'énergie et donc de sucres rapides. Pour cela, mélangez 2 cuillères à café de miel dans un grand verre de jus d'ananas et buvez lentement cette préparation. En quelques minutes, vous serez remis sur pieds et même prêt à repartir pour un effort !

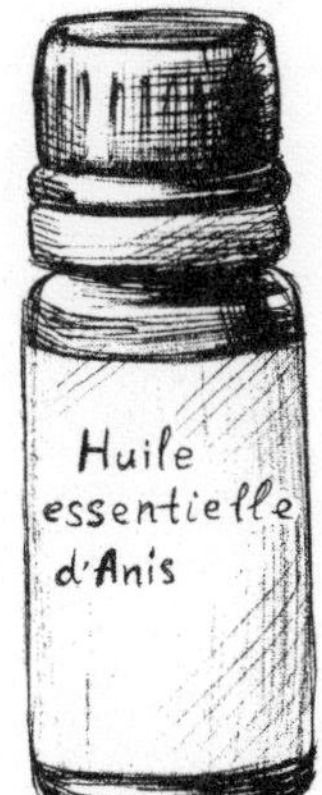

CALMER LA TOUX

Pour soulager la toux, Grand-mère avait sa solution maison. Elle s'octroyait une gourmandise à base de miel, additionné de 2 gouttes d'huile essentielle d'anis vert. Délicieux et très efficace pour calmer les quintes de toux irritantes.

POUR UNE DIGESTION FACILE

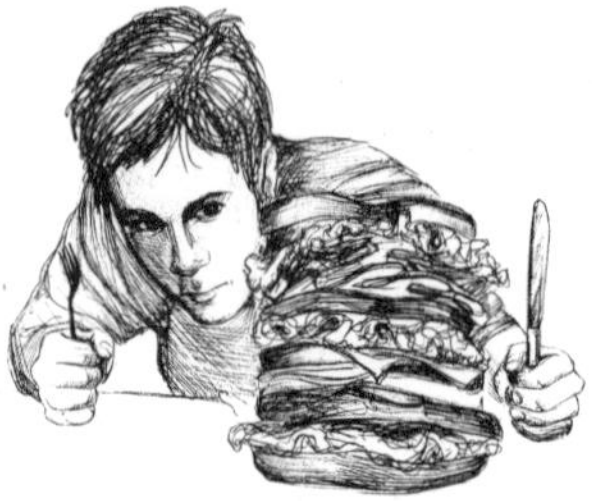

Pour favoriser une bonne digestion après un repas trop copieux, portez à ébullition 250 ml d'eau. Ajoutez-y 1 cuillère à soupe de miel, le jus de 1 orange et 2 gouttes d'huile essentielle de mandarine. Buvez cette tisane après le repas. Voilà qui devrait vous éviter ballonnements et autres troubles digestifs.

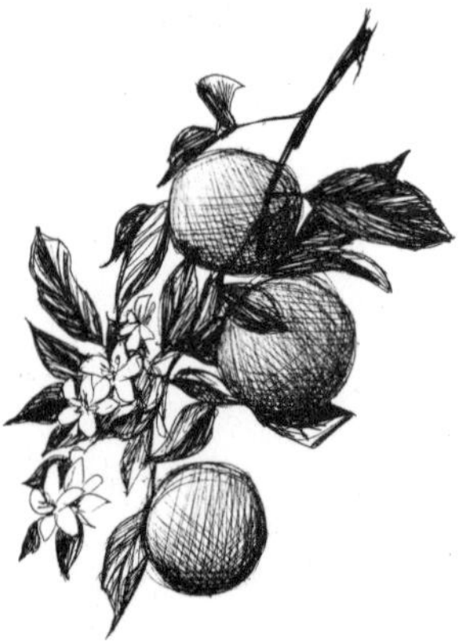

UNE TISANE ANTISTRESS

Déposez dans une tasse 8 boutons de fleur d'oranger préalablement écrasés. Remplissez ensuite la tasse d'eau bouillante et laissez infuser un quart d'heure. Vous pouvez également mettre 2 gouttes d'huile essentielle d'orange. Les plus gourmands ajouteront un peu de miel ou de sirop d'érable. À boire lentement.

DIMINUER LE TAUX DE CHOLESTÉROL

Pour lutter efficacement contre le mauvais cholestérol et diminuer son taux sans trop vous priver, buvez chaque matin un verre de jus de fruits frais de votre choix dans lequel vous aurez dilué une cuillère à café de miel et trois gouttes d'huile essentielle d'orange. Savoureux et très efficace.

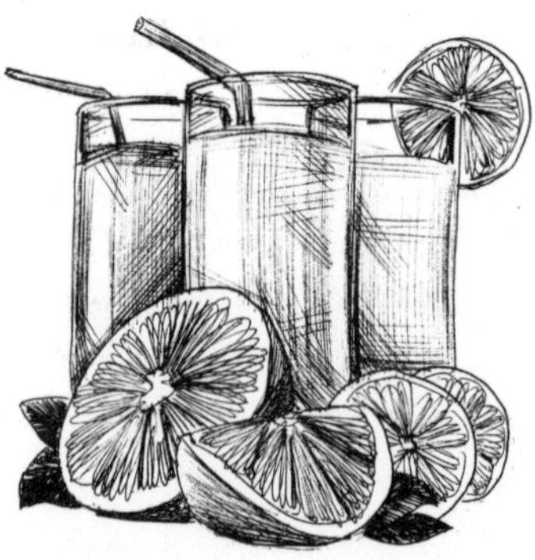

NORMALISER LA CIRCULATION SANGUINE

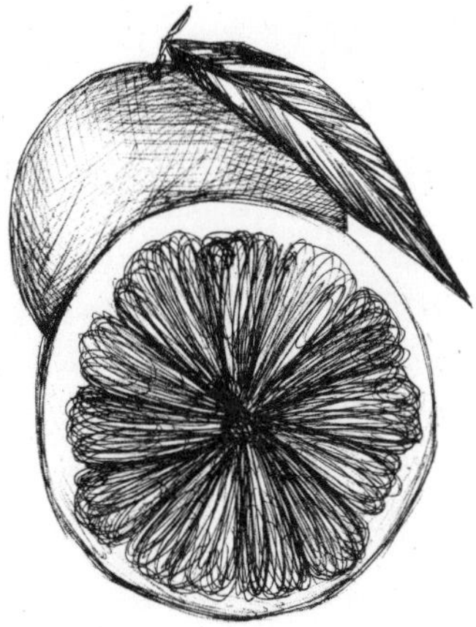

Problèmes de circulation ? Que diriez-vous d'une cure d'huile essentielle de pamplemousse ? Pour cela, rien de plus simple : prenez chaque matin durant une semaine, une bonne cuillère de miel dans laquelle vous aurez dilué 4 gouttes de cette essence. En plus, vous boosterez votre système immunitaire ! Du tout bon !

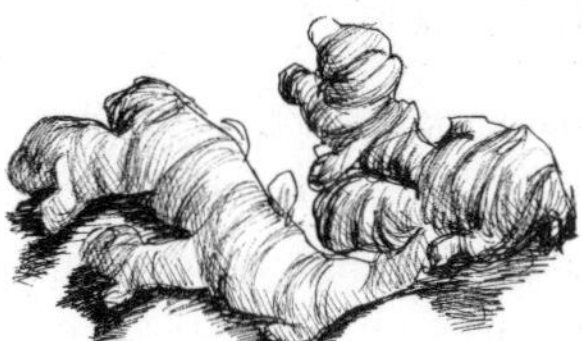

CONTRE LA DÉPRIME

Essayez cette recette miracle ! Versez 500 ml d'eau bouillante sur un peu de racine de gingembre râpée, 2 clous de girofle et 1 pincée de muscade. Laissez infuser un bon quart d'heure. Vous pouvez aussi ajouter 3 gouttes d'huile essentielle de gingembre et du miel. À consommer chaque fois que le besoin s'en fait sentir.

CONTRE LES TACHES BRUNES SUR LES MAINS

Le soleil, le vieillissement sont autant de facteurs qui favorisent l'apparition de taches brunes sur le dos des mains. Pour les décolorer un peu et les estomper, mélangez un peu de miel à du yaourt nature et appliquez une bonne dose chaque jour. Voilà de quoi redonner une seconde jeunesse à vos mains.

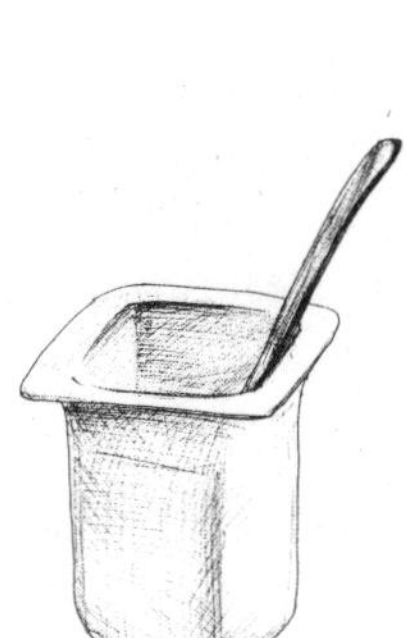

DE L'ANIS CONTRE LA TOUX

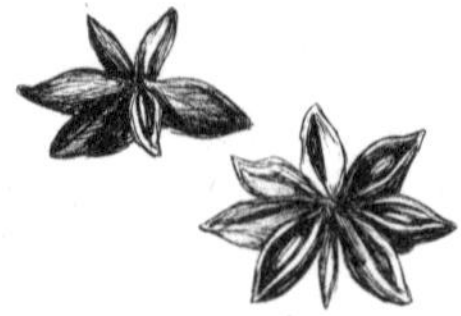

Pour soulager rapidement la toux, Grand-mère plonge 20 g de graines d'anis dans de l'eau et porte le tout à ébullition durant une bonne dizaine de minutes. Ensuite, elle sucre cette tisane avec 1 cuillère à café de miel et s'en régale au moins trois fois par jour. Cela la soulage efficacement.

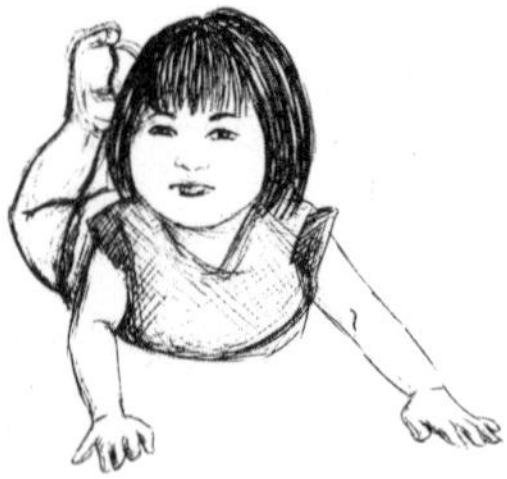

CONTRE LE HOQUET DE BÉBÉ

Votre nourrisson est agité par des soubresauts incontrôlables ? Il a le hoquet, très courant chez les tout-petits. Pas question de lui faire peur ou de lui faire boire un verre à l'envers, cela va de soi ! En revanche, déposez un peu de miel sur sa tétine. Votre bébé sera rapidement débarrassé de son hoquet bien dérangeant.

CONTRE UNE LARYNGITE

Faites infuser 50 g de fleurs de lavande dans 1 litre d'eau bouillante. Laissez reposer une vingtaine de minutes. Buvez quatre tasses de cette tisane, aussi chaude que vous pouvez le supporter, dans la journée (vous pouvez ajouter du miel de lavande pour un goût plus sucré).

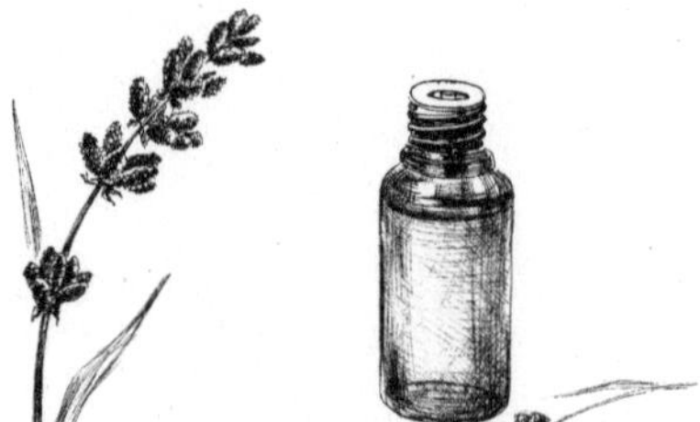

EXIT L'ACNÉ

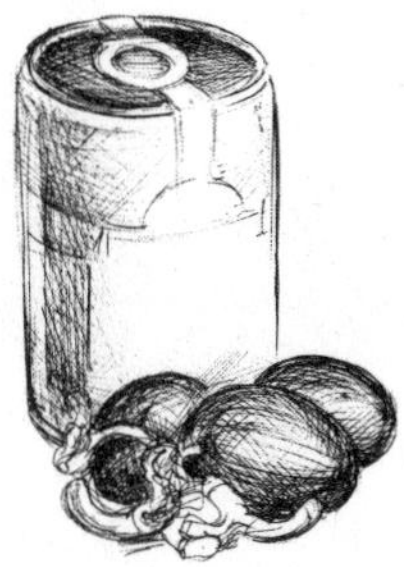

Voici un remède naturel efficace contre l'acné : mélangez 1 cuillère à café de miel, connu pour ses vertus antiseptiques et cicatrisantes, avec 1 cuillère à café de noix de muscade en poudre. Appliquez la pâte obtenue sur les boutons et laissez agir pendant une bonne vingtaine de minutes. Rincez à l'eau claire.

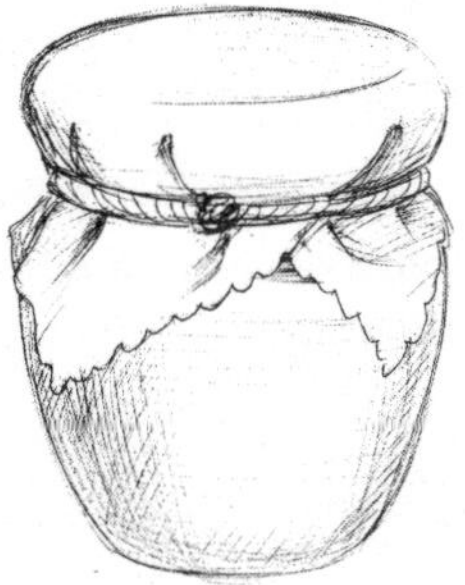

LUTTER CONTRE L'INSOMNIE

Si vous souffrez de difficultés pour rejoindre les bras de Morphée, buvez simplement un petit verre de lait chaud avec une cuillerée de miel 1 heure avant le coucher pour un endormissement tout en douceur. L'idéal ? Du miel de lavande.

UNE PEAU ÉCLATANTE DE SANTÉ

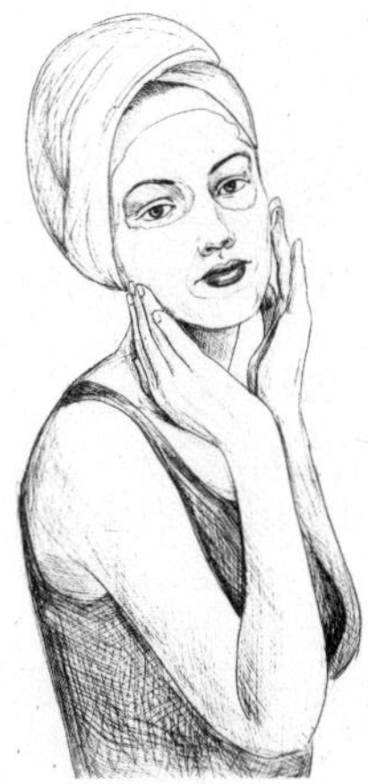

Votre teint fait grise mine ? Voici une recette gourmande qui lui redonnera de l'éclat. Mélangez 2 cuillères à soupe de fromage blanc avec 2 cuillères à café de miel et un peu de jus de pamplemousse frais. Laissez reposer ce masque quinze minutes et rincez à l'aide d'un gant tiède. Le truc en plus ? Un rinçage à l'eau de rose.

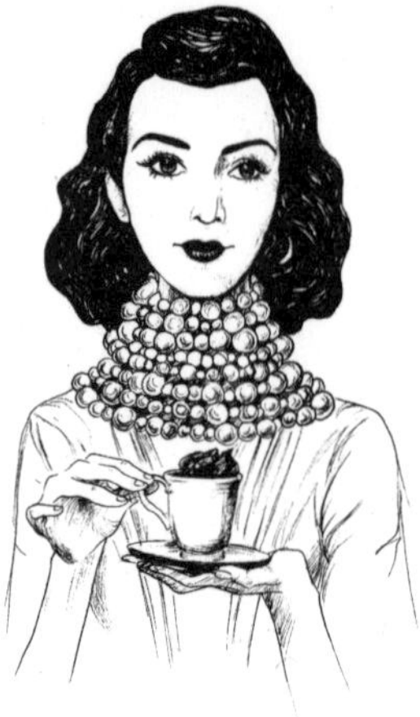

TISANE APAISANTE

Vous avez du mal à vous endormir le soir ? Concoctez-vous une tisane apaisante : plongez 10 g de pétales de fleurs de coquelicots dans 50 cl d'eau frémissante. Faites infuser 10 minutes puis filtrez. Ajoutez au breuvage 1 cuillère à café de miel et savourez.

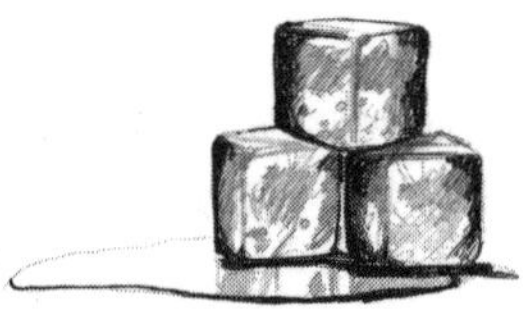

SOULAGER UNE PETITE BRÛLURE

Vous vous êtes fait une légère brûlure ? Rafraîchissez-vous ! Passez la partie concernée sous l'eau froide et désinfectez-la. Appliquez sur la zone brûlée une gaze imbibée de miel.

SOULAGER UN BOUTON DE FIÈVRE

Le bouton de fièvre (ou herpès labial) n'est pas dangereux, mais très contagieux. Pour le faire disparaître au plus vite, enduisez-le de miel. À renouveler plusieurs fois.

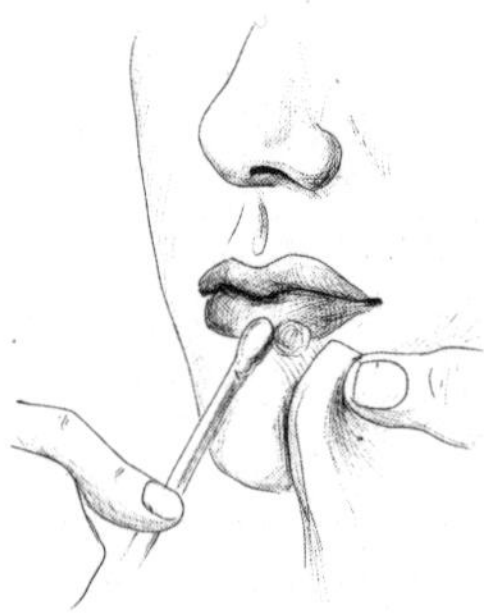

SOULAGER UN MAL DE GORGE

Grippe, angine, simple rhume... et vous voilà avec la gorge irritée. Pour soulager les maux de gorge, grand-mère se préparait une tisane à boire régulièrement dans la journée. 5 clous de girofle et le zeste d'un citron dans une tasse d'eau bouillante, à faire infuser 5 minutes. Elle ajoutait 1 cuillère à soupe de miel et le jus d'un citron. Et la tisane était prête.

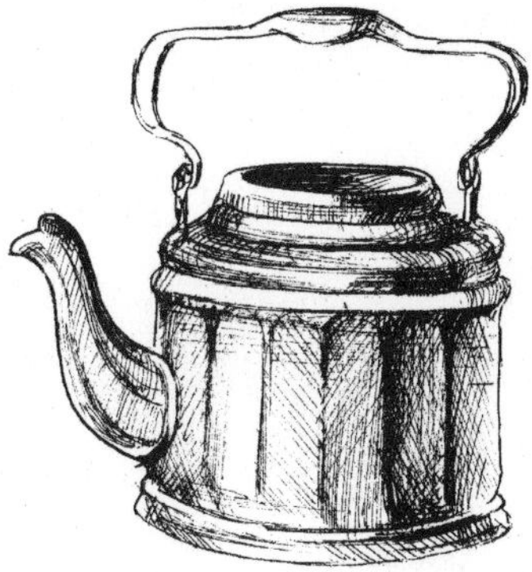

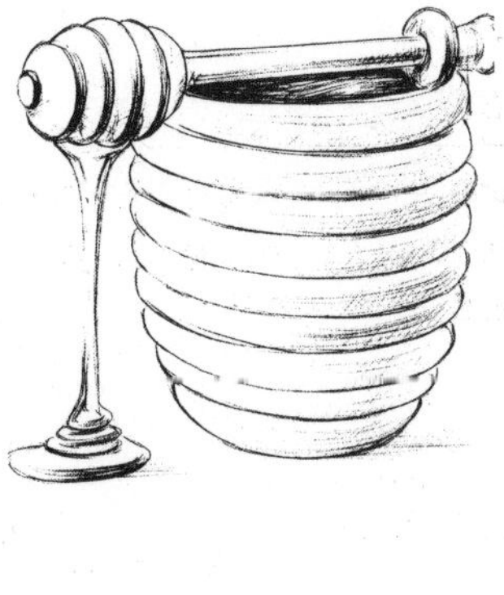

MASQUE PURIFIANT

Purifiez votre peau : la sauge agit contre l'excès de sébum. Dans un bol, mélangez 2 cuillères à café de miel, 1 cuillère à café d'argile verte, 3 gouttes d'huile essentielle de sauge sclarée et 2 cuillères à soupe d'eau. Votre masque est prêt : appliquez-le 15 minutes sur votre visage en prenant soin d'éviter le contour des yeux, puis rincez.

BAUME POUR CHEVEUX TERNES

Ce soir, c'est le rendez-vous du siècle ! Impossible de vous coiffer, vos cheveux sont tout raplapla et indisciplinés. Que faire ? Un traitement express ! Badigeonnez votre chevelure d'un mélange d'un jaune d'œuf et de 1 cuillère à café de miel et entourez de film plastique. Au bout de 10 minutes, rincez et shampouinez.

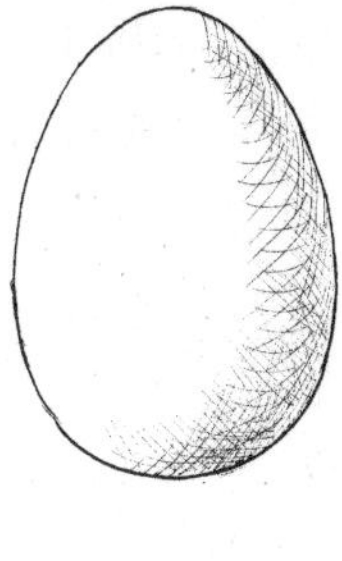

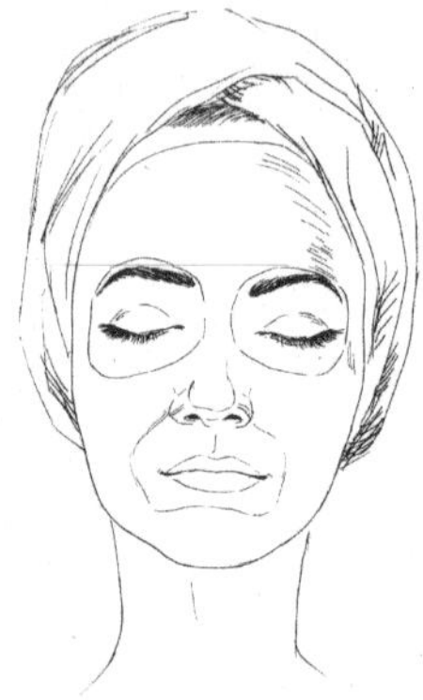

MASQUE PURIFIANT

Mélangez ces ingrédients dans un bol : 1 œuf, 1 cuillère à soupe de miel, 1 cuillère à café de fleurs de camomille sèches, 1 cuillère à café de menthe finement coupée. Mélangez bien le tout. Appliquez ce masque sur votre visage en évitant le contour des yeux. Une fois sec, rincez à l'eau tiède : votre peau est belle à croquer.

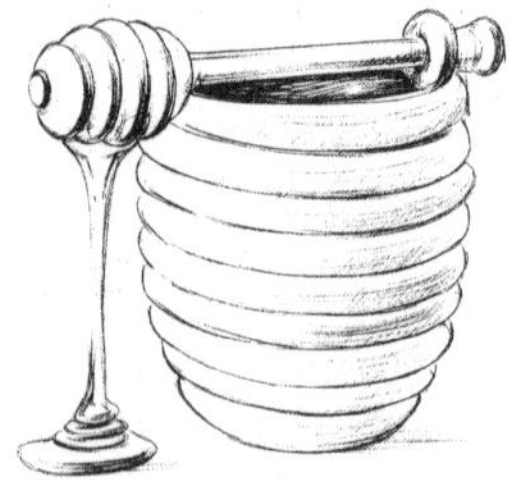

BAUME POUR CHEVEUX SECS

Vos cheveux sont rêches et cassants ? Vous avez donc besoin de les nourrir correctement : fabriquez un masque maison de grand-mère. Faites fondre au bain-marie 3 cuillères à soupe de miel et 3 cuillères à soupe d'huile d'amande douce. Hors du feu, ajoutez 3 cuillères à soupe de crème fraîche. Laissez agir 30 minutes avant de procéder au shampooing.

GRILLER UNE VIANDE BLANCHE

Ce midi, c'est poulet rôti ! Afin que la viande soit bien grillée, badigeonnez-la avec un peu de miel, à l'aide d'un pinceau. Que ce soit au four ou au barbecue, votre poulet en ressortira avec un bel aspect doré. D'une pierre deux coups, vous rehausserez son goût d'une touche légèrement sucrée !

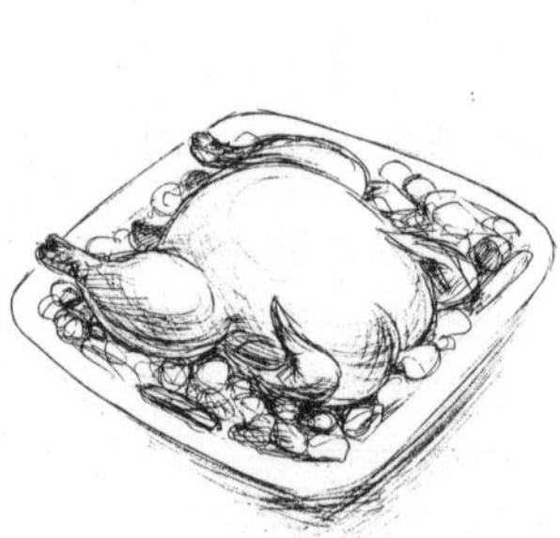

Détoxifier les reins

Voici une potion de grand-mère pour aider vos reins à se purifier. Portez à ébullition une casserole d'eau dans laquelle vous verserez une poignée de persil frais, 1 cuillère à café de feuilles de solidagoe (ou verge d'or) et 1 de prêle séchée. Laissez infuser 10 minutes. Ajoutez enfin 1 cuillère à café de miel. Buvez la préparation une fois par jour durant 2 semaines. Boire au moins 2 litres d'eau par jour pendant la durée de la cure.

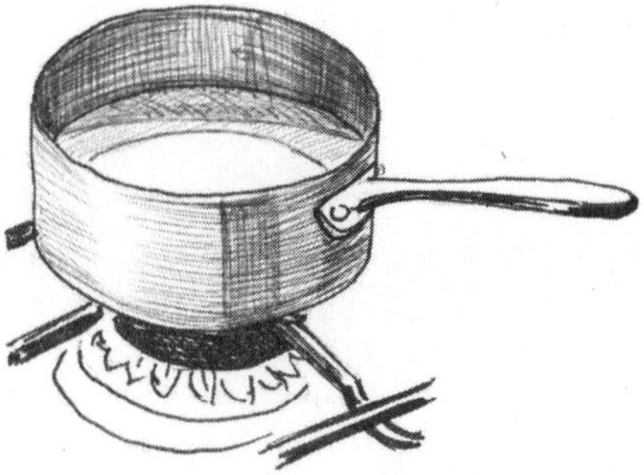

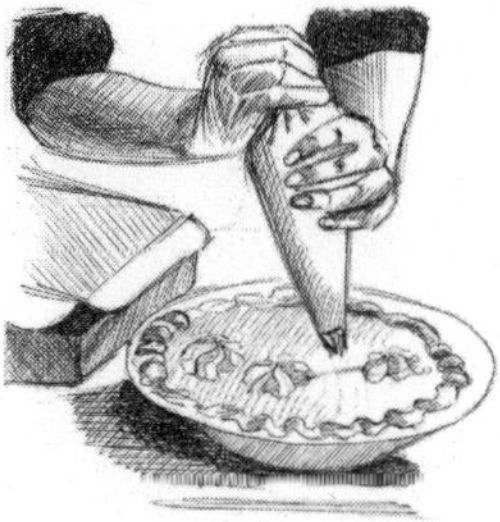

Crème fouettée améliorée

La crème fouettée, certes délicieuse, n'est pas des plus digestes : pour la rendre plus légère, remplacez le sucre par du miel, à raison de 1 cuillère à soupe de miel pour 25 cl de crème fraîche. Non seulement la crème sera plus aérienne mais son goût sera également plus raffiné. Qui plus est, elle restera ferme plus longtemps.

Démaquillant sucré

Confectionnez un démaquillant maison aux notes sucrées. Amalgamez 2 cuillères à soupe de crème fraîche avec 1 cuillère à soupe de miel d'acacia. Mélangez bien, puis ajoutez 1 cuillère à soupe d'eau de rose et 2 gouttes d'huile essentielle de rose pour fluidifier la mixture.

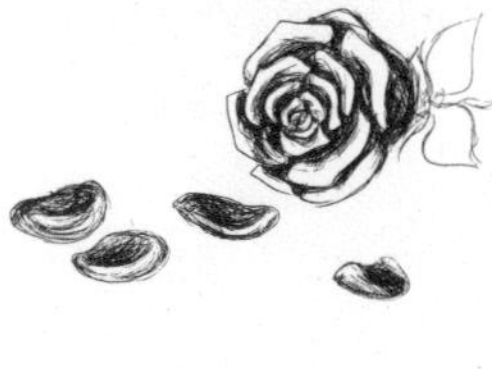

SOULAGER LES NAUSÉES

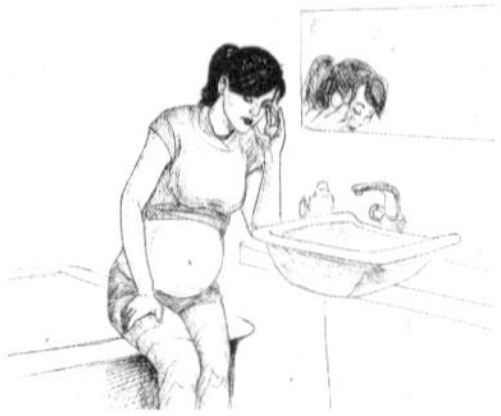

Durant le premier trimestre de la grossesse, il arrive fréquemment que la femme enceinte soit victime de nausées. Préparez ce breuvage : de l'eau tiède dans laquelle vous verserez le jus d'un demi-citron, une pincée de gingembre et 1 cuillère à soupe de miel. Buvez-le en prévention le matin, et tout au long de la journée pour vous soulager.

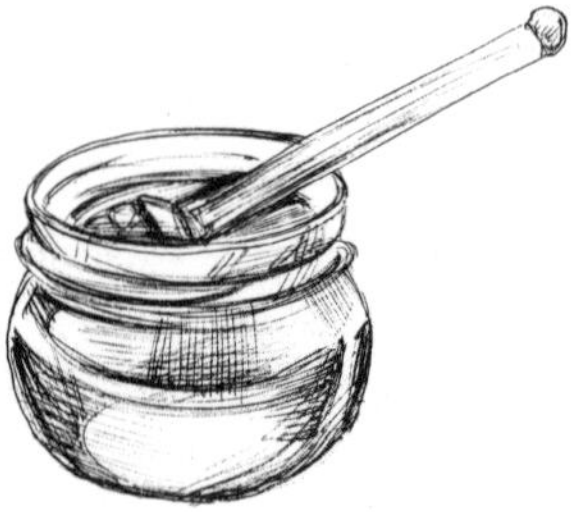

SOULAGER UNE BRÛLURE

Vous vous êtes légèrement brûlé ? Passez aussitôt la partie touchée sous l'eau froide 10 minutes. Désinfectez puis apposez un chiffon humide dans lequel vous aurez mis de la pomme de terre râpée, comme un cataplasme. Gardez-le 10 minutes et finissez en enduisant la brûlure de miel.

CALMER UNE CRISE DE FOIE

Vous n'êtes jamais à l'abri d'une crise de foie : une soirée trop arrosée ou encore un repas bien trop copieux peuvent en être la cause. Pour vous soulager, préparez cette infusion : dans 1 litre d'eau bouillante, plongez un citron coupé en rondelles et ajoutez-y 1 cuillère à soupe de miel. Au bout de quelques minutes, l'infusion est prête. Le meilleur remède est encore de ne pas boire ou de ne boire que très modérément.

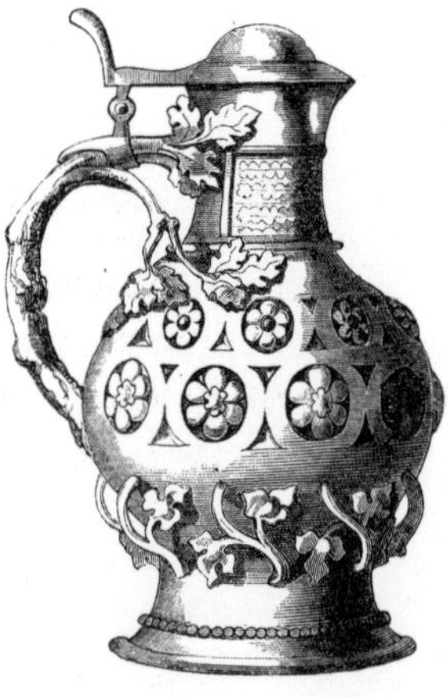

COMPOTE AMÉLIORÉE

Vous trouvez votre compote de pommes ou de poires un peu fade ? Nos grands-mères, après des années de savoir-faire, savaient comment l'améliorer : elles lui ajoutaient un peu de miel en fin cuisson. Il rehausse le goût des fruits et lui apporte une touche sucrée.

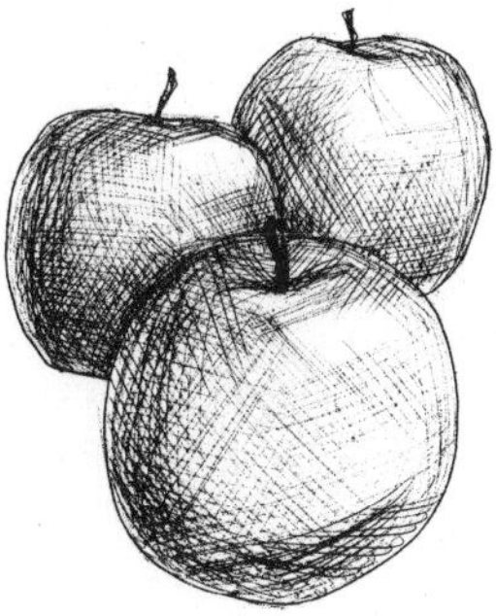

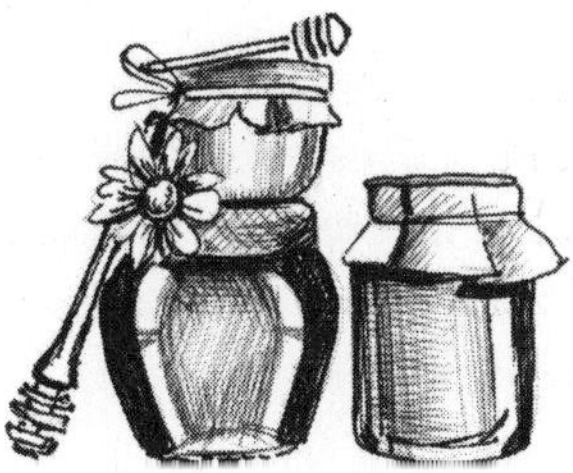

ANTICERNES SUCRÉ

Il existe une multitude de produits miracles contre les cernes. Mais leur prix vous laisse perplexe… pourquoi ne pas le créer vous-même ? Mettez 1 cuillère à café de miel d'acacia dans 10 cl d'eau minérale tiède, et le tour est joué. Vous n'avez plus qu'à l'appliquer à l'aide de 2 cotons sur vos cernes, pendant 5 minutes.

BAUME HYDRATANT

Voici comment réaliser votre baume corporel hydratant à moindre coût : faites chauffer 1 litre de lait et ajoutez-y 20 g de poudre d'amandes ainsi que 5 cuillères à soupe de miel. Remuez la préparation puis versez-la dans l'eau de votre bain. Plongez-y une vingtaine de minutes, vous en ressortirez la peau douce et nourrie.

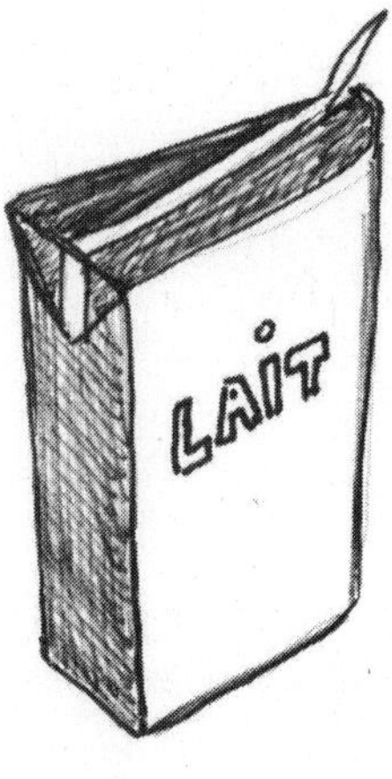

DE LA VITAMINE !

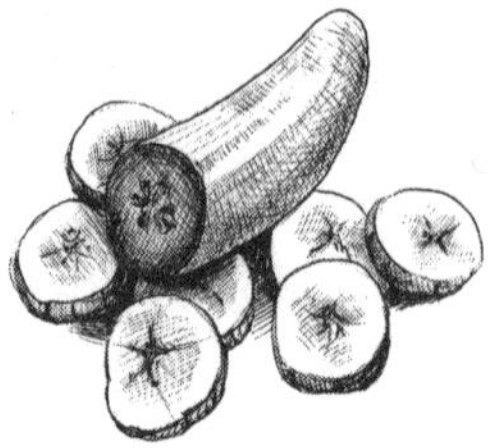

Votre routine métro-boulot-dodo vous épuise à vue d'œil. Besoin d'un petit coup de boost ? Rien de tel que la banane ! Le matin, au réveil, écrasez une banane en purée et ajoutez-lui 2 cuillères à café de miel et 1 de crème fraîche. Avalez cette mixture en guise de petit déjeuner pour bien commencer la journée !

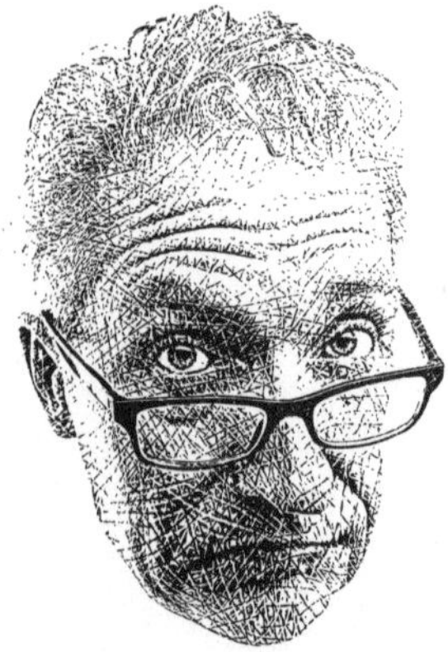

CONTRE LA GUEULE DE BOIS

Vous vous réveillez le lendemain d'une soirée bien trop arrosée. Faire la fête, c'est bien, mais le lendemain, vous en faites les frais ! Pour apaiser la gueule de bois, mangez 1 à 2 bananes accompagnées de miel dès votre réveil, au petit déjeuner. La banane contenant un antiacide naturel calme votre estomac et, avec le miel, fait grimper le niveau de sucre dans le sang. Mais le meilleur remède est encore de ne pas boire ou de ne boire que très modérément.

MAUX DE GORGE

L'ail apaise les maux de gorge. Vous pouvez ainsi avaler, petit à petit, une cuillère à café de miel rase à laquelle vous aurez ajouté une demi-gousse d'ail en purée.

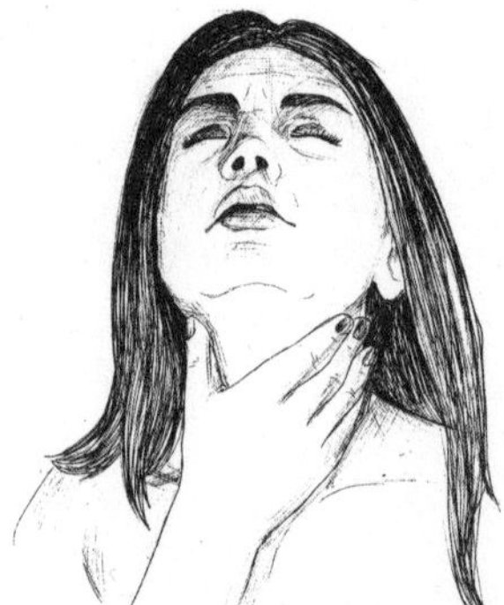

UN MASQUE HYDRATANT

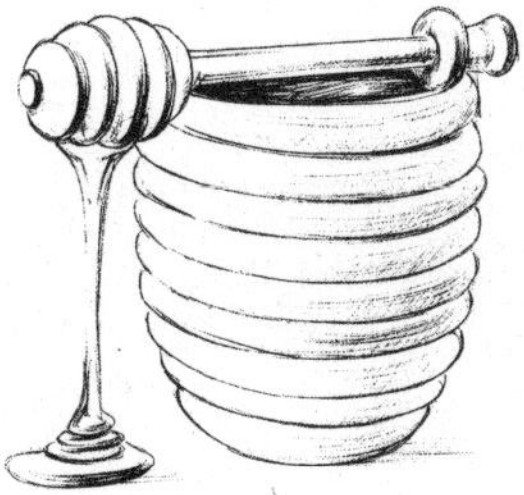

Pour réaliser votre masque, choisissez une banane bien mûre. Étalez sur votre visage la banane écrasée au naturel. Vous pouvez aussi mélanger la purée de banane à 1 cuillère de miel, 1 cuillère d'huile d'olive ou encore 1 cuillère d'eau florale. Laissez poser une vingtaine de minutes.

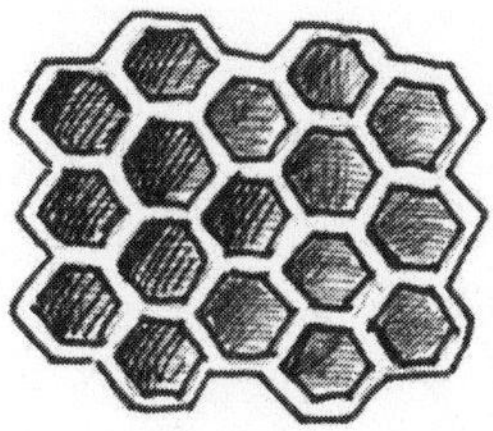

EMPÊCHER LE MIEL DE CRISTALLISER

Votre miel restera liquide éternellement ou presque si vous le conservez au congélateur.

UNE HALEINE FRAÎCHE

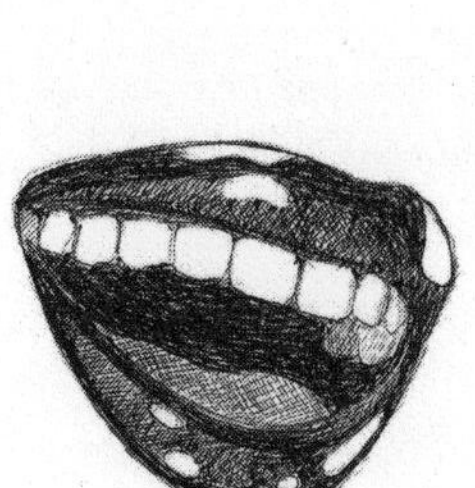

Pour garder l'haleine fraîche, gargarisez-vous avec une demi-cuillère à café de miel dissoute dans un verre d'eau tiède.

Un baume pour les lèvres

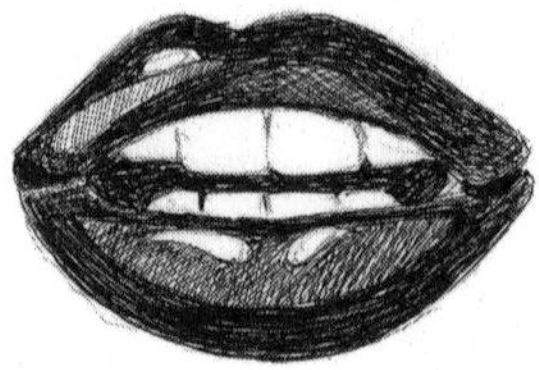

Si vous n'avez plus de stick à lèvres, rien de tel pour protéger votre bouche contre les attaques d'un hiver trop rude qu'une goutte de miel. Pour que vos lèvres ne gercent pas, il va falloir résister à votre envie de vous lécher les babines !

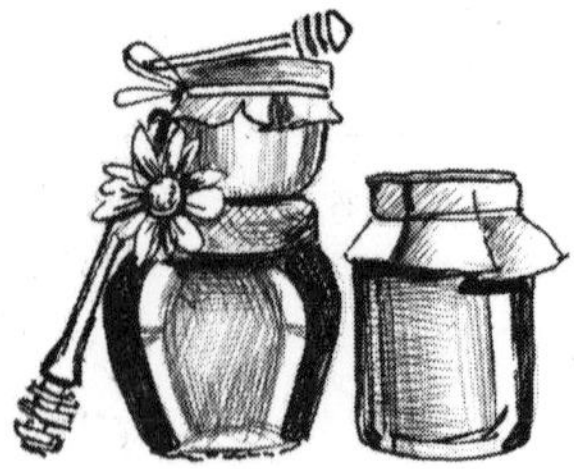

Un gommage au miel

Pour éliminer les impuretés de votre visage en douceur, mélangez 1 cuillère à café de miel avec 1 cuillère à café de sucre et 1 cuillère à café d'huile d'olive ou d'huile d'amande douce. Appliquez la mixture comme un gommage traditionnel et rincez bien.

Un tonique au miel

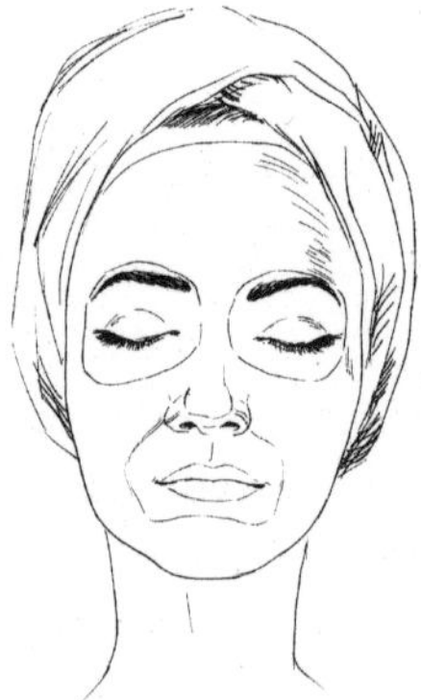

Pour fabriquer une eau purifiante au miel, il suffit de dissoudre une petite cuillère de miel bien fluide dans un grand flacon d'eau chaude et de bien mélanger. À la place de l'eau, vous pouvez aussi utiliser une eau florale de votre choix. La lotion obtenue se passe sur le visage, en évitant soigneusement le contour des yeux, avec un morceau de coton. Si vous avez un peu trop fortement dosé le miel, rincez votre visage.

UN MASQUE NOURRISSANT POUR LES CHEVEUX

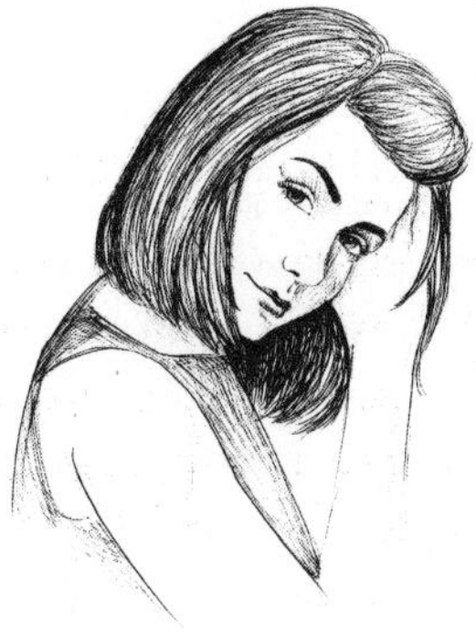

Ce soin est ultrasimple à réaliser : il suffit de diluer une cuillère à soupe de miel dans trois cuillères à soupe d'huile d'olive. Appliquez sur les cheveux en insistant sur les longueurs et les pointes. Laissez poser vingt minutes avant de faire un shampooing.

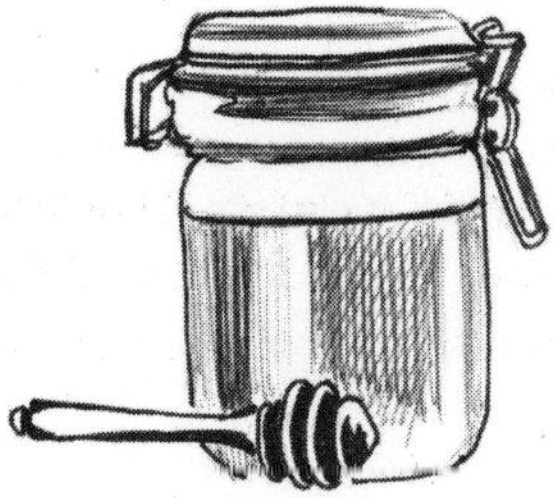

ANTIACNÉ

Le miel peut vous aider à vous débarrasser des petits boutons disgracieux. Nettoyez bien votre visage, puis appliquez sur chaque bouton une pointe de miel. Patientez 10 minutes, essuyez et rincez. Renouvelez l'opération tous les jours.

SOIGNER UNE PLAIE

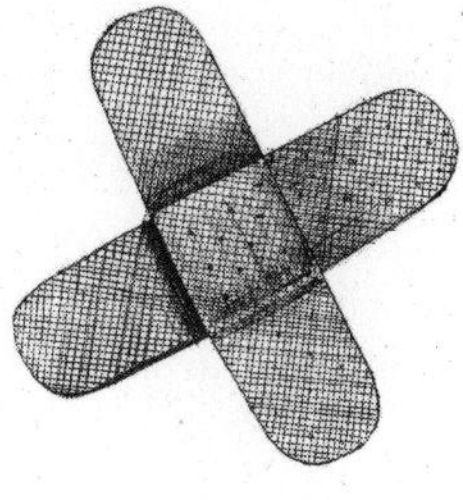

Le miel parvient à faire cicatriser des plaies de toutes natures ; les médecins ont même été jusqu'à l'utiliser sur des plaies très profondes. Vous pouvez employer du miel sur toutes les petites lésions cutanées : brûlures, coupures, égratignures... Nettoyez-les à l'eau et au savon puis enduisez-les d'une fine couche de miel. Protégez le tout avec une compresse et du sparadrap.

REMPLACER LE SUCRE

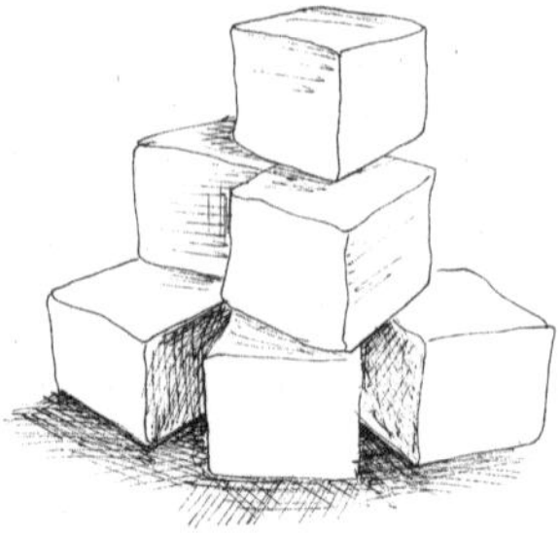

Revenez à cette bonne vieille méthode : sucrer avec du miel. Il parfumera vos desserts mais améliorera aussi leur conservation : vos gâteaux sécheront moins vite. Le miel a un pouvoir sucrant plus fort que le sucre en poudre, pensez à réduire la quantité d'un tiers. Étant liquide, vous devrez en tenir compte et diminuer en conséquence l'apport en lait, huile, etc.

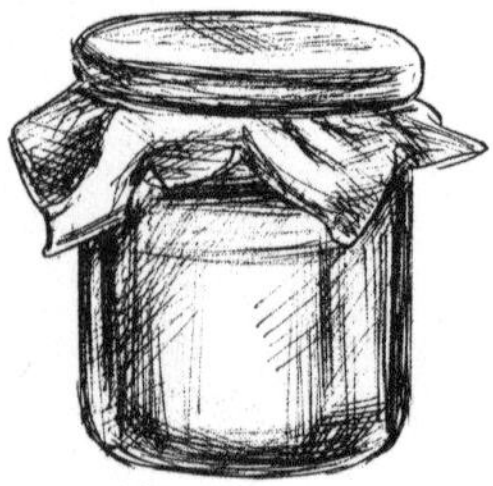

RÉCUPÉRER UN MIEL CRISTALLISÉ

Ne jetez pas à la poubelle un pot de miel qui a cristallisé. Vous pouvez, en effet, le rendre crémeux à nouveau de façon très simple : il suffit de le réchauffer quelques minutes au bain-marie, tout en remuant.

UN GOMMAGE À L'AMANDE

Voici un gommage suffisamment doux pour pouvoir être utilisé aussi bien sur le visage que sur le corps. Mélangez une cuillère à soupe de poudre d'amandes avec deux cuillères à café d'huile d'amande douce ou une cuillère à café d'huile et une cuillère à café de miel. Réalisez votre gommage comme d'habitude, en faisant de petits massages circulaires.

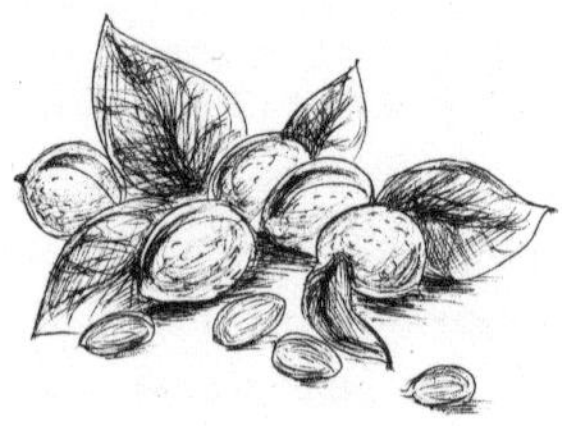

ATTÉNUER L'ACNÉ

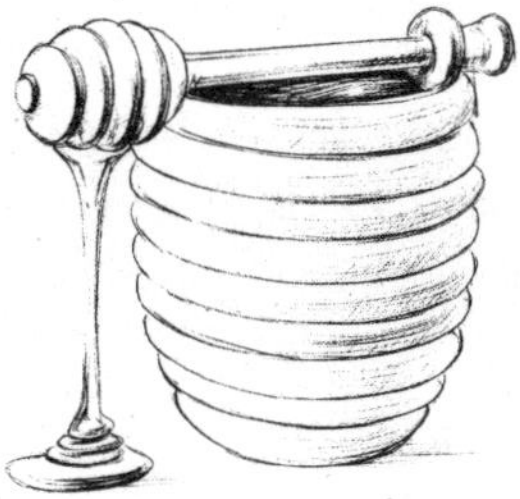

Utilisez le miel en masque : mélangez deux cuillères à soupe de miel bien fluide et une cuillère à soupe d'argile jusqu'à former une pâte homogène. Tartinez-en votre visage et laissez reposer environ une vingtaine de minutes.

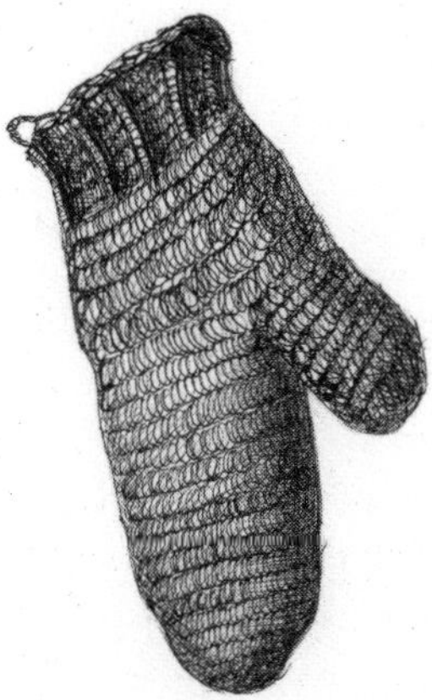

GOMMAGE NATUREL

Pour obtenir un gommage maison digne des meilleurs instituts, mélangez une demi-tasse de sucre, un quart de tasse d'huile et deux cuillères de miel bien fluide. Pour liquéfier un peu ce mélange et lui donner une texture plus crémeuse, vous pouvez y ajouter votre gel douche habituel.

VERS

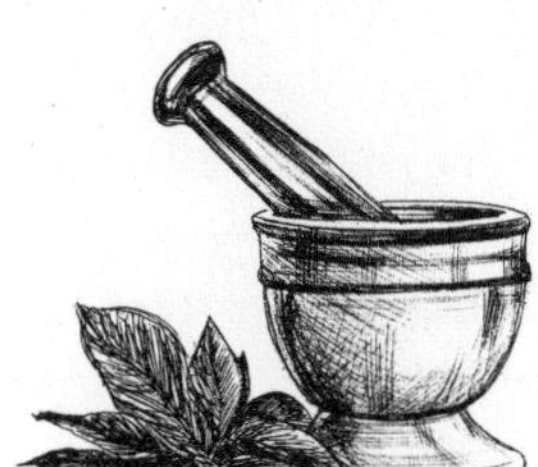

Vous avez attrapé des vers ? Chassez-les rapidement avec le remède d'antan de Grand-mère. Pressez 1 citron et buvez son jus. Récupérez les restes : écorces, pulpes et pépins. Broyez l'ensemble à l'aide d'un mortier, puis faites macérer dans 1 bol, avec du miel, pendant deux heures. Filtrez et avalez cette potion, le soir, une heure avant d'aller vous coucher.

Le lait

Le lait

Sauf à vivre près d'une ferme, vous avez peu de chance de consommer un jour du lait cru. Dans les rayons de votre supermarché favori, vous trouverez plus volontiers du lait pasteurisé ou du lait stérilisé.

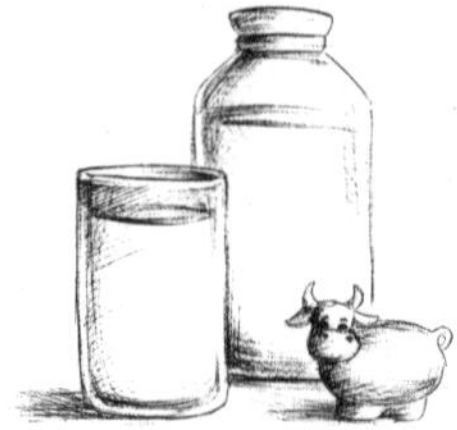

Le lait pasteurisé est chauffé à plus de 72°C pendant une poignée de secondes. Le lait stérilisé, dit UHT pour « Ultra Haute Température », est quant à lui porté à plus de 140°C. Il peut donc se conserver trois mois sous son emballage, contre une semaine pour le lait pasteurisé. Bien sûr, ces traitements par la chaleur ont aussi leurs détracteurs puisqu'ils détruisent aussi bien les « bonnes » que les mauvaises bactéries. Le lait est une source essentielle de calcium et de vitamine D, aussi nécessaire à la croissance qu'à la prévention de l'ostéoporose. On reproche souvent au lait d'être indigeste. L'intolérance au lactose, un glucide présent dans le lait, peut en effet occasionner une perturbation douloureuse du transit. Des laits appauvris en lactose ont été mis au point pour pallier ce problème.

Lequel choisir ?

En fonction du taux de matières grasses qu'il contient, le lait se classe en trois catégories. Il est entier lorsqu'il contient plus de 36 g de matières grasses par litre. Il est demi-écrémé quand il offre de 15,45 à 18,45 g de matières grasses et écrémé lorsqu'il se limite à 3,09 g. Si la signalétique ne vous paraît pas suffisamment claire, sachez qu'un code couleur a été mis en place : selon que le lait est entier, demi-écrémé ou écrémé, son emballage sera rouge, bleu ou vert.

Le lait peut rendre une foule de petits services en cuisine : il sait attendrir la viande, dessaler le poisson. Nos grands-mères avaient plus d'une astuce dans leur sac et gardaient toujours une bouteille de lait à portée de main. Saviez-vous que l'on peut faire du lait sans lait ? Et remplacer la colle par une fine couche de lait, ou encore rafraîchir rapidement son teint lorsqu'on n'a plus de maquillage sous la main…

Voie lactée

Le lait a son importance dans la mythologie grecque. Il est signe de richesse, d'abondance et de maternité. Une giclée de lait aurait jailli du sein d'Hera lorsqu'elle allaitait Hercule : ainsi se forma la Voie lactée.

Lait de poule

Non, le lait de poule ne provient pas de la poule… C'est une boisson à base de lait, de crème, de sucre et de jaune d'œuf, parfumée à la cannelle ou à la muscade. La version traditionnelle est alcoolisée.

FROMAGE BLANC MAISON

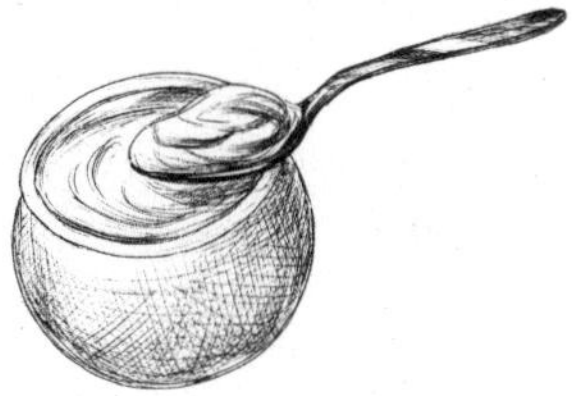

Grand-mère confectionnait elle-même son fromage blanc. Elle faisait chauffer ½ litre de lait, deux minutes dans une casserole – ou vingt secondes au micro-ondes. Elle y versait ensuite quelques gouttes de jus de citron. Puis elle plaçait le lait au réfrigérateur, recouvert d'un film plastique, toute une nuit. Le lendemain matin, le fromage blanc était prêt !

TACHE DE FRUITS ROUGES

Les fruits rouges laissent de belles marques difficiles à faire disparaître. Celles encore fraîches seront éliminées avec un trait de jus de citron : laissez agir quelques instants et rincez à l'eau claire. Pour traiter les traces plus incrustées, laissez le linge taché à tremper toute une nuit dans du petit-lait additionné du jus d'un demi-citron. Rincez et procédez à un lavage en machine.

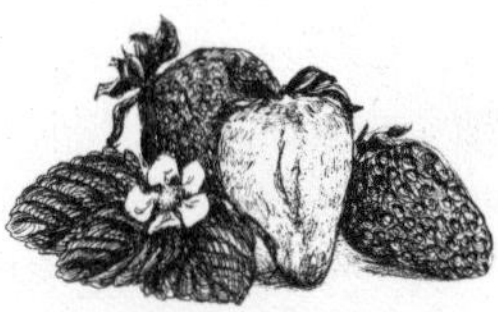

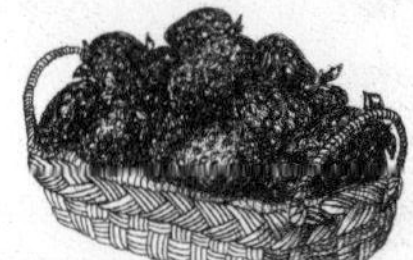

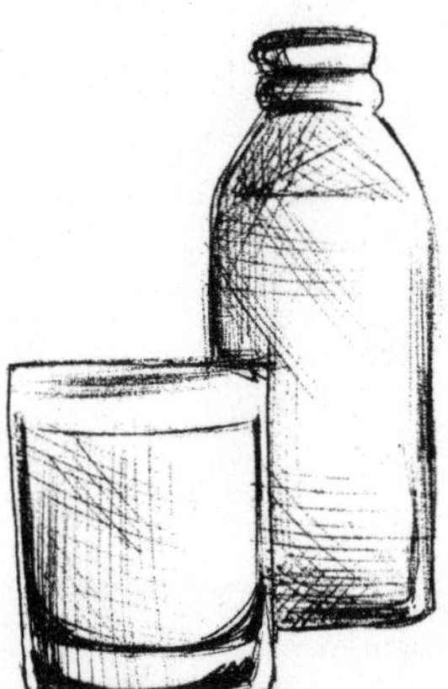

TRANSFORMER UNE CRÈME ÉPAISSE EN CRÈME LIQUIDE

La recette indique « crème liquide » et dans le réfrigérateur vous n'avez qu'un pot de crème fraîche épaisse ? Ça devrait s'arranger facilement en ajoutant un peu de lait à la crème fraîche et en mélangeant doucement jusqu'à obtenir la bonne consistance. Cela fonctionne aussi avec du yaourt.

DES FILETS DE POISSON CROUSTILLANTS

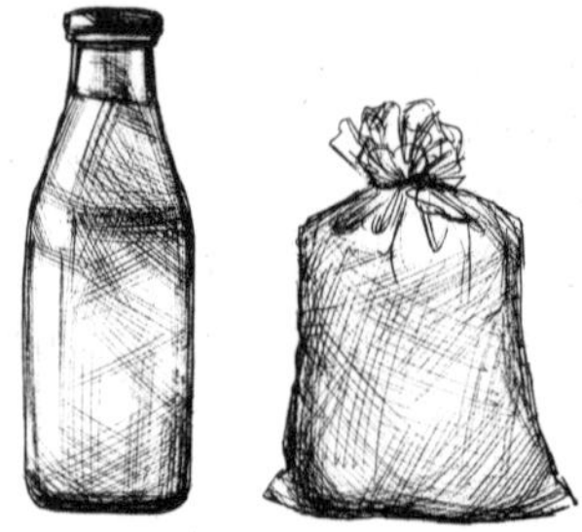

Des filets de poisson qui croustillent ? Il suffit de les paner. Mais attention, pas n'importe comment. Oubliez œuf et chapelure, qui masqueraient le goût délicat du poisson et optez pour un bain de lait suivi d'un farinage léger. Cuisez-les ensuite à la poêle dans un mélange de beurre et d'huile.

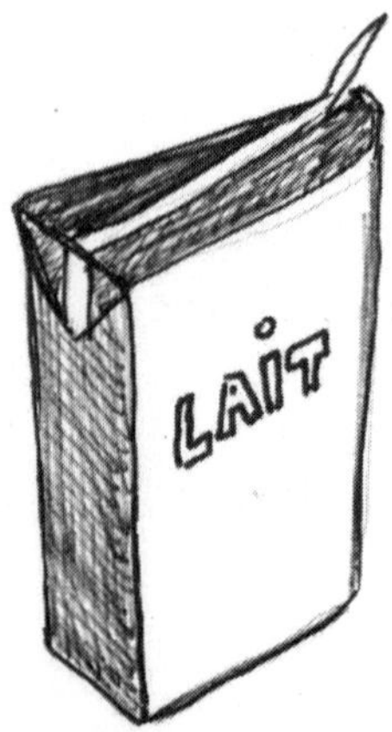

RÉCUPÉRER UN CIRAGE QUI A SÉCHÉ

Conditionné en pot, le cirage présente la texture idéale – crémeuse et nourrissante à souhait – pour vos chaussures. Mais dans cette présentation la matière a tendance à sécher. Pour redonner à votre cirage sa texture initiale, ajoutez un peu de lait et malaxez jusqu'à obtenir à nouveau une crème.

NOURRIR L'IVOIRE

Vous avez des objets ou des bijoux anciens en ivoire ? Attention, cette matière est fragile et demande des soins réguliers pour ne pas s'abîmer. Inutile d'investir dans des produits spécifiques, direction le réfrigérateur. Le lait est en effet tout indiqué, car il nourrit l'ivoire. Vous pouvez y laisser tremper quelques heures bijoux et bibelots.

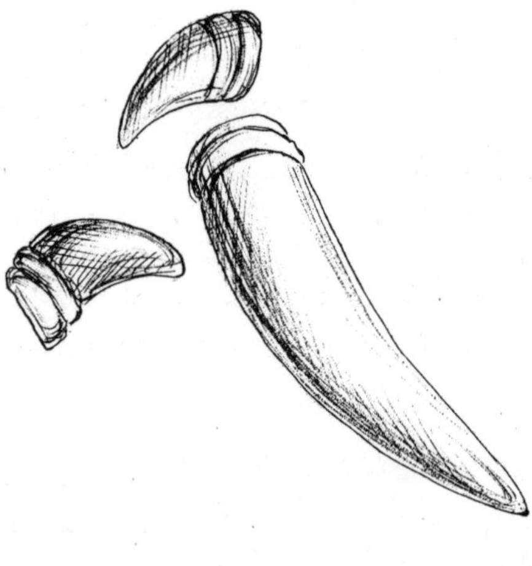

Un bain pour pieds qui sentent

Commencez par remplir une bassine d'eau chaude. Ajoutez-y un sachet de thé, un verre de lait et quelques feuilles de salade. Plongez vos pieds pendant une vingtaine de minutes. En plus d'être relaxant, ce bain de pieds vous aidera à chasser les mauvaises odeurs.

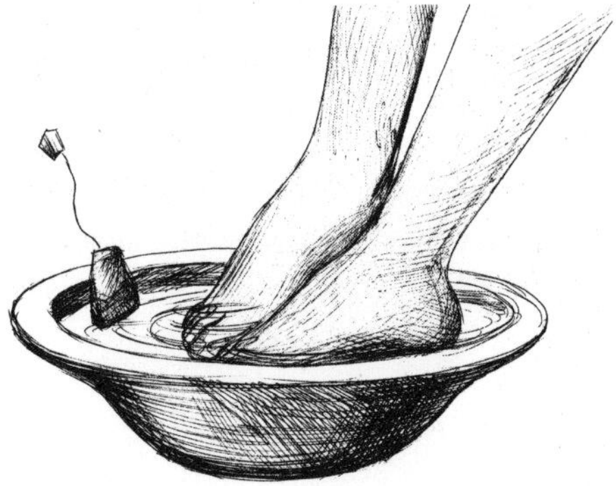

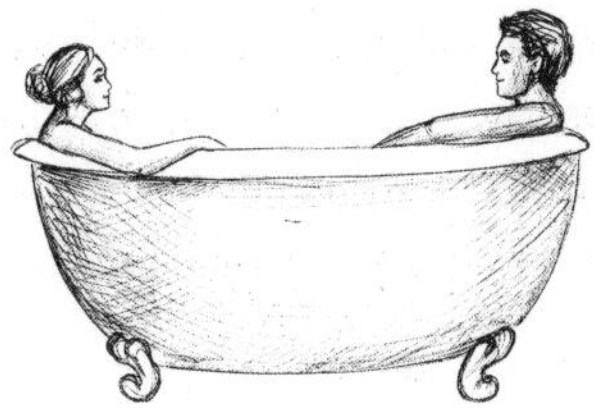

Un bain câlin à partager

Mélangez 3 cuillères à soupe de lait en poudre, 1 goutte d'huile essentielle d'ylang-ylang, 1 goutte d'huile essentielle de géranium et 1 goutte d'huile essentielle de lavande. Ajoutez à l'eau d'un bain tiède, plongez-y à deux pendant une vingtaine de minutes et écoutez vos sens...

Des endives bien tendres

Pour réussir des endives fondantes à tous les coups, commencez par les plonger dans une casserole de lait avec une branche de thym. Laissez frémir un bon quart d'heure. Déposez ensuite une noisette de beurre dans une poêle et saisissez les endives, qui prendront une jolie couleur dorée. Servez et régalez-vous !

RATTRAPER UNE SOUPE TROP LIQUIDE

Inutile de foncer sur le sac de pommes de terre si votre soupe vous semble trop liquide. Ajoutez plutôt un quart de tasse de lait en poudre dans la préparation et laissez cuire quelques minutes à feu doux. En se dissolvant, le lait va épaissir la soupe sans en changer le goût. Pratique !

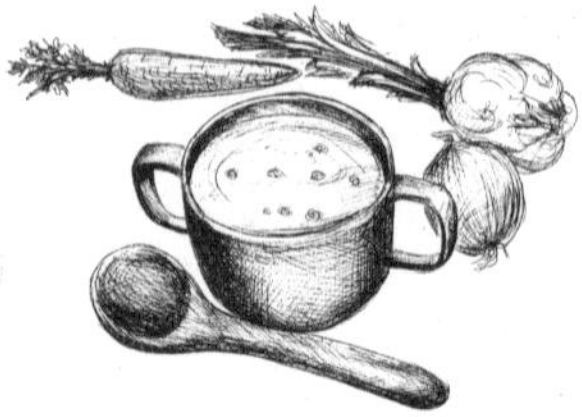

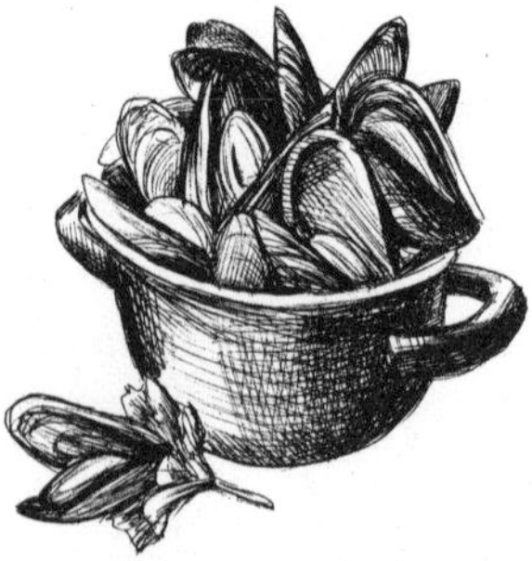

POUR DES MOULES BIEN TENDRES

Lorsqu'elle cuisine des moules, Grand-mère les achète chez le poissonnier plutôt que sous vide en grande surface. Ensuite, elle prend le temps de les gratter soigneusement afin de les rendre plus présentables. Puis elle les lave. Enfin, elle leur fait prendre un bain de lait et de sel pour les attendrir.

UN RÔTI DE PORC BIEN TENDRE

Voilà belle lurette que vous n'avez plus cuisiné de rôti de porc tant cela vous a laissé le souvenir d'une viande trop sèche. Eh bien réessayez ! Mais plutôt qu'une cuisson au four, faites-le dans une sauteuse, avec du lait et une feuille de laurier. Votre rôti restera tendre et votre sauce crémeuse à souhait.

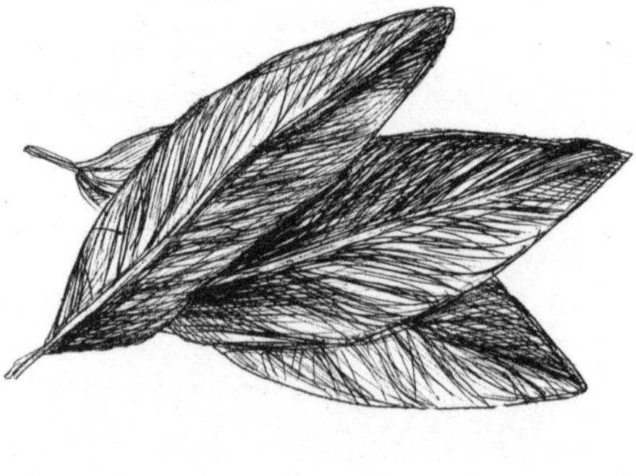

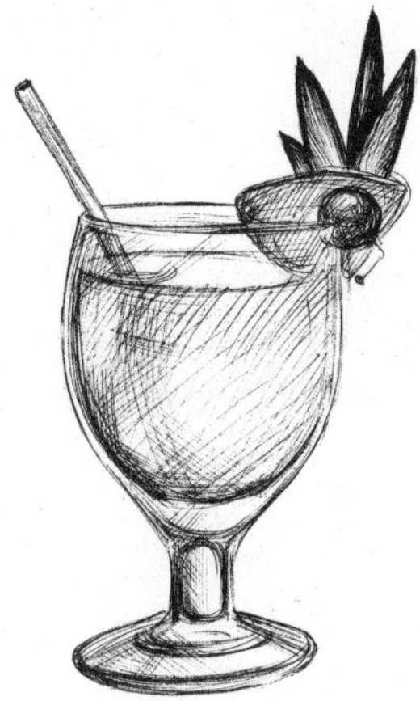

UN APÉRITIF SURPRENANT

Envie de vous renouveler ? Essayez cette recette ! Ajoutez une pincée de vanille en poudre, le quart d'un ananas coupé en morceaux et un peu de sucre dans 1 litre de lait. Laissez reposer 3 heures au réfrigérateur avant de servir bien frais.

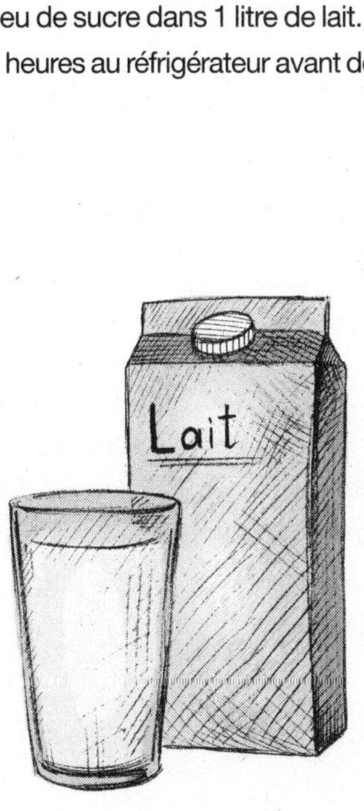

EN PANNE DE LAIT DÉMAQUILLANT

Aïe, vous avez oublié de racheter du lait démaquillant et votre peau sensible ne supporterait pas un lavage au savon. Pour vous coucher fraîche et débarrassée de toute trace maquillage, essayez le lait de vache. Eh oui, celui que vous buvez ! Nettoyez votre visage à l'aide d'un coton imbibé et rincez.

RÉUSSIR UNE OMELETTE LÉGÈRE ET ONCTUEUSE

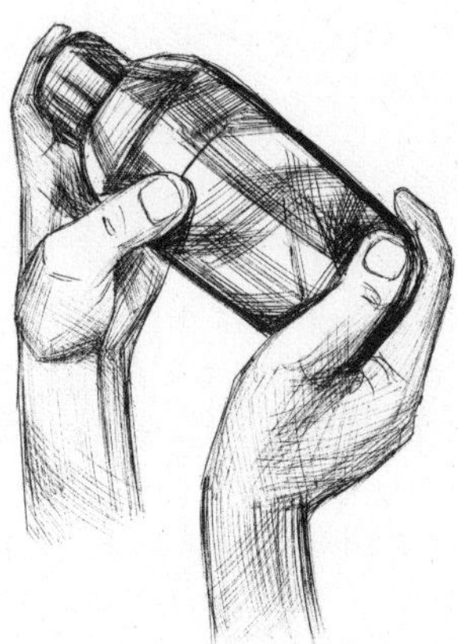

Fini la méthode à l'ancienne du saladier avec un fouet ! Pour réussir à tous les coups la préparation de votre omelette, utilisez un shaker ! Placez-y les ingrédients, sans oublier une touche de lait, et secouez vigoureusement ! Vous obtiendrez un mélange homogène et très mousseux pour une omelette toute en légèreté.

UN LAIT DE TOILETTE MAISON

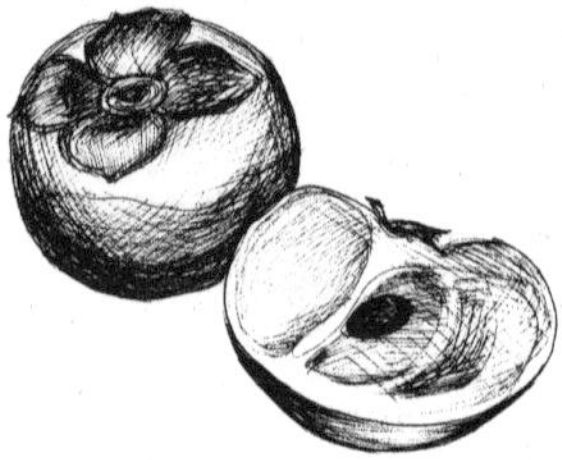

Passez au mixeur 2 cuillères à soupe de pulpe de kaki avec 2 cuillères à soupe de pulpe de fraises et 2 cuillères à soupe de lait entier. Appliquez sur la peau et massez légèrement. Essuyez l'excédent à l'aide d'un mouchoir en papier. Dommage que cette préparation ne se conserve pas plus de deux jours au frais.

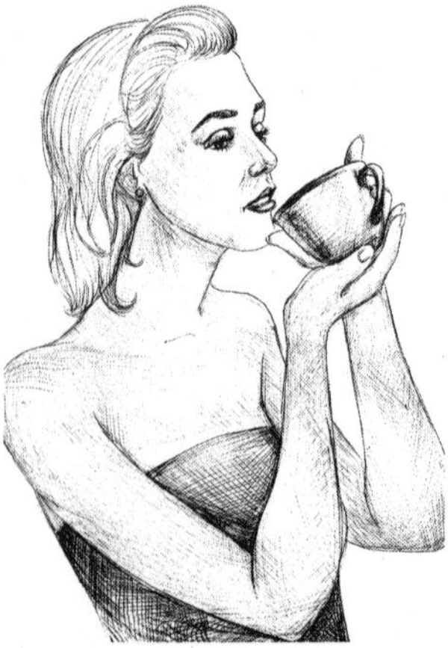

SOULAGER LA TURISTA

À l'étranger, lorsque la turista vous joue des tours, faites chauffer un peu de lait et ajoutez-y une petite touche de cannelle en poudre une fois qu'il sera tiède. Buvez une tasse de cette préparation, peu enthousiasmante mais terriblement efficace, et renouvelez une fois si nécessaire.

BAIN TONIFIANT

Une petite baisse de forme ? Faites le plein de tonus dans votre baignoire ! Diluez dans un bol d'eau tiède 3 cuillères à soupe de lait entier en poudre additionnées de 6 gouttes d'huile essentielle de thym, de menthe, de romarin, ou de bergamote. C'est au choix. Versez dans l'eau à 34 °C de votre bain. Rincez-vous à l'eau froide !

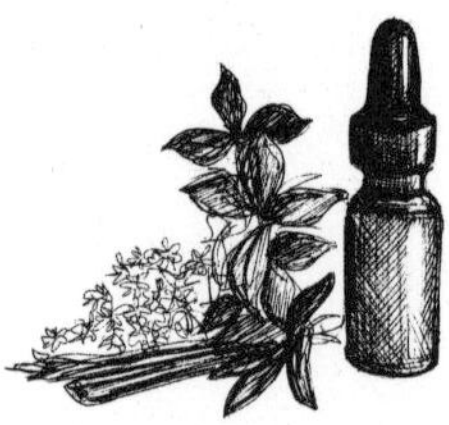

UN BAIN ANTISTRESS

Adoptez la zen attitude grâce à ce bain relaxant. Remplissez la baignoire d'eau à 37 °C. Ajoutez ensuite dans 1 bol d'eau tiède contenant un peu d'huile de base ou de lait 6 à 10 gouttes d'huile essentielle de basilic. Versez dans la baignoire. Profitez des bienfaits de ce bain durant une dizaine de minutes, respirez à fond… Adieu stress, bonjour plénitude.

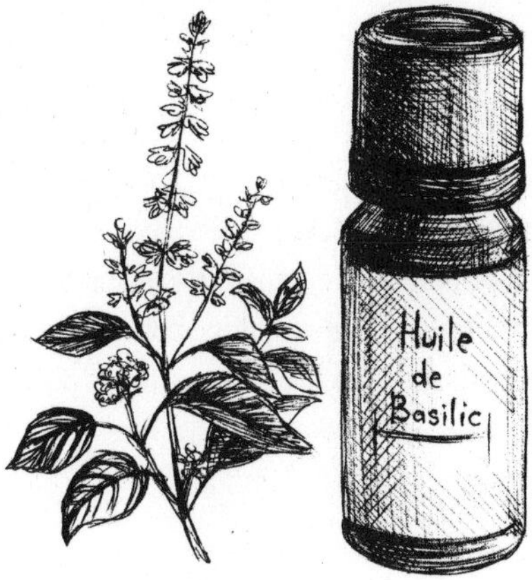

UN BOUDIN INTACT À LA CUISSON

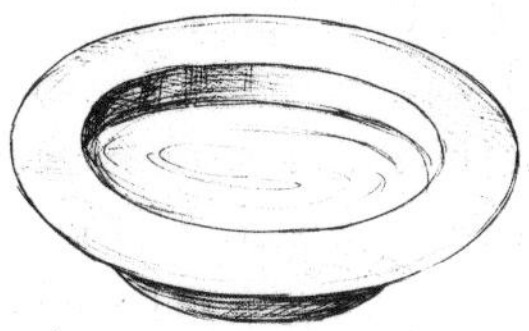

Pour éviter que votre boudin n'éclate et se désintègre au moment de la cuisson, ou pire qu'il ne finisse en bouillie peu appétissante, pensez à le tremper préalablement dans une assiette creuse remplie de lait tiède. Vous le garderez ainsi intact sans en altérer la saveur. Facile et bluffant !

POUR ÉVITER QUE LE LAIT NE DÉBORDE

Vous êtes plutôt du genre tête en l'air ? Il vous arrive fréquemment d'oublier le lait sur la plaque et de le voir déborder ? Pensez alors à enduire au préalable les bords de la casserole avec un peu de matière grasse, beurre ou huile au choix. Voilà qui devrait limiter les dégâts.

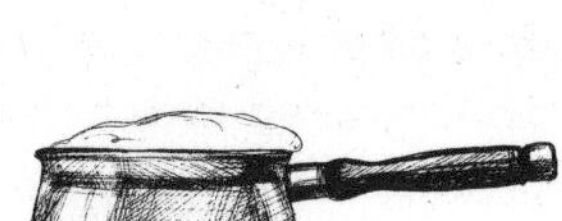

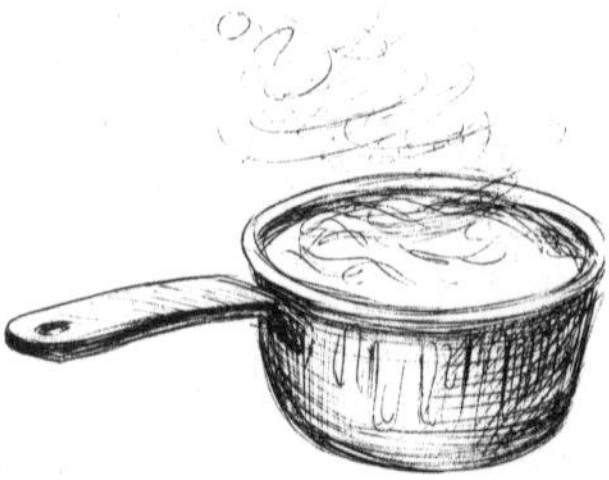

DU LAIT QUI NE DÉBORDE PAS

Hum ! Un bon chocolat chaud, cela vous tente ? Seul problème, vous avez beau surveiller, ce fichu lait a toujours tendance à déborder dès que vous avez le dos tourné. Voilà qui n'arrivait jamais à grand-mère ! Comment faisait-elle ? Elle plaçait une cuillère à soupe dans la casserole dès les premiers bouillons.

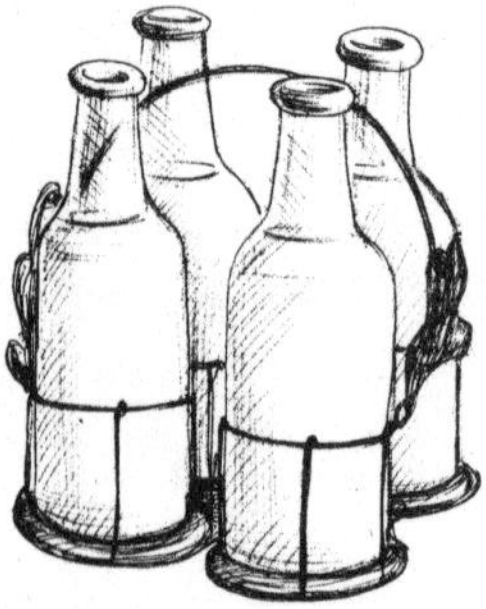

POUR QUE LE LAIT N'ATTACHE PAS

Faire chauffer du lait, c'est tout un programme ! Si on ne fait pas attention, en surface, rien ne se passe, mais dans le fond, il accroche, brûle, etc. Pour éviter ce problème qui empêche ensuite bon nombre de préparations, pensez à disposer dans le fond de la casserole une soucoupe à l'envers.

DES CRÊPES LÉGÈRES

Juste sucrées ou plus élaborées, les crêpes sont toujours synonymes de fête ! Seul souci, elles sont toujours un peu lourdes et caloriques. Pour les rendre plus légères, troquer le lait entier ou demi-écrémé contre du lait écrémé et ajoutez une cuillère d'huile à la pâte, vous n'aurez pas besoin ainsi de beurrer la poêle.

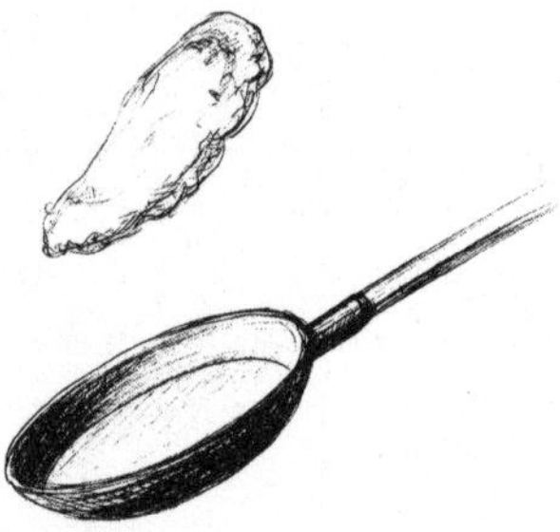

ACCOMMODER DES RESTES DE PAIN DE MIE

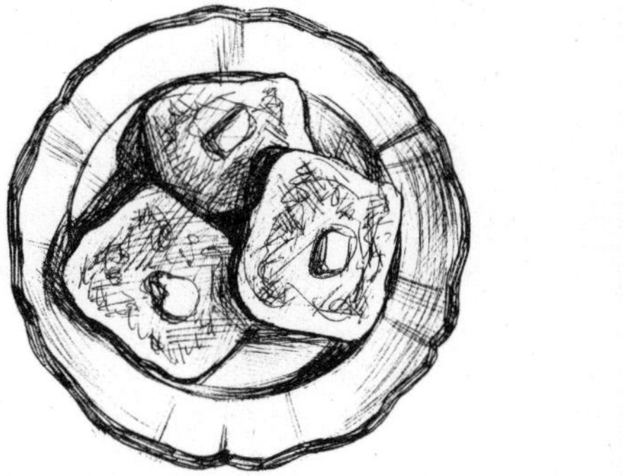

Un goûter savoureux et qui ne coûte presque rien ? Grand-mère savait utiliser ses fonds de tiroirs et régaler les petits sans dépenser des fortunes avec le pain perdu : du pain de mie rassis (ou pas) qu'elle faisait revenir à la poêle après un passage dans un mélange de lait, œuf battu et sucre.

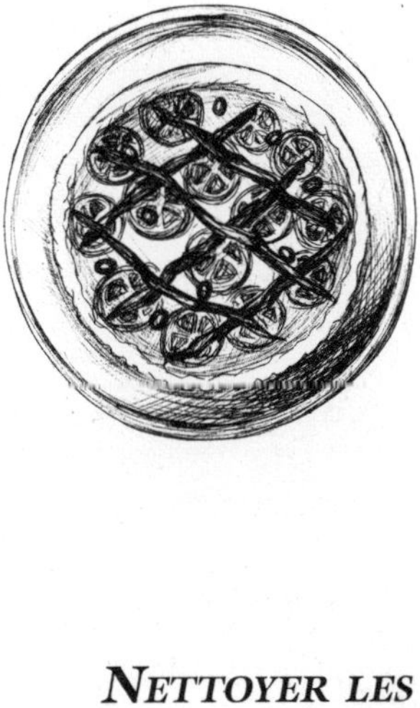

DESSALER LES ANCHOIS

Pour que les anchois ne gâchent plus la saveur de vos pizzas et autres plats par leur goût trop prononcé, estompez ce dernier en les mettant à dessaler. Pour cela, laissez-les tremper une nuit dans une assiette creuse remplie de lait. Ils garderont leur saveur intacte… et vos plats aussi !

NETTOYER LES NATTES DE PLAGE EN PAILLE

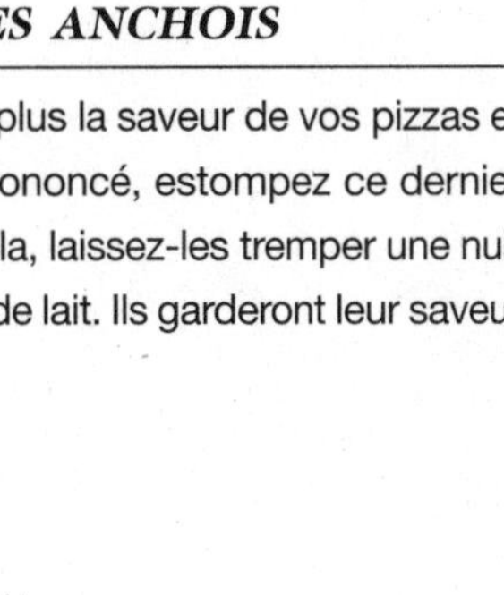

Une fois dépoussiérées à l'aide d'une brosse ou d'une balayette, nettoyez-les avec un peu de lait sur un linge propre. Rincez ensuite à l'eau chaude et essuyez doucement. Hop ! Vos nattes seront impeccables l'été prochain. À condition de les ranger à l'abri de l'humidité quand même.

FOIE DE VEAU MOELLEUX ET SAVOUREUX

Le foie de veau, vous l'aimez rosé. Et bien moelleux de préférence, bien loin de la semelle que l'on vous sert à la cantine. Eh bien essayez cette recette toute simple ! Faites-le tremper pendant une heure dans une assiette creuse remplie de lait et farinez-le juste avant la cuisson. Bon appétit !

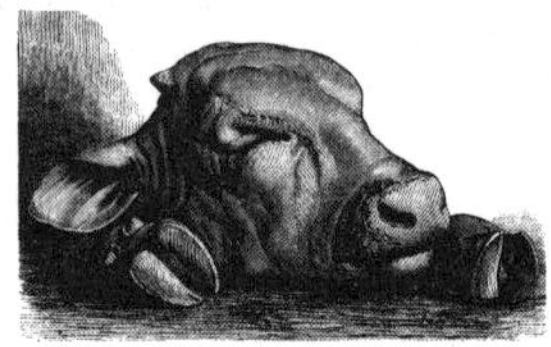

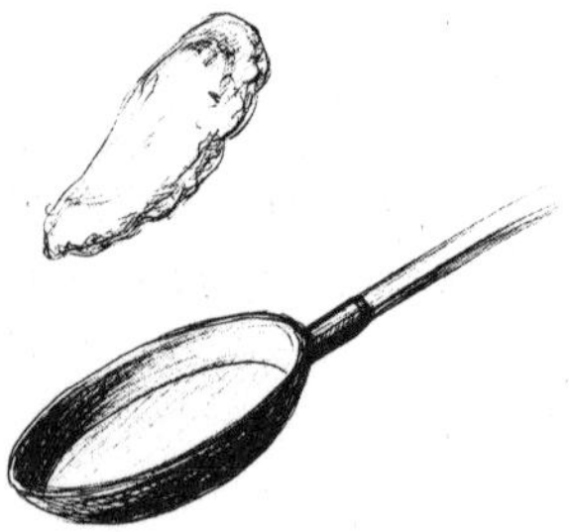

DES CRÊPES ILLICO PRESTO

Vous n'avez ni la patience ni le temps de laisser reposer votre pâte à crêpes pendant plusieurs heures ? Pas de problème, Grand-mère a la solution ! Pour réduire le temps de repos, il suffit d'utiliser du lait tiède plutôt que froid dans la préparation… Voilà qui devrait contenter les gourmands pressés !

FINI LES AUBERGINES AMÈRES

Pour commencer, découpez les aubergines en tranches assez épaisses. Ensuite, mettez-les à dégorger pendant à peu près 3 heures dans du lait auquel vous aurez additionné du gros sel. Voilà qui devrait ôter leur amertume sans altérer leur goût ni leur consistance. Reste ensuite à les cuisiner à votre façon…

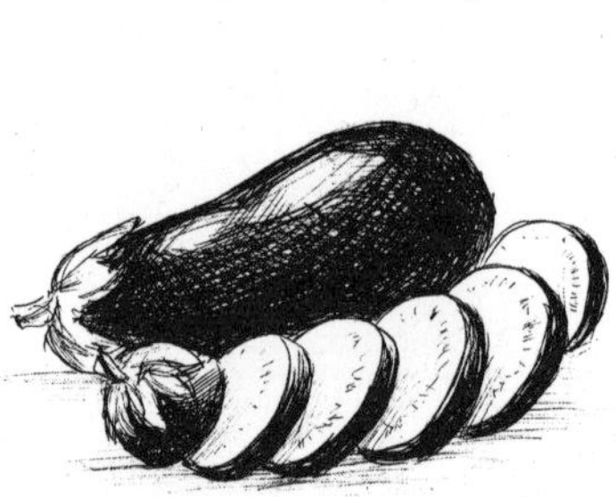

DU LAIT POUR UN POULET DORÉ

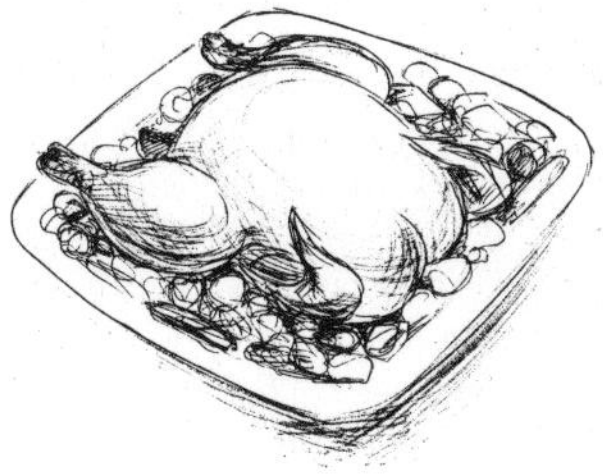

Pour déguster un poulet délicieusement doré, versez directement du lait dessus… Inutile bien sûr de le noyer. Ensuite, saupoudrez-le de farine, là encore en gardant la main légère. Pour finir, lancez la cuisson et faites rissoler votre poulet comme vous le faites habituellement. Vos papilles vous en remercieront…

UN CHOU-FLEUR BIEN BLANC

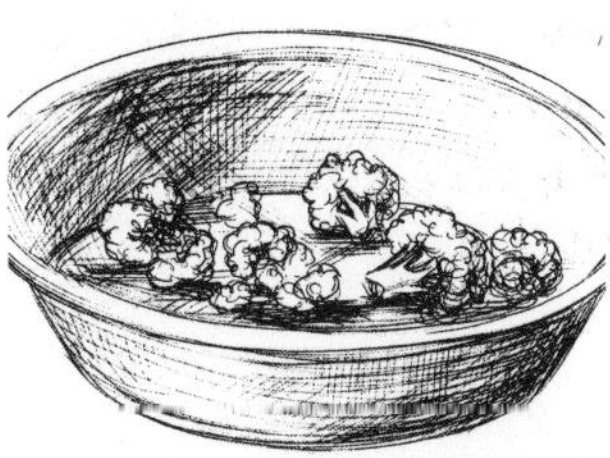

Si les légumes d'antan sont revenus à la mode, pas question pour autant de gâcher le dressage de votre assiette avec un chou-fleur qui ferait grise mine. Pour un effet bluffant sur vos invités, ajoutez simplement un peu de lait à l'eau de cuisson du chou-fleur : il en ressortira presque blanc comme neige.

NETTOYER LES SOUILLURES DE MOUCHES

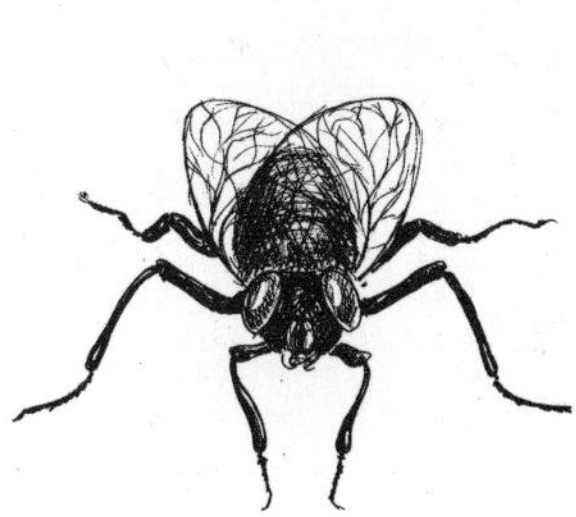

Pour éliminer efficacement les souillures de mouches, fréquentes notamment en cas de forte chaleur, rien de tel qu'un peu de lait sur un coton ou du papier absorbant. Frottez délicatement, les taches devraient disparaître tout naturellement. Et ce, sans produit abrasif.

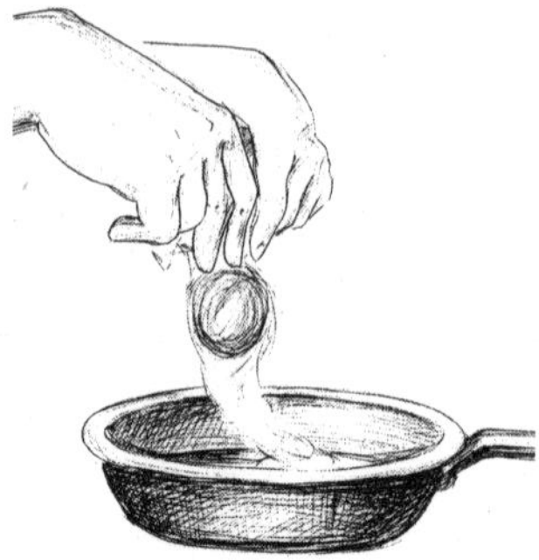

RENDRE UNE OMELETTE PLUS DIGESTE

Nos grands-mères aiment préparer de bons petits plats, mais ils ne sont pas forcément des plus digestes ! Heureusement, elles savent comment les rendre plus légers. Quand elles cuisinaient une omelette, elles ajoutaient 1 cuillère à soupe d'eau ou de lait par œuf.

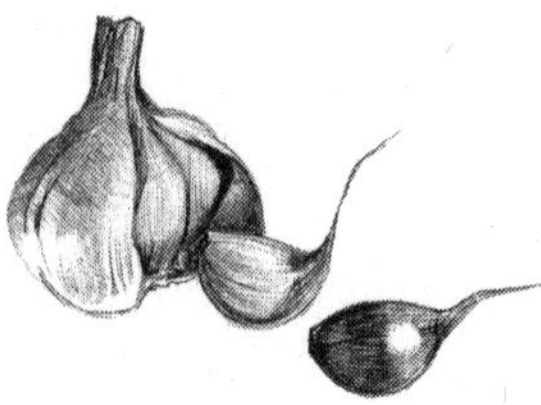

RÉUSSIR SA PURÉE

Voici comment procédait Grand-mère pour faire sa purée de pommes de terre : après avoir lavé les pommes de terre, elle les faisait cuire dans une casserole d'eau bouillante, sans ôter leur peau, avec une gousse d'ail, durant 45 minutes. Puis elle écrasait le tout, sans oublier l'ail ! Enfin, elle l'adoucissait avec un peu de lait pour la rendre onctueuse.

RÉHYDRATER DE L'AIL

Pour une meilleure conservation, vous avez opté pour de l'ail séché, en poudre, en sel ou sous forme de flocons déshydratés. Si vous souhaitez réhydrater de l'ail séché, il suffit de lui faire prendre un bain de lait avant de l'utiliser. De cette manière, il gagnera en douceur.

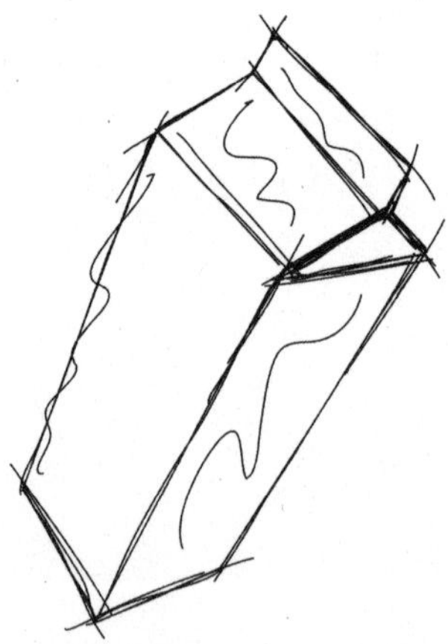

TACHE DE FEUTRE FLUO SUR DU TISSU

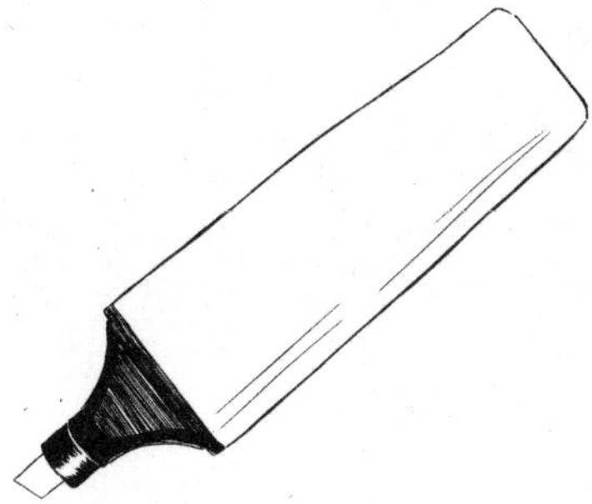

Vous avez fait une tache de marqueur fluo sur votre plus beau T-shirt, et avez peur qu'elle ne parte pas ? Mamie a la solution : elle laissait tremper le vêtement dans une bassine de lait froid et frottait la tache avec un peu de savon de Marseille jusqu'à disparition.

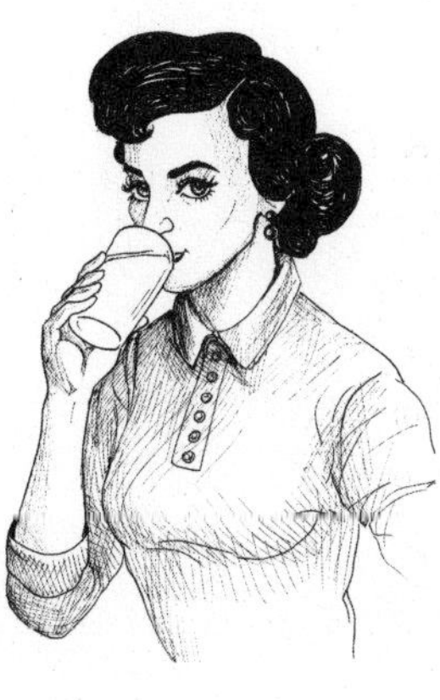

SOIGNER LE RHUME

Contre le rhume, du repos, et un bon remède de nos grands-mères ! Faites infuser une grosse pincée de feuilles de sauge dans du lait bouillant pendant 5 minutes. Filtrez et buvez bien chaud : cela vous apaisera et aidera à chasser les vilains microbes.

NETTOYER UN CD RAYÉ

Votre CD préféré saute toujours au même moment... Assez ! Si la rayure est superficielle, elle peut être réparée. Passez donc un coton imbibé de lait de toilette sur la surface de votre CD, insistez jusqu'à épuisement du liquide. Essuyez-le et c'est reparti !

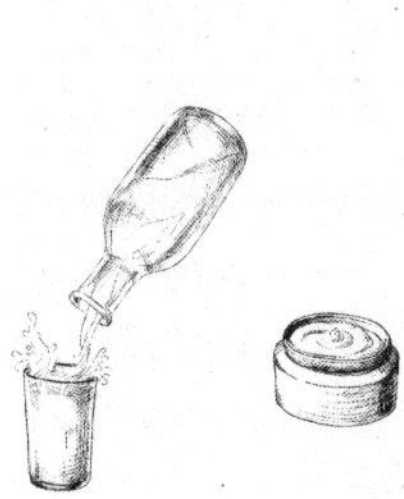

AMIDONNER DES NAPPERONS

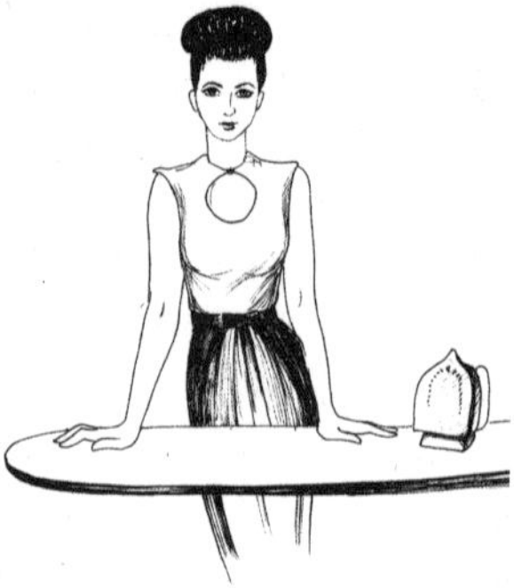

Des napperons mous, ce n'est pas du plus bel effet sur votre jolie table ! Vous souhaitez les amidonner, mais n'avez pas d'amidon sous la main ? Grand-mère avait la bonne idée de les faire tremper dans du lait plusieurs heures. Elle les essorait puis les repassait avant de les faire sécher.

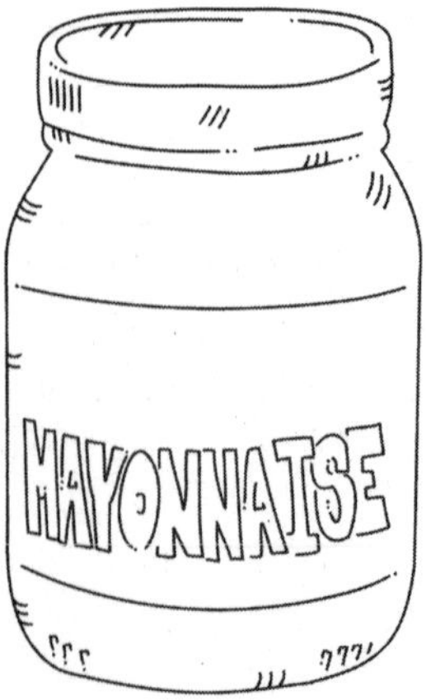

RATTRAPER UNE MAYONNAISE

Vous vous y êtes pris à la dernière minute pour faire votre mayonnaise, seulement elle n'a pas pris ! Il est possible de la rattraper en mélangeant petit à petit la mayonnaise avec du lait froid : commencez par battre 1 cuillère à soupe de lait avec 1 cuillère à soupe de mayonnaise et incorporez le reste petit à petit.

ENTRETIEN DES MEUBLES EN LAQUE

Vous n'aimez pas les produits industriels, et ne savez comment prendre soin de vos meubles laqués ? Voici un nettoyant maison et écolo : le lait tiède. Imbibez-en une peau de chamois et nettoyez vos meubles en laque avec douceur. Finissez en les lustrant avec un autre chiffon doux.

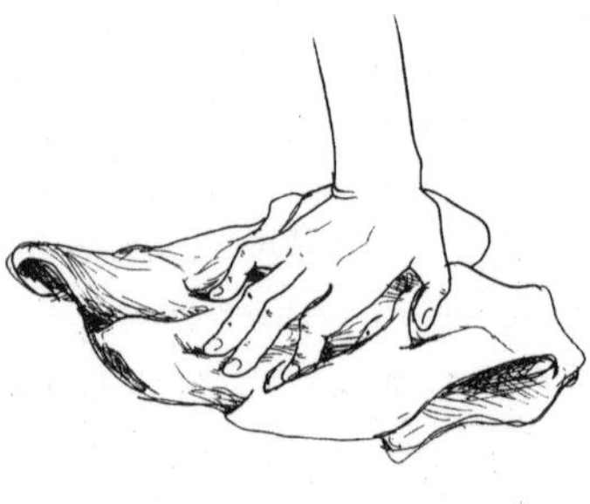

DES CARTES À JOUER COMME NEUVES

À force de jouer aux cartes, votre jeu est sale et abîmé. Maculé de traces de doigts, il est même devenu tout poisseux. Pas très agréable ! Frottez donc les cartes avec un coton imbibé de lait froid. Essuyez-les et saupoudrez-les de talc. Votre jeu est propre, et la partie peut enfin commencer !

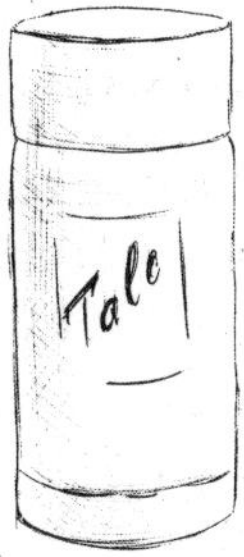

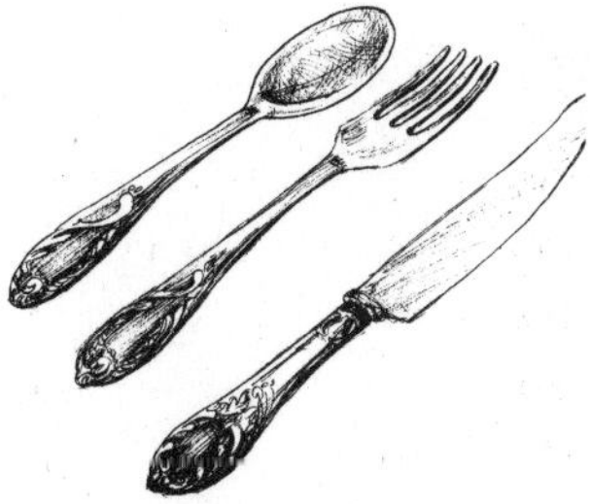

ENTRETIEN DE L'ARGENTERIE

Envie d'un verre de lait ? Mince, la bouteille est périmée… Vous entendez soudain crier votre grand-mère, de ne pas la jeter ! Le lait tourné est un excellent nettoyant pour votre argenterie. Ainsi, si celle-ci devient trop mate, plongez-la dans un récipient rempli de lait passé d'un ou deux jours pas plus.

ENTRETIEN DE LA SOIE

Votre foulard en soie blanc peut ternir avec le temps et les lavages. Pour éviter qu'il ne jaunisse, trempez-le dans un bain de lait écrémé avant de le laver. Ajoutez ensuite 2 cuillères à soupe de lait dans l'eau de rinçage. Sa blancheur sera préservée !

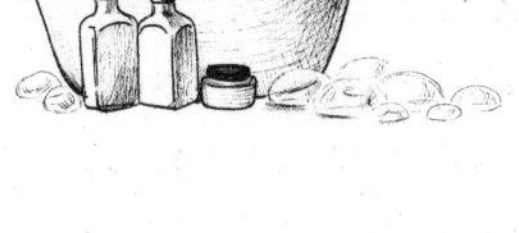

CUISSON DES CAROTTES

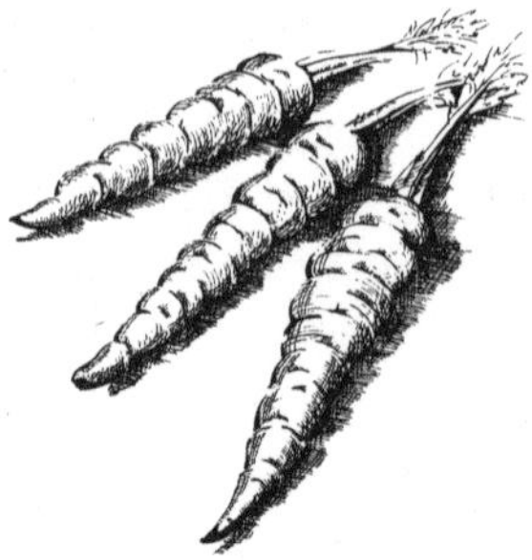

Les carottes cuites à l'eau ressortent souvent croquantes. Pour les rendre plus onctueuses, faites-les cuire dans une casserole de lait bouillant pendant 30 minutes, avec une pincée de sel.

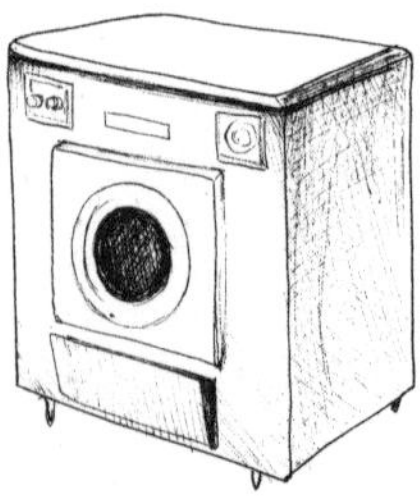

ENLEVER UNE TACHE D'ENCRE

Vous aimez écrire avec votre beau stylo-plume, seulement vous n'êtes pas à l'abri des giclées d'encre ! Si le malheur devait arriver, sur votre veston préféré, n'attendez pas : tamponnez la tache aussitôt avec du lait chaud. Lavez ensuite le vêtement à la machine. Attention, cela ne fonctionne pas pour l'encre rouge, qui elle partira avec de la moutarde.

ENLEVER UNE TACHE DE VIN

Le vin rouge, si vous avez le malheur de renverser votre verre rempli de ce breuvage, a la particularité de faire de sacrées taches, difficiles à nettoyer. Votre belle nappe blanche est fichue… Eh bien non, car grand-mère a toujours une solution : trempez votre linge blanc dans du lait bouillant, et la tache disparaîtra !

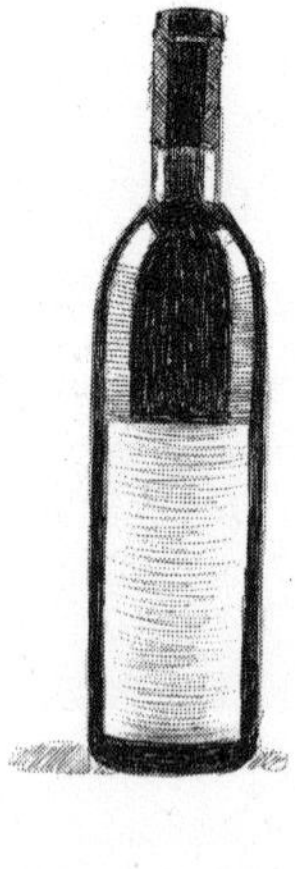

ENTRETIEN DU CUIR

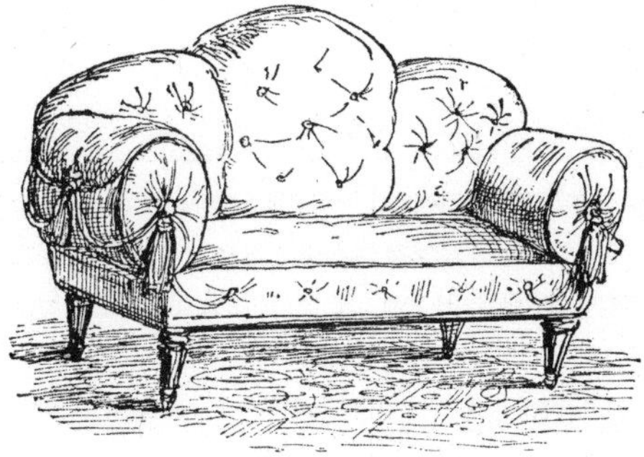

Votre canapé en cuir se fait vieux et présente quelques traces ? Imbibez un chiffon doux de lait et nettoyez ce dernier avec. Cela fonctionne encore mieux avec du lait de toilette pour bébé. Enlevez le surplus et laissez reposer une journée. Quant à vos chaussures en cuir verni, frottez-les avec du lait pour les nettoyer et les assouplir.

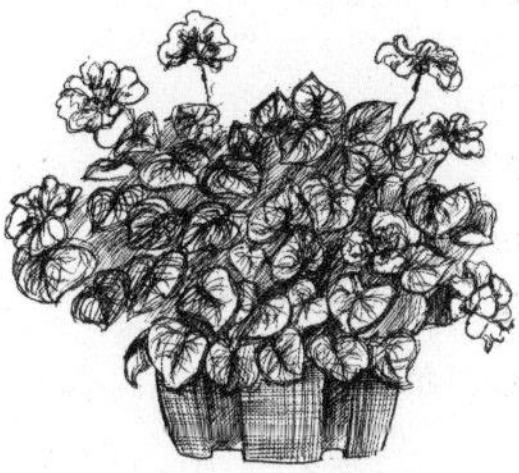

ARROSER LES GÉRANIUMS

Le lait a la particularité de stimuler la floraison des géraniums. Ajoutez quelques gouttes de lait dans leur eau d'arrosage. Plus simple, remplissez d'eau vos contenants de lait vides. Arrosez les géraniums de cette eau miracle qui rendra vos plantes bien plus fleuries !

PORCELAINE FÊLÉE

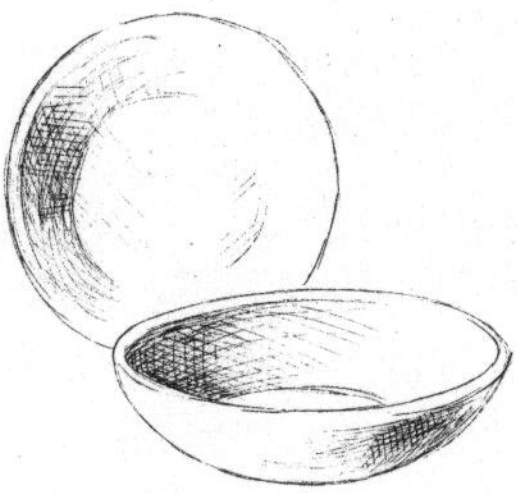

Une des assiettes de votre beau service en porcelaine est fêlée ? Cela n'est pas du plus bel effet, une fois votre table dressée. Pas de panique, vous avez bien une bouteille de lait dans votre frigo ! Plongez pendant 45 minutes l'assiette dans un récipient assez grand, rempli de lait bouillant. La fêlure se fera davantage discrète.

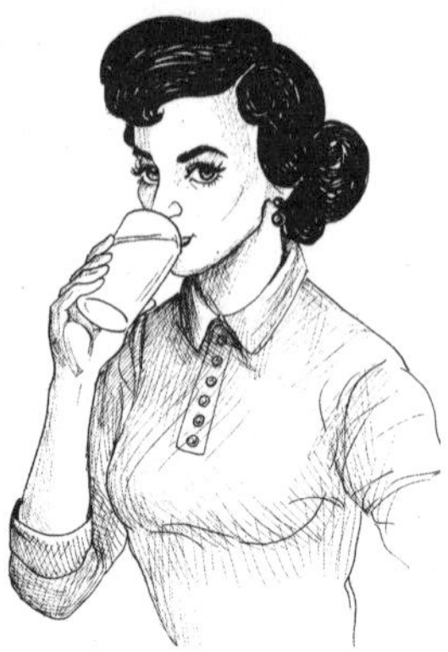

UN VERMIFUGE

La consommation d'ail pendant plusieurs jours permet de lutter contre les parasites intestinaux. Vous pouvez écraser une demi-gousse d'ail fraîche sur tous vos plats, ou faire bouillir quelques gousses dans du lait et le consommer après l'avoir laissé reposer une journée au réfrigérateur.

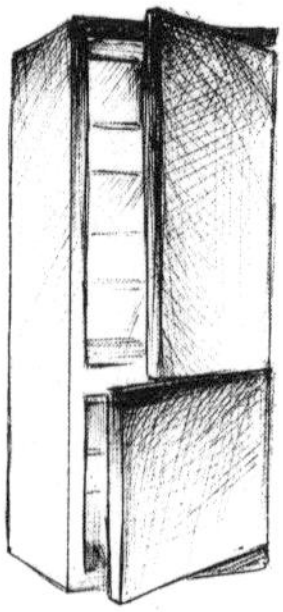

DU LAIT VÉGÉTAL

Le plus simple à réaliser, celui qui ne requiert aucune machine, est le lait d'avoine. Laissez tremper 5 cuillères à soupe de flocons d'avoine dans de l'eau durant 10 heures. Égouttez-les et arrosez-les de 1 litre d'eau que vous porterez à ébullition puis laisserez chauffer 1 heure. Votre lait végétal est prêt, vous n'avez plus qu'à le filtrer et à le conserver au réfrigérateur.

DES CONSERVES BIEN IDENTIFIÉES

Si vous préparez vos propres conserves, laissez dormir colle et étiquettes au fond d'un tiroir. Vous pouvez étiqueter les bocaux de façon très simple, en coupant de petits carrés de papier et en les trempant dans le lait. Il ne vous reste plus qu'à appliquer votre étiquette sur le bocal en verre.

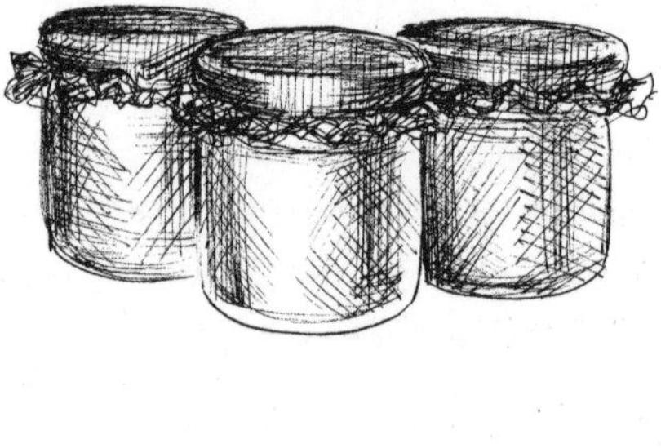

UNE CONFITURE AVEC DU LAIT

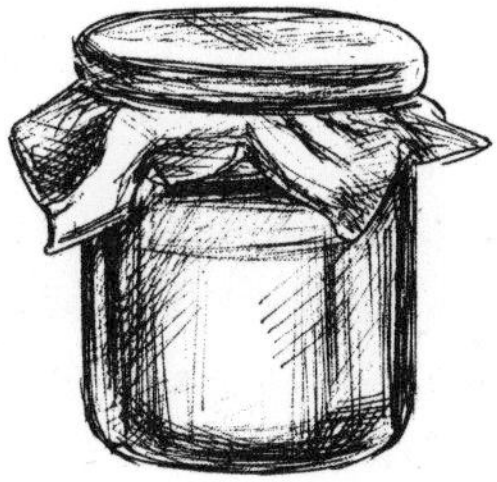

On peut préparer une savoureuse confiture à base de lait. Faites chauffer pendant deux à trois heures un volume de lait pour un demi-volume de sucre, en remuant fréquemment.

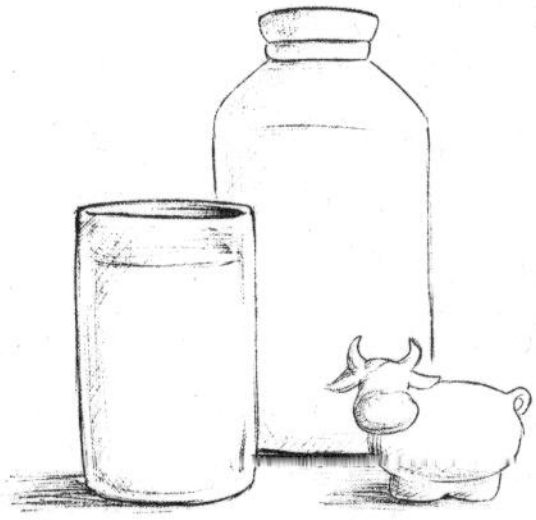

DU LAIT CONCENTRÉ MAISON

Vous pouvez fabriquer votre propre lait concentré en faisant chauffer pendant une heure à feu moyen et en remuant fréquemment un volume de lait pour un demi-volume de sucre. Pour un lait concentré express, battez vigoureusement un volume de lait en poudre, un demi-volume de sucre et un demi-volume d'eau bouillante.

DES FRITES AU LAIT

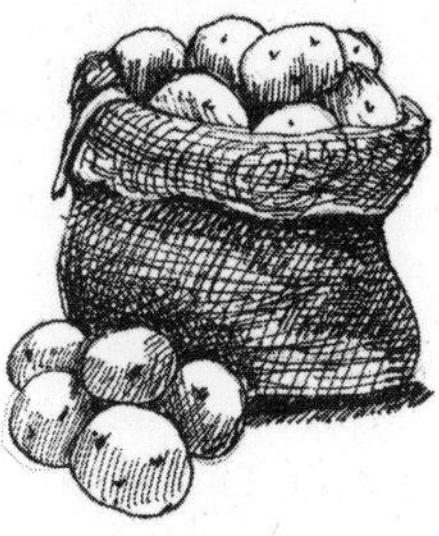

Les frites trempées dans le lait avant cuisson conservent plus de fermeté et se gorgent moins de gras. Pour réaliser des frites « à l'ancienne », coupez vos pommes de terre non épluchées en grosses lamelles. Trempez-les dans un mélange de lait et de jaune d'œuf et roulez-les dans la farine.

RAFRAÎCHIR DES NOIX

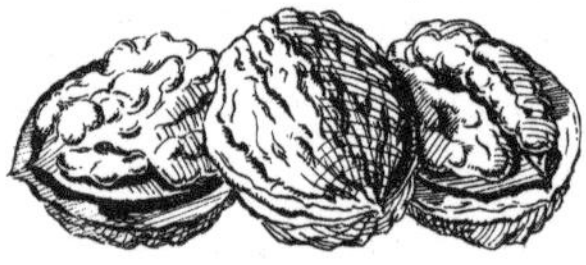

Si les cerneaux de noix ne sont pas conservés dans une boîte hermétique, ils se dessèchent en quelques jours. Vous pourrez améliorer leur texture en leur faisant prendre un bain de lait.

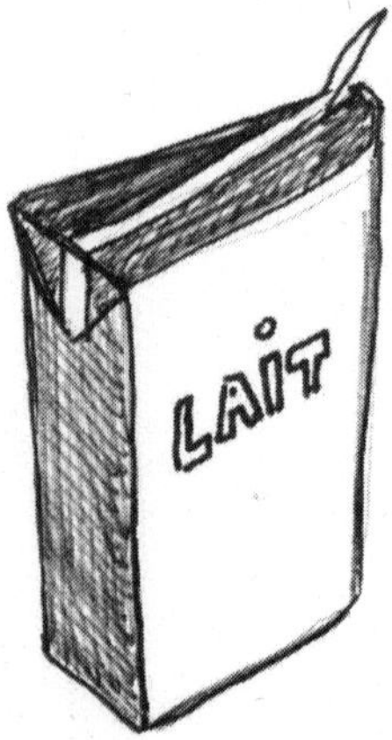

UNE TACHE DE FRUITS ROUGES

Mouillez la tache de lait chaud et frottez. Si elle ne part pas, laissez tremper le vêtement dans le lait pendant plusieurs heures.

UNE TACHE DE FEUTRE

Une tache de feutre sur un vêtement se dissoudra si vous laissez tremper le tissu quelques heures dans du lait.

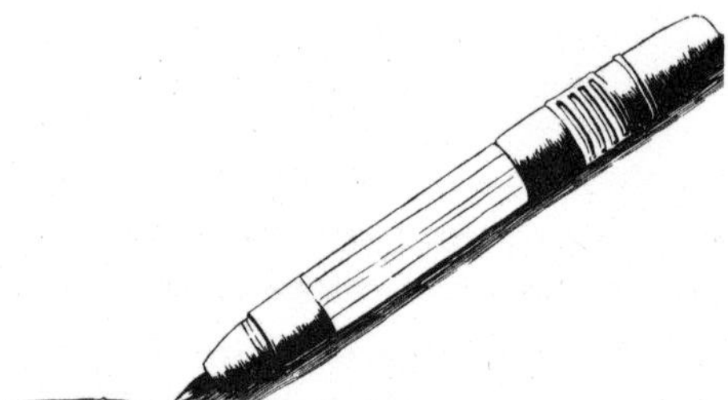

ATTENDRIR UNE VIANDE BLANCHE

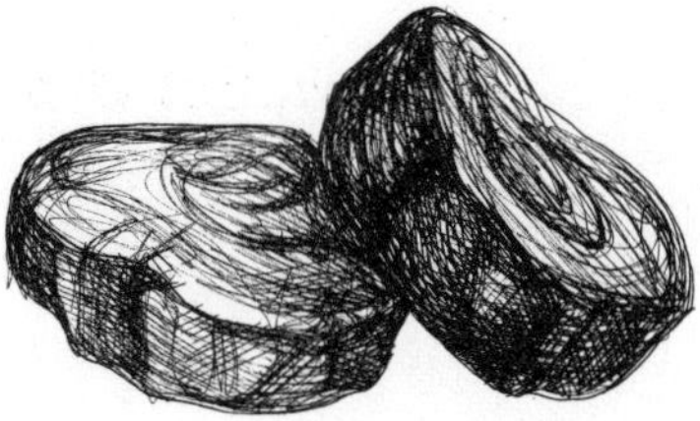

Les pièces de veau, de porc, les blancs de volaille seront plus tendres si vous les laissez reposer une ou deux heures dans du lait. Vous pouvez en profiter pour faire une marinade en ajoutant au lait les épices de votre choix. Dans ce cas, bien sûr, vous laisserez la viande reposer une douzaine d'heures au moins au réfrigérateur.

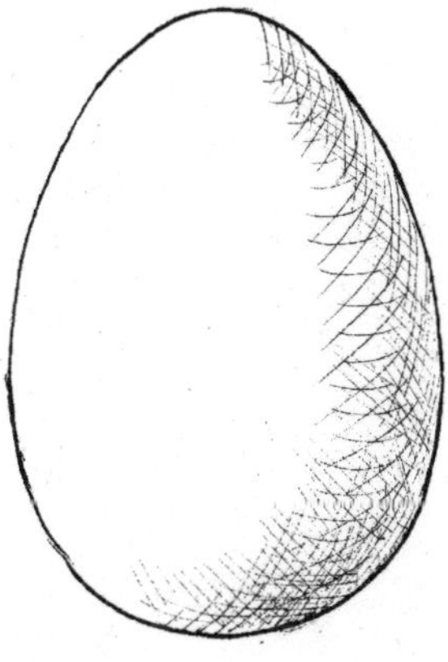

DORER UN GÂTEAU

Il vous reste juste assez d'œufs pour réaliser votre recette ? Vous pourrez tout de même servir à vos convives un gâteau bien doré. Il vous suffit de remplacer le jaune d'œuf par une fine couche de lait sucré, étalée sur la pâte au pinceau.

UNE CASSEROLE NETTE

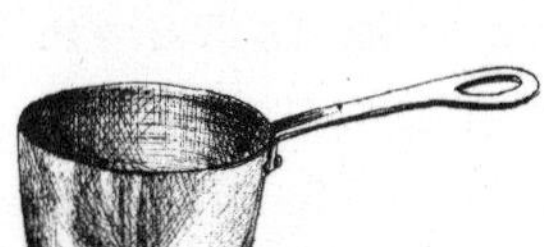

Pour éviter que le lait bouilli n'attache au fond de votre vieille casserole, avant d'utiliser celle-ci, mouillez son fond avec un filet d'eau froide, retournez-la rapidement au-dessus de l'évier pour éliminer l'eau, puis remplissez-la de lait sans la sécher. L'eau formera une pellicule qui protégera le revêtement de la casserole.

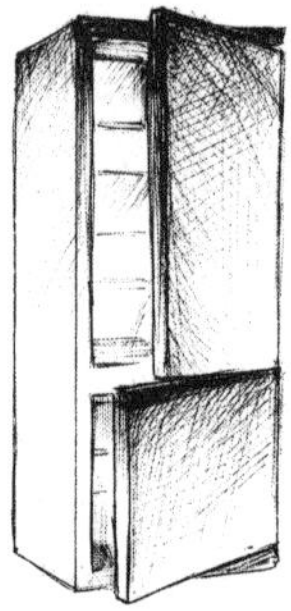

UN RÉFRIGÉRATEUR SANS ODEUR

Le lait est très efficace pour absorber les mauvaises odeurs du réfrigérateur. Remplissez à demi un ramequin de lait et déposez-y un morceau de pain. Placez le tout au réfrigérateur et remplacez le contenu du récipient tous les trois jours.

DESSALER LE POISSON

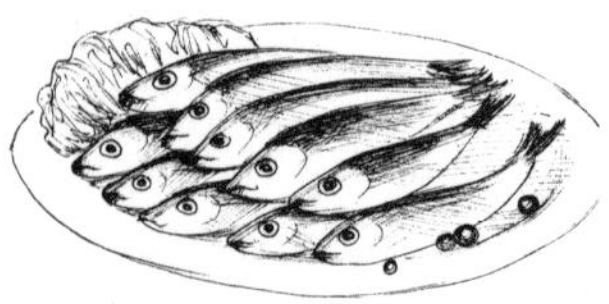

Déposez les filets couverts de sel au fond d'un plat rempli de lait et réservez au réfrigérateur. Pour bien préparer le poisson, dessalez-le une journée durant, en changeant plusieurs fois le lait. Si vous trouvez le goût de certains poissons trop fort, employez cette même technique. Une heure de trempage suffira à atténuer leur parfum salé et à rendre la chair moelleuse.

TACHE D'ENCRE

Tamponnez la tache avec un coton mouillé d'acétone, verser sur la tache un peu de lait chaud puis frotter. Plus surprenant et particulièrement adapté aux taches de stylo à bille, vous pouvez utiliser de la laque : vaporisez généreusement sur la tache puis frottez avec un chiffon propre. Renouvelez l'opération jusqu'à disparition de la tache et passez en machine.

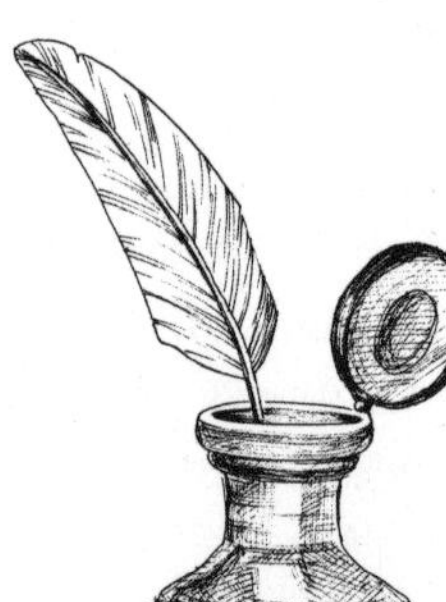

PROTÉGER SA GAZINIÈRE

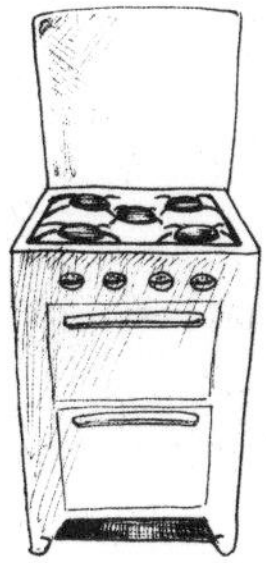

Lait bouilli, éclaboussures d'huile et de sauces... Votre gazinière en prend plein les brûleurs. Pour limiter les dégâts, ôtez les grilles de protection et plaquez sur toute la surface de la gazinière une feuille d'aluminium. Percez des trous pour laisser passer les brûleurs. Il vous suffira de remplacer cette feuille chaque semaine.

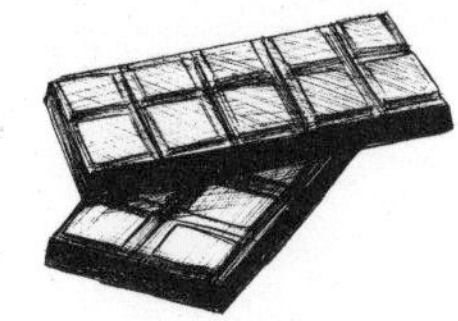

PATE À TARTINER MAISON

Faites fondre une tablette de chocolat au bain-marie. Incorporez-y, hors du feu, une tablette de 125 grammes de beurre ainsi que 50 grammes de noisettes réduites en une poudre aussi fine que possible. Enfin, versez, tout en mélangeant, du lait concentré, jusqu'à obtenir la consistance et/ou le niveau de sucre souhaité.

GLACE MAISON

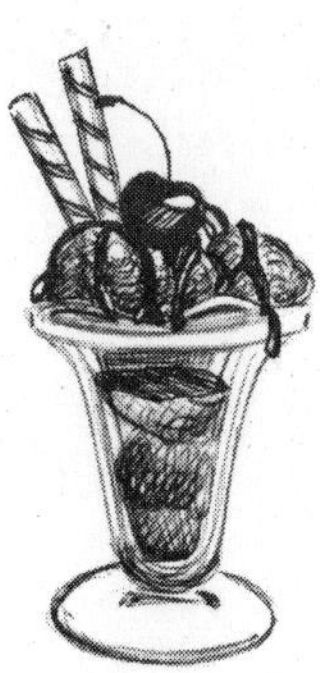

Réalisez une glace en un rien de temps : battez 400 g de lait concentré non sucré jusqu'à ce qu'il devienne mousseux. Ajoutez-y 150 g de sucre glace et 1 cuillère à soupe d'extrait de vanille ou de café et continuez à fouetter. Placez votre crème plusieurs heures au congélateur. Votre glace sera bientôt prête à être dégustée.

CARAMÉLISER UN GÂTEAU

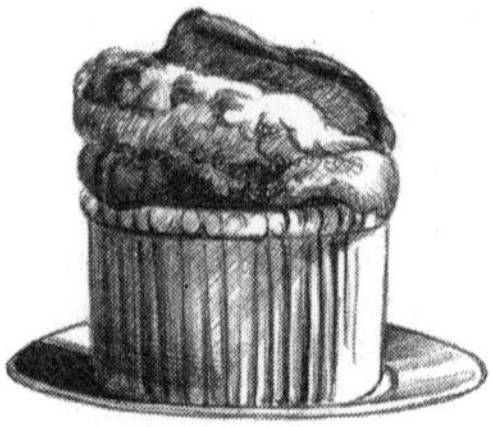

Comment faire pour donner un aspect caramélisé à un gâteau ? Il suffit de passer au pinceau un peu de lait avec une cuillerée à café de sucre en poudre sur votre préparation.

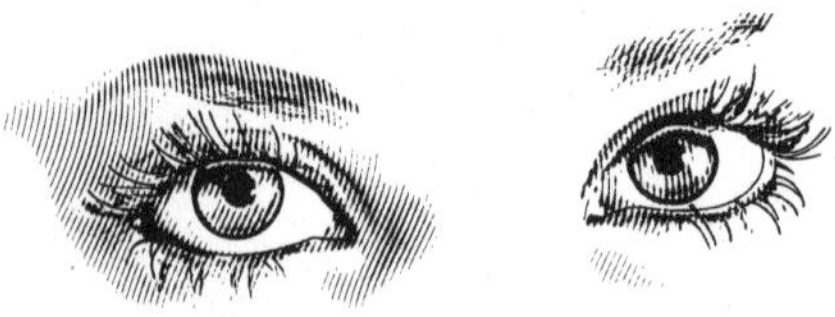

ANTICERNES MINUTE

Votre pot d'anticernes est vide ? Pas de panique : si vous avez un peu de temps devant vous, vous pouvez atténuer vos cernes en plaçant sous chaque œil une compresse imbibée de lait écrémé. Laissez reposer pendant un bon quart d'heure pour une plus grande efficacité.

MAL DE GORGE

Le mal de gorge vous connaissez, vous êtes touché dès que vous mettez le nez dehors ! En hiver, grand-mère soulageait ce petit désagrément avec du miel. Quand elle avait la gorge irritée, elle se préparait une boisson à base de lait, de miel et d'ail haché qu'elle laissait macérer au moins 24 heures.

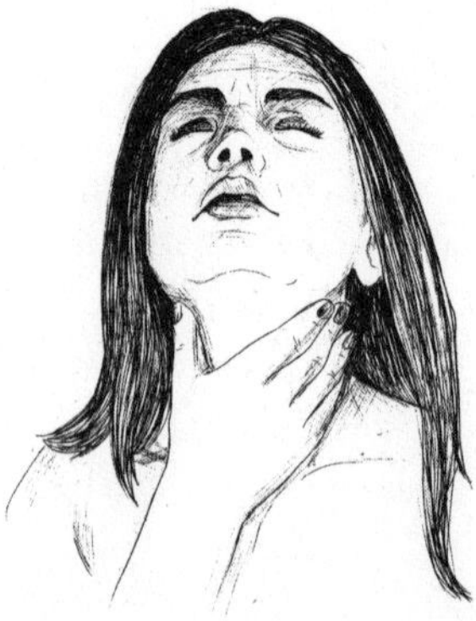

S'endormir sans difficultés

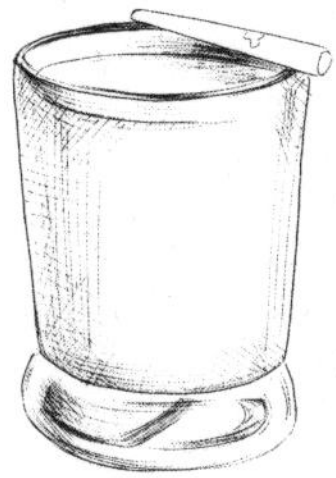

Le stress, les soucis ou même une trop grande fatigue parfois peuvent perturber l'endormissement. On se tourne, se retourne dans le lit, mais rien n'y fait, impossible de rencontrer Morphée. Essayez ce breuvage diablement efficace : un lait de poule, à base de lait chaud, jaune d'œuf, cannelle et fleurs d'oranger.

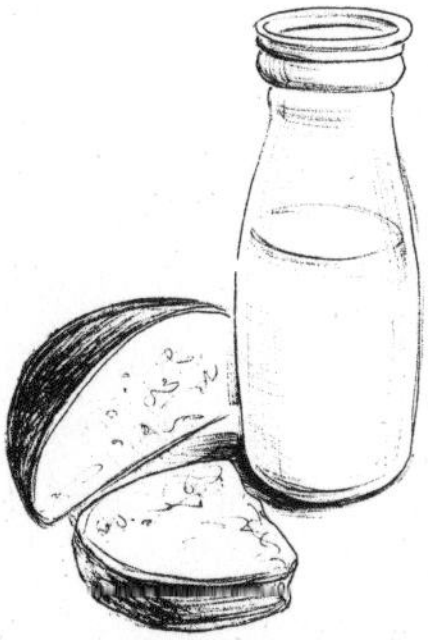

Enlever une écharde

Si elle est petite ou quasiment invisible à l'œil nu, une écharde est presque impossible à enlever avec une pince à épiler. Que faire alors ? La laisser ? Certainement pas, même en désinfectant la plaie, vous risqueriez des complications. Mamie avait un drôle de remède que vous pouvez toujours essayer : elle appliquait un cataplasme de mie de pain et de lait sur la zone où se trouvait l'écharde et, selon elle, après quelques heures, elle sortait comme par miracle.

Calmer les douleurs liées à l'arthrose

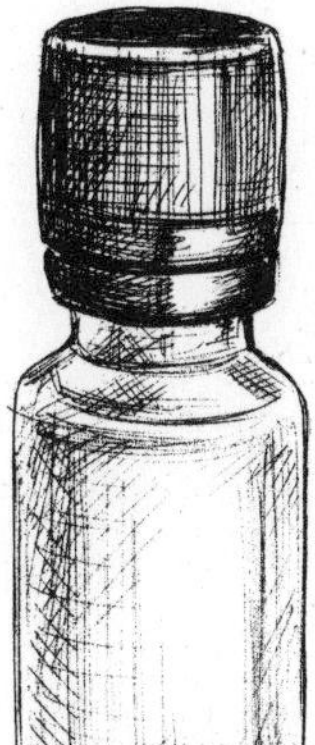

Que diriez-vous de profiter des bienfaits d'un bain pour soulager la douleur en douceur ? Pour cela, délayez 5 gouttes d'huile essentielle de genévrier dans 3 cuillères à soupe de lait. Versez cette préparation dans le bain et immergez-vous durant une bonne quinzaine de minutes…

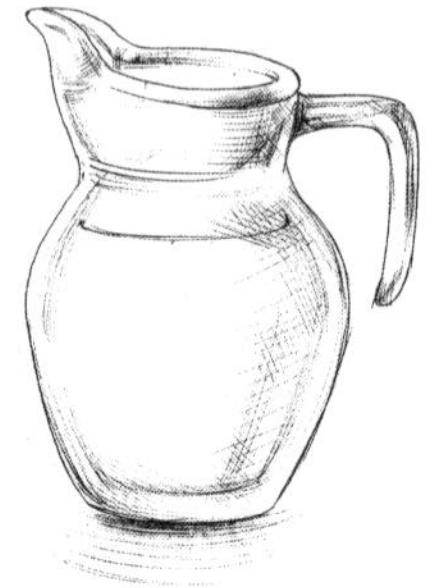

DU LAIT CONTRE L'ECZÉMA !

En cas de crise et même si cela vous semble insurmontable, ne vous grattez surtout pas ! Pour vous soulager et diminuer considérablement la sensation de démangeaison, appliquez plutôt un gant trempé dans du lait glacé sur la zone irritée. Et évitez les bains trop chauds et les douches à rallonge…

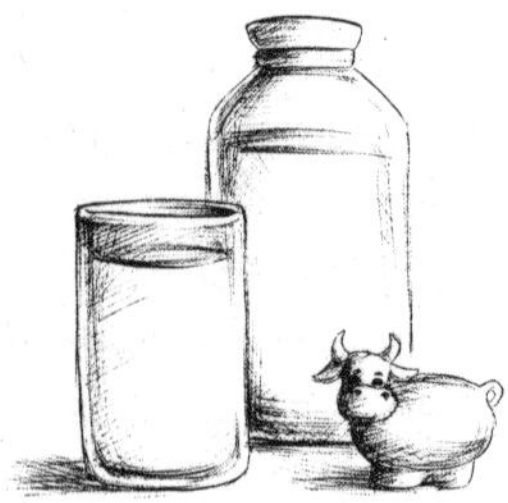

SOULAGER LES BRÛLURES D'ESTOMAC

Très fréquentes chez les femmes enceintes, les brûlures d'estomac et remontées acides, en plus d'être douloureuses, ont tendance à gâcher les repas, mais aussi les nuits. Si vous ne pouvez prendre de médicament, buvez tout simplement un verre de lait tiède. Cela devrait vous soulager rapidement.

TOUX SÈCHE

Ce n'est vraiment pas très bon mais c'est en revanche plutôt efficace : pour traiter un début de toux sèche, boire, avant d'aller se coucher, un verre de lait dans lequel on aura fait bouillir une gousse d'ail.

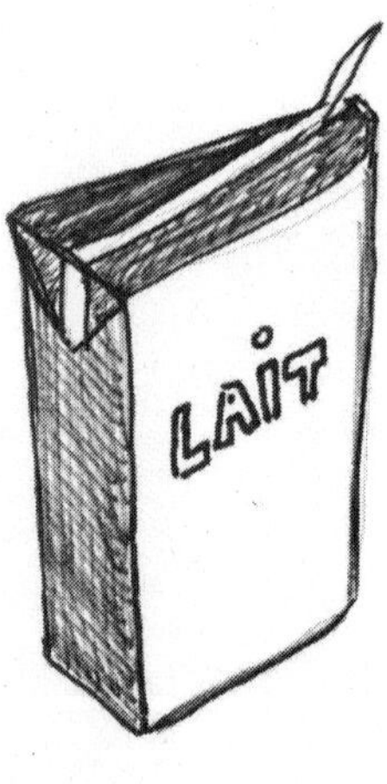

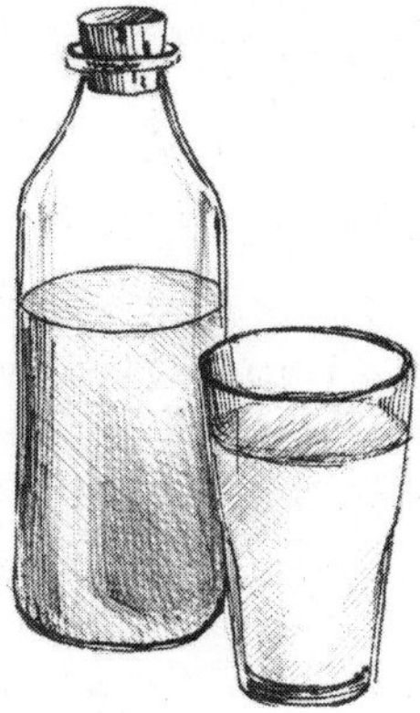

MAL DE GORGE

Une grande tasse de lait chaud à laquelle vous ajoutez deux cuillères à café de miel ne guérira pas votre angine, mais elle calmera vos maux de gorge et vous aidera à dormir.

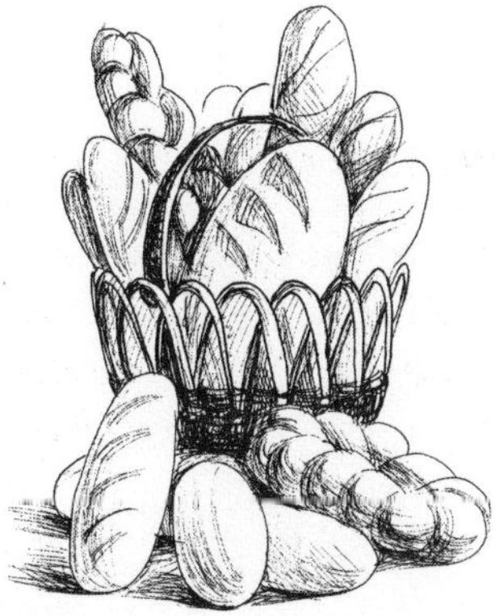

APRÈS UN REPAS TROP ÉPICÉ

Vous dînez dans un restaurant indien et le curry que l'on vous apporte est bien trop épicé à votre goût. Dans ces cas-là, les convives suggèrent souvent de boire un verre d'eau qui n'aura en fait qu'un effet très limité. Pour apaiser la sensation de brûlure, il faut consommer soit du pain, soit un produit laitier (un verre de lait ou un yaourt).

ÉTIQUETER LES CONSERVES

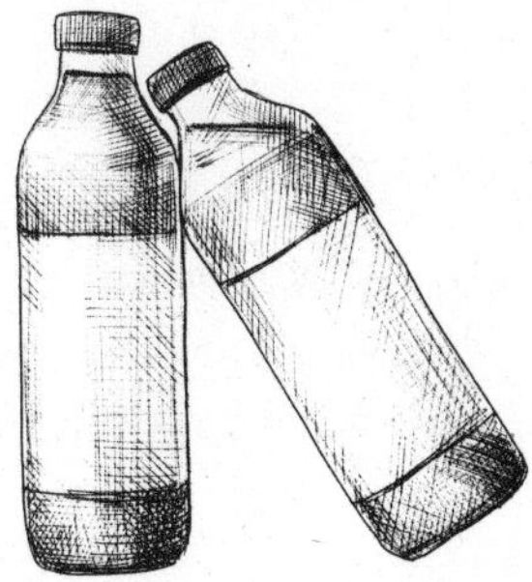

Vous voulez identifier vos confitures et autres pâtés maison et vous n'avez pas d'étiquette ? Pour en fabriquer une, coupez un bout de papier à la dimension voulue, écrivez le nom du produit et passez, au verso, une fine couche de lait avec un pinceau : aussi efficace que de la colle, il maintiendra vos étiquettes à la perfection.

L'argile

L'argile

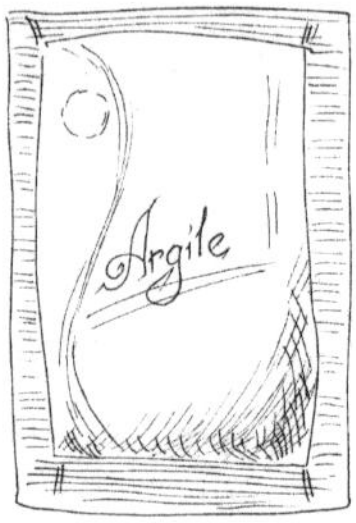

L'argile est un produit naturel, simple et évident. Voilà pourquoi, sans doute, les hommes ont toujours cherché à se soulager avec elle. Il résulte de cette pratique ancestrale une foule de recettes de grand-mère.

L'argile se boit, se pose en cataplasme, elle soulage les articulations, calme la diarrhée, réduit les problèmes de peau, soigne les petits bobos... et a également son utilité au jardin et à la maison. Pour les soins, on utilise de préférence l'argile verte qui est tout à la fois la plus répandue, la plus polyvalente et la moins chère. Sur le plan cosmétique, on la recommande aux peaux et cheveux gras. L'argile, très absorbante, les rééquilibre. Ceci pourrait porter à croire que les peaux normales, sèches ou sensibles ne peuvent pas être traitées à l'argile. Il existe pourtant d'autres argiles. L'argile blanche, ou kaolin, est riche en silice : elle protège les peaux fragiles et convient même aux bébés. Les argiles rouges et roses conviennent, quant à elles, aux peaux sèches ou sensibles.

Les vertus de l'argile

L'argile possède de nombreux bienfaits : antiseptique et désinfiltrante, elle brûle les mauvais germes. C'est un anti-inflammatoire et un cicatrisant : elle nettoie les plaies et facilite la régénération cellulaire.

Variétés

Dans les boutiques de cosmétiques naturels, on rencontre aussi le ghassoul. C'est une argile dont les propriétés sont assez proches de celles de l'argile verte. Elle provient du Maroc où les femmes l'utilisent depuis des générations, notamment en masque capillaire.

Pour les soins de beauté, il est plus pratique d'acheter l'argile en tube (sans additifs indésirables) : c'est alors un masque prêt à poser. Bien sûr, la pâte d'argile se conserve moins facilement que la poudre. Que ce soit pour réaliser un emplâtre ou un masque, la poudre est aussi facile d'emploi : il suffit de la diluer avec un peu d'eau, en remuant vigoureusement au fouet pour éviter les grumeaux.

L'argile est aussi précieuse dans l'entretien de la maison. L'une d'entre elles est particulièrement renommée : la terre de Sommières. On l'utilise pour enlever les taches de gras sur toutes les surfaces (parquet, papier peint) et sur tous les textiles, même les plus délicats (soie, daim).

Cataplasme

Pour réaliser un cataplasme d'argile, versez dans un récipient de l'argile en poudre (la quantité varie selon le besoin) puis complétez avec de l'eau. Remuez et laissez gonfler. Une fois que la pâte est bien épaisse, vous pouvez l'utiliser.

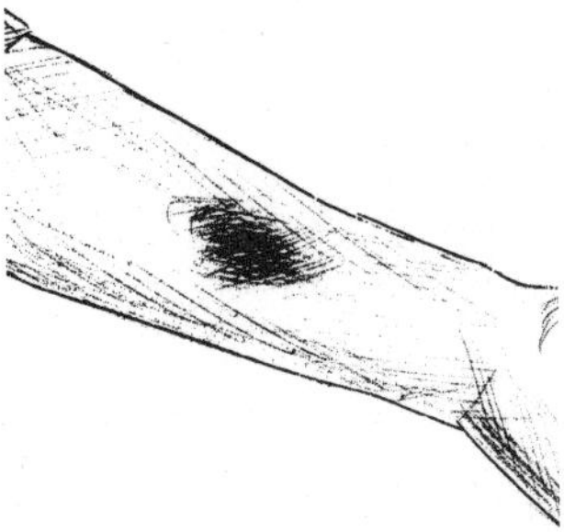

AIDER À CICATRISER PLUS VITE

Une petite plaie peut vite s'infecter et dégénérer si on ne s'en occupe pas rapidement. Après avoir soigneusement désinfecté et nettoyé la plaie, vous pouvez aider à la cicatrisation avec ce baume : mélangez 3 cuillères à café d'argile verte et 1 de chlorure de magnésium. Ajoutez-y un peu d'eau tiède afin d'obtenir une pâte lisse. Appliquez sur la plaie et laissez sécher.

UN MASQUE TONIQUE

Pour un teint éclatant et une peau tonifiée, mélangez 4 cuillères à soupe d'argile verte avec 2 cuillères à soupe de jus de raisin. Ajoutez ensuite une cuillère à soupe d'huile de germe de blé. Appliquez ce masque en couche épaisse sur le visage et laissez poser 15 minutes. Rincez abondamment à l'eau claire.

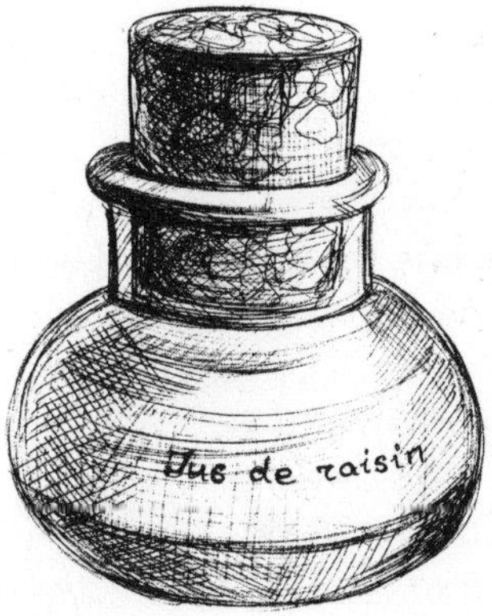

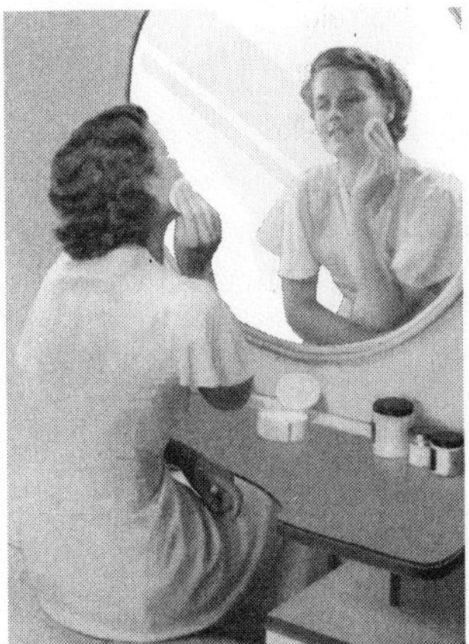

CONTRE LES POINTS NOIRS

Halte aux points noirs ! Optez pour ce masque purifiant facile à réaliser. Délayez 2 cuillères à café d'argile verte dans un peu d'eau florale de camomille allemande. Mélangez jusqu'à obtenir une pâte lisse mais pas trop liquide. Appliquez le masque sur une peau propre pendant 20 minutes puis rincez.

MASQUE ANTIRIDES À L'ARGILE

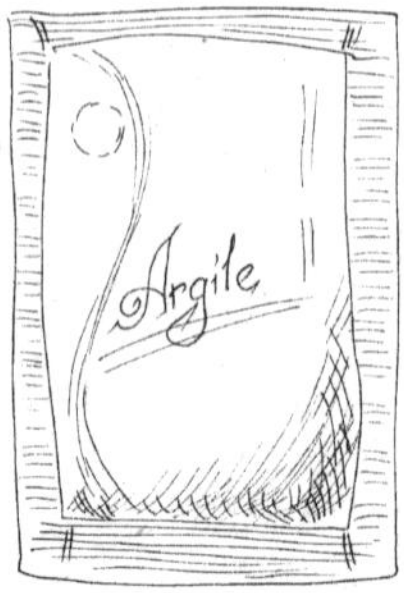

Des ridules commencent à faire leur apparition sur votre visage ? Faites une pâte épaisse avec de l'argile ventilée additionnée d'eau et appliquez-la pendant 2 heures sur votre visage en évitant les contours des yeux. Répétez ce geste une fois par semaine : vous ferez disparaître les ridules et préviendrez l'apparition des rides.

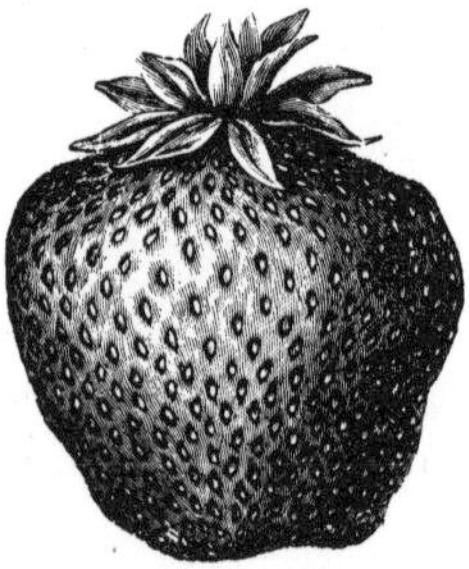

MASQUE RÉGÉNÉRANT

Voici un masque maison qui nourrit, purifie et rajeunit votre peau. Écrasez 6 fraises en purée, puis mélangez-les avec 1 cuillère à café d'huile d'olive, 1 cuillère à café d'argile verte en poudre et 1 cuillère à soupe de crème fraîche. Appliquez sur votre visage en évitant les contours des yeux et laissez agir 20 minutes, puis rincez.

GARDER LA FRAÎCHEUR AU PIED DES PLANTES

Les plantes ont besoin d'avoir leur pied bien au frais. Déposez une couche de billes d'argile à leur pied, sur le dessus de la terre. Lorsque vous arroserez vos plantes, les billes absorberont l'humidité. Elles transmettront alors de la fraîcheur aux plantes.

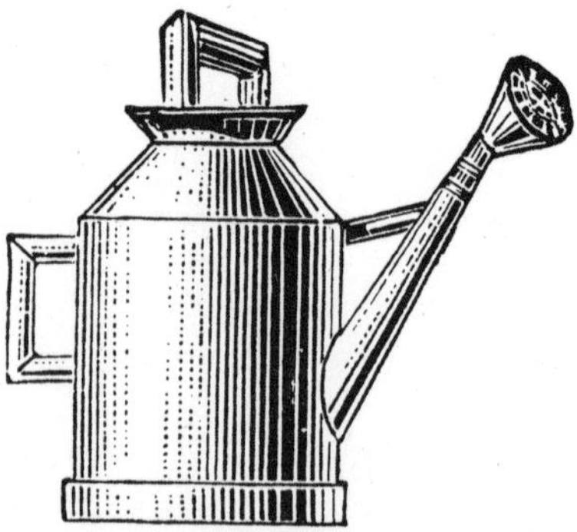

SOULAGER UNE BRÛLURE LÉGÈRE

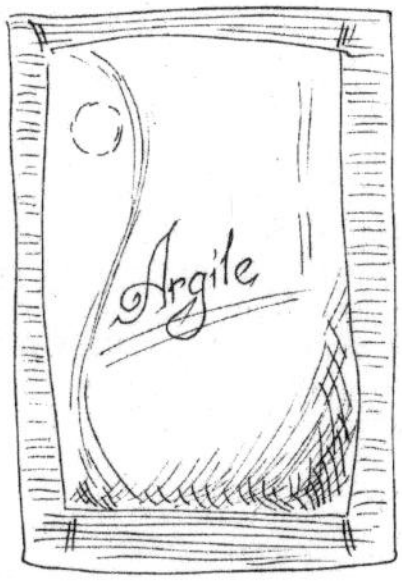

Pour soulager rapidement une brûlure, rien de tel qu'un cataplasme d'argile froid pendant 2 heures, 2 fois par jour. Faites-le assez épais et gardez-le humide. Changez-le régulièrement, surtout s'il devient sec. Il atténue l'effet de chaleur et empêche la peau de peler et de former des cloques. Il prévient les infections et favorise la reconstitution de l'épiderme.

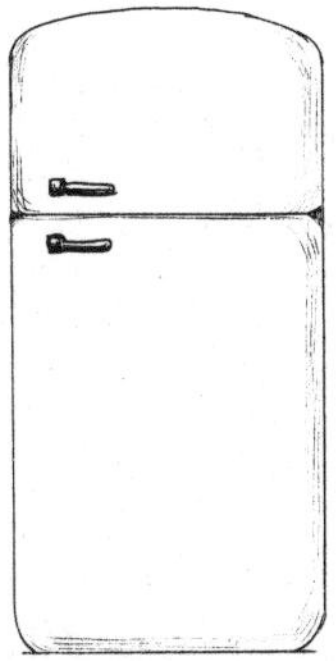

DÉSODORISER UN RÉFRIGÉRATEUR

Il arrive fréquemment que votre réfrigérateur dégage des odeurs nauséabondes. Placez-y un bol d'eau additionné de 3 cuillères à soupe d'argile : grâce à son pouvoir désodorisant et assainissant, elle absorbe les impuretés et les substances malodorantes.

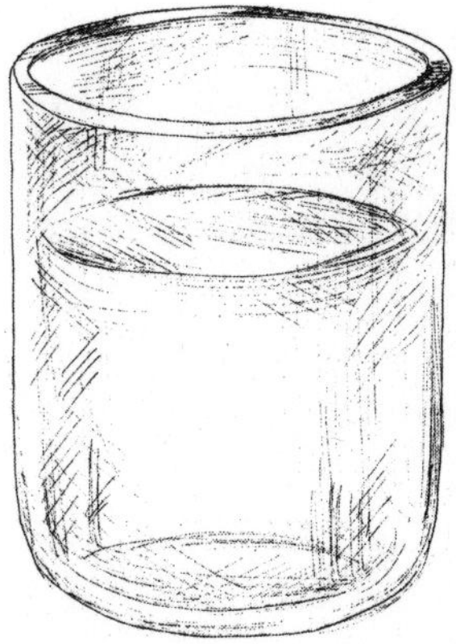

LUTTER CONTRE LA DIARRHÉE

Pour stopper la diarrhée, buvez plusieurs fois par jour 1 verre d'eau auquel vous aurez ajouté 1 cuillère à café rase d'argile blanche.

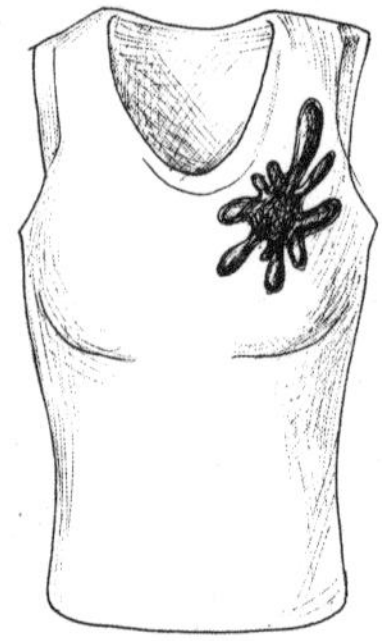

ÉLIMINER UNE TACHE DE GRAISSE

Un vêtement taché de gras sera plus facilement nettoyé si vous éliminez, avant lavage, l'excédent de gras en frottant la tache, de part et d'autre du tissu, avec de la poudre d'argile sèche.

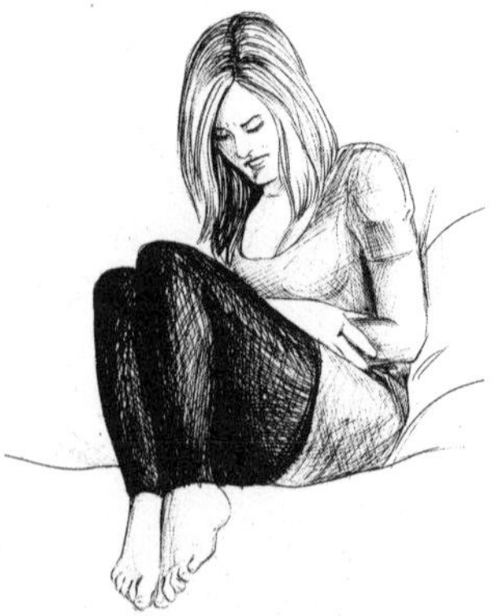

CALMER LES MAUX D'ESTOMAC

Vous apaiserez vos brûlures d'estomac en buvant un grand verre d'eau auquel vous aurez ajouté une cuillère à café rase d'argile. Cette solution est déconseillée aux personnes qui ont tendance à être constipées.

PANSER UNE PLAIE

Pour soigner les petits bobos (bosses, ecchymoses, égratignures…), appliquez un « pansement » d'argile verte et d'eau sur la peau préalablement lavée à l'eau savonneuse et séchée. Attention, l'argile ne s'utilise pas sur les grosses plaies, particulièrement les plaies ouvertes.

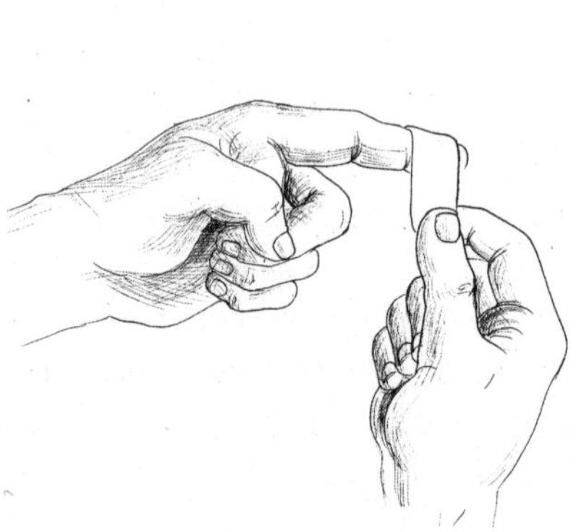

UN MASQUE POUR LES PEAUX SENSIBLES

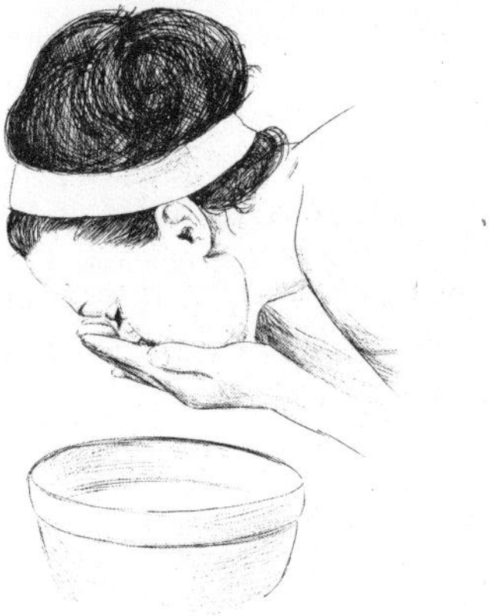

Les peaux sèches retrouveront douceur et velouté avec un masque à l'argile blanche ; les peaux réactives opteront pour l'argile rose. La méthode est toujours la même : appliquez une pâte d'argile et d'eau sur le visage en évitant les contours des yeux et rincez au bout de un quart d'heure.

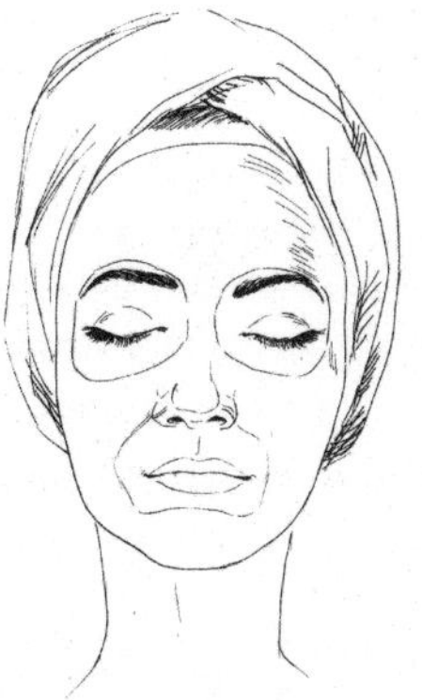

UN MASQUE POUR LES PEAUX GRASSES

L'argile verte élimine les excès de sébum et laisse une peau nette. Pour réaliser ce masque, ajoutez à 2 cuillères à soupe d'argile un filet d'eau pour former une pâte épaisse. Étalez la mixture et laissez poser 20 minutes. Dès que vous ressentez une sensation de tiraillement, rincez.

UN MASQUE CAPILLAIRE

Si vos cheveux sont gras, réalisez chaque semaine un masque à l'argile verte. Versez de l'eau chaude sur la poudre d'argile pour former une pâte épaisse. Appliquez-la uniformément sur vos cheveux en insistant sur les racines. Laissez reposer 15 minutes puis rincez bien vos cheveux et faites un shampooing doux pour les débarrasser des derniers résidus d'argile.

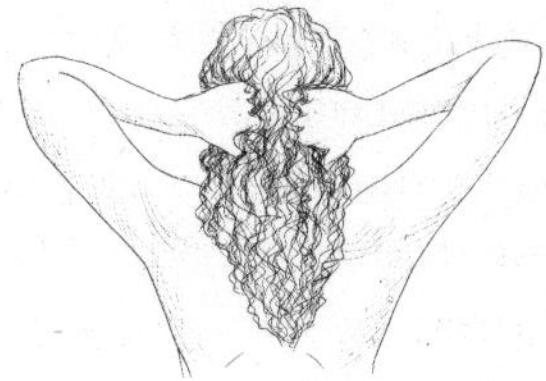

UNE BELLE PEAU

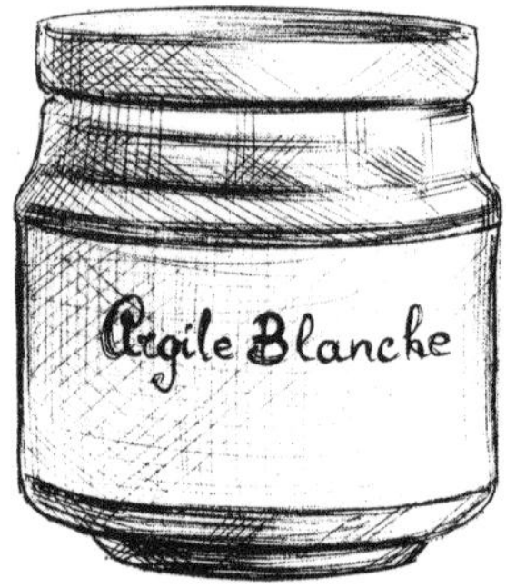

Voici un baume miracle pour avoir une peau parfaite. Mélangez 1 cuillère à café d'argile blanche, 1 cuillère à café de bicarbonate de soude et 1 cuillère à café de chlorure de magnésium. Versez dessus un peu de vaseline jusqu'à l'obtention d'une pâte que vous conserverez dans un pot hermétiquement fermé. Appliquez cette pommade une fois par jour sur votre visage.

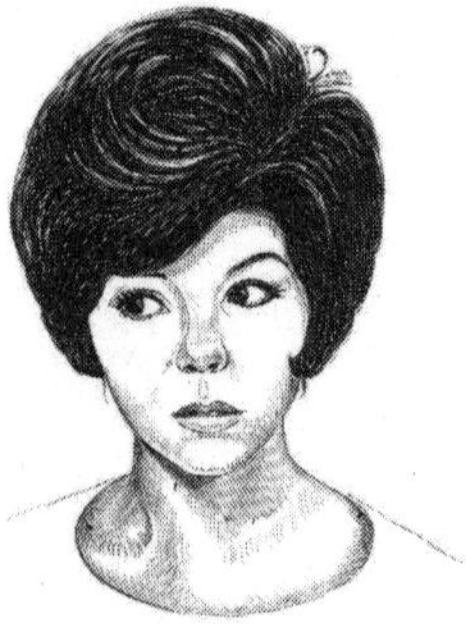

SOIN POUR CHEVEUX PLATS

Vous aimeriez avoir une chevelure avec un peu plus de volume ? Diluez 5 cuillères à soupe d'argile verte dans une infusion de lavande (20 g pour 50 cl d'eau). Ajoutez le jus d'un citron et 5 g de chlorure de magnésium. Secouez la préparation et utilisez-la en shampooing. Massez, rincez puis laissez sécher vos cheveux naturellement.

ANTICELLULITE

Pour un usage quotidien, incorporez du marc de café à votre gel douche ou mélangez-le à de l'huile d'amande douce. Vous pouvez aussi fabriquer une pâte à base de café très fort, d'argile et de marc de café. Dans tous les cas, ce qui compte avant tout, pour chasser la cellulite, est de bien masser les zones touchées et de faire ce soin le plus fréquemment possible.

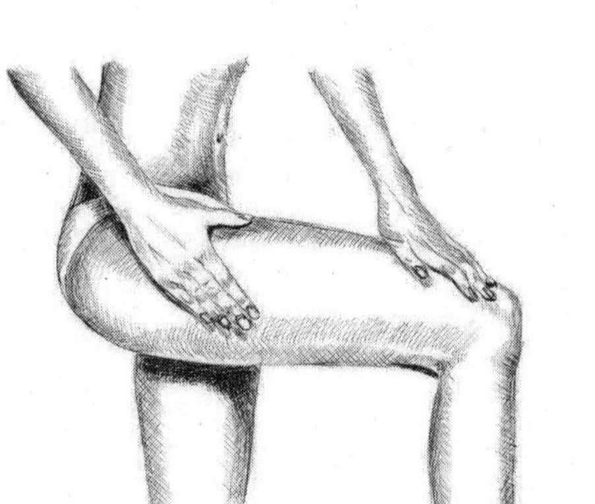

ASSÉCHER UN BOUTON

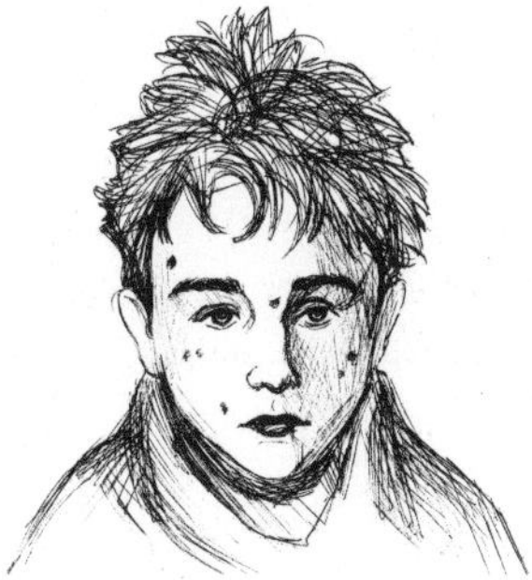

Vous assécherez rapidement un bouton d'acné en appliquant dessus, tous les soirs, un peu d'argile verte mouillée ou de dentifrice que vous laisserez poser toute la nuit.

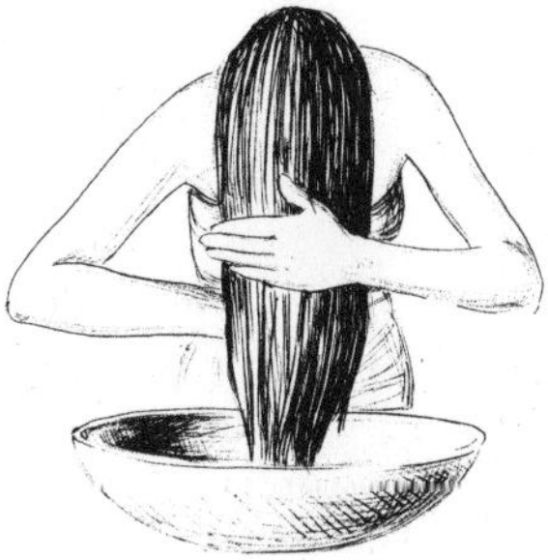

UN SHAMPOOING SEC

Beaucoup moins cher qu'un aérosol, le shampooing sec à l'argile est tout aussi efficace. Pour redonner du volume à vos cheveux raplapla, ou espacer les shampooings lorsqu'on a les cheveux très gras, il suffit de se masser le crâne doucement pendant deux minutes avec de l'argile verte en poudre. Brossez-les ensuite vigoureusement.

CRÉER SA POUDRE LIBRE

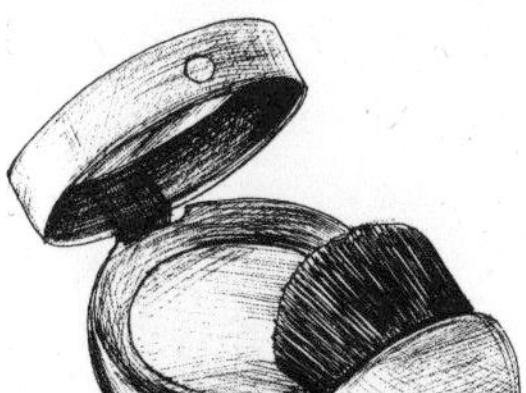

L'argile blanche constitue une excellente base pour une poudre libre maison. Elle se suffira à elle-même si vous avez le teint diaphane. La seule difficulté consiste à donner à la poudre une teinte proche de votre carnation en incorporant, à petites doses, de la poudre de châtaignier ou de l'ocre.

Le savon de Marseille

Le savon de Marseille

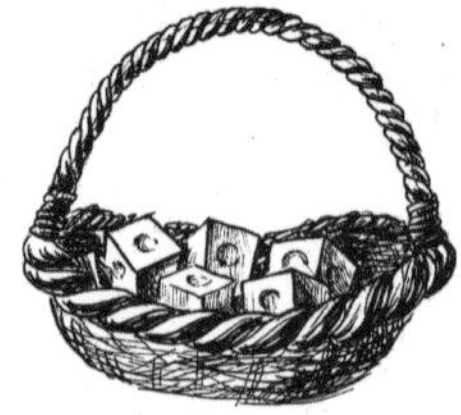

Le savon de Marseille fait partie de ces produits naturels, un temps dénigrés, qui font aujourd'hui un retour en force. On s'intéresse au fait qu'il soit produit localement, on redécouvre la simplicité de ses ingrédients de base…

Doux pour la peau, le savon de Marseille est généralement bien toléré par les personnes sujettes aux allergies ou les enfants en bas âge. Il permet de fabriquer sa propre lessive et peut être utilisé pour le nettoyage de toute partie du corps, de la peau du visage aux cheveux, en passant par les dents. Le savon de Marseille est un produit durable à double titre : il est biodégradable et fond moins vite que les autres savons ; vous le conserverez plus longtemps. Le vrai savon de Marseille n'est pas nécessairement produit dans la cité phocéenne, même si c'est bien là-bas qu'il s'est développé, à partir du XIIe ou du XIIIe siècle. En revanche, il se doit d'être fabriqué en respectant une certaine méthode.

Recyclage

Votre savon est bientôt fini ? Gardez dans un tiroir les chutes de vos savons, contraignantes à utiliser. Faites-les fondre au bain-marie, versez le tout dans un moule et laissez refroidir : voici un nouveau savon !

Fabrication

Tout commence par l'empâtage : on fait chauffer à haute température l'huile végétale et la soude dans un grand chaudron. C'est à ce moment que se produit la réaction de saponification. Après cuisson, la pâte de savon est lavée avec une grande quantité d'eau saturée en sel : c'est le relargage. Puis survient la liquidation, c'est-à-dire la dernière cuisson du savon avant qu'il soit moulé, découpé en cubes et marqué du sceau de la savonnerie. Le savon de Marseille contient, en fin de fabrication, 72 % de graisse.

La matière première du véritable savon de Marseille est l'huile d'olive, mais ceci n'est que rarement respecté aujourd'hui. Pour vérifier que vous ne vous êtes pas trompé dans vos achats, un indicateur : la couleur du savon. Plus il contient d'huile d'olive, plus il est vert. Un savon clair contient sans doute une forte proportion d'huile de palme ou de coprah, toutes deux couramment employées. Bien sûr, un savon rose ne peut s'obtenir qu'avec une dose de colorant.

Artisanal ou industriel ?

Le savon industriel, contrairement au savon fabriqué de manière artisanale, contient divers additifs tels que des colorants, des conservateurs, des anticalcaires, du parfum… qui peuvent être toxiques à long terme.

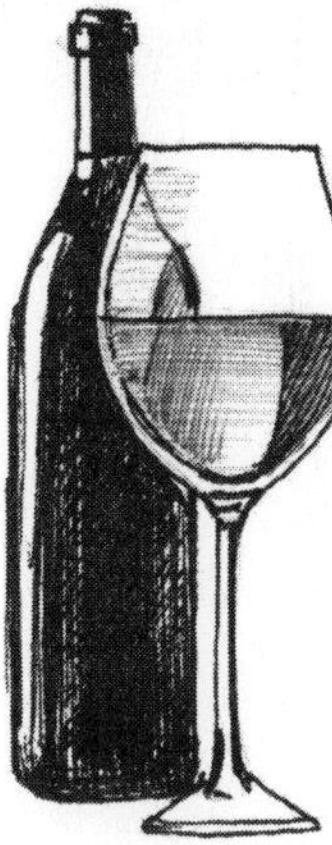

TACHE DE VIN

Un dîner arrosé, et patatras ! Un verre de vin rouge qui vacille et une nappe à mettre à laver ! Avant de vous y atteler, pensez à verser sur la trace du sel, du savon de Marseille et du jus de citron. Frottez puis rincez avec un jet d'eau chaude assez fort. Vous pouvez laver la nappe : elle devrait en ressortir indemne.

RAVIVER LA BLANCHEUR DU COTON

Les tee-shirts blancs en coton perdent bien souvent de leur éclat avec l'usure. Essayez cette petite astuce et tentez de raviver leur teinte : placez les vêtements en coton dans une grosse casserole emplie d'eau chaude, un peu de savon de Marseille liquide et une rondelle de citron. Faites bouillir 10 minutes puis procédez à un lavage normal.

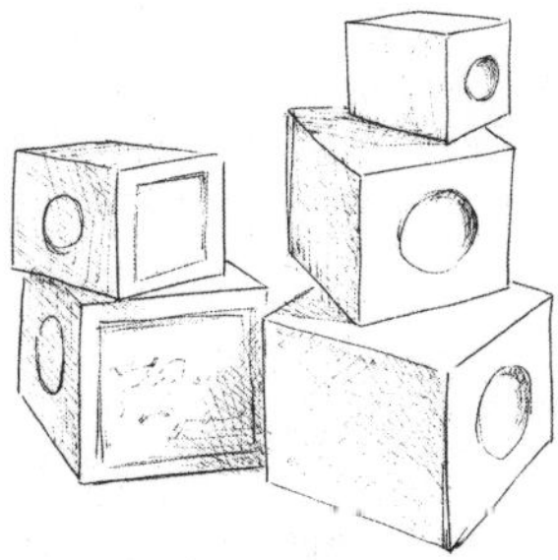

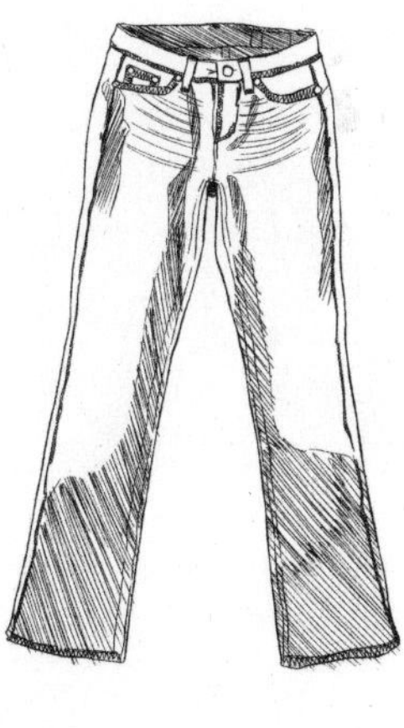

TACHE DE BOUE

Votre pantalon est plein de boue ? Laissez-le d'abord sécher avant de vous mettre à la tâche ! Quand la boue est bien sèche, frottez à l'aide d'une brosse : le plus gros devrait partir. Pour les auréoles restant, de l'eau additionnée de savon de Marseille et de jus de citron fera l'affaire. Mélangez le tout à parts égales et nettoyez les traces avec cette solution.

DU CÈDRE DANS UNE LESSIVE BIO

Protégez votre peau et l'environnement en préparant votre lessive bio. Pour cela, râpez 100 g de savon de Marseille et délayez les copeaux dans 3 litres d'eau bouillante. C'est tout ? Non, n'oubliez pas le vrai plus : ajoutez 8 gouttes d'huile essentielle de cèdre, en respectant bien les conditions d'utilisation. Un bon moyen de laver votre linge en douceur et de préserver votre peau de réactions allergiques.

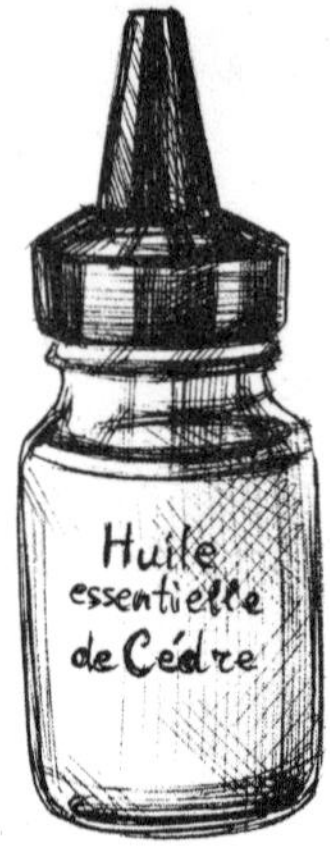

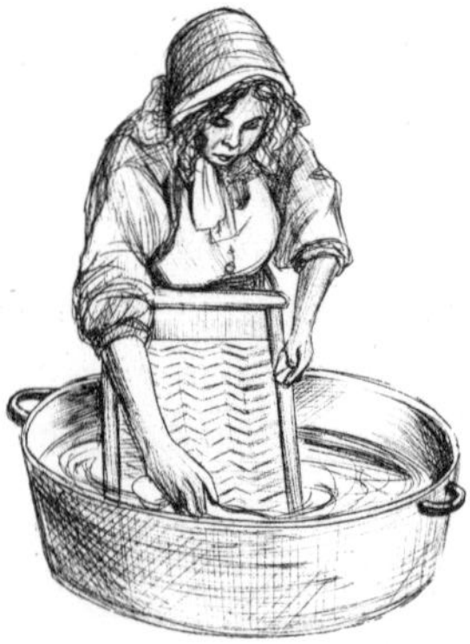

LESSIVE NATURELLE

Concoctez votre lessive avec des produits naturels. Mélangez 3 cuillères à soupe de bicarbonate de soude, 200 g de savon de Marseille en paillettes et 10 cl de vinaigre blanc, le tout dans 4 litres d'eau. Il ne vous reste plus qu'à parfumer votre lessive maison avec 1 ou 2 gouttes d'huile essentielle de votre choix. Agitez bien avant utilisation.

DERMATITE ATOPIQUE

Les plus jeunes sont de plus en plus nombreux à développer une dermatite atopique. En cause notamment, les nombreux produits chimiques qui ont envahi nos produits ménagers. Retrouvez les gestes simples de nos grands-mères et lavez le linge avec du savon de Marseille en copeaux ou des noix de lavage ; et bannissez l'adoucissant.

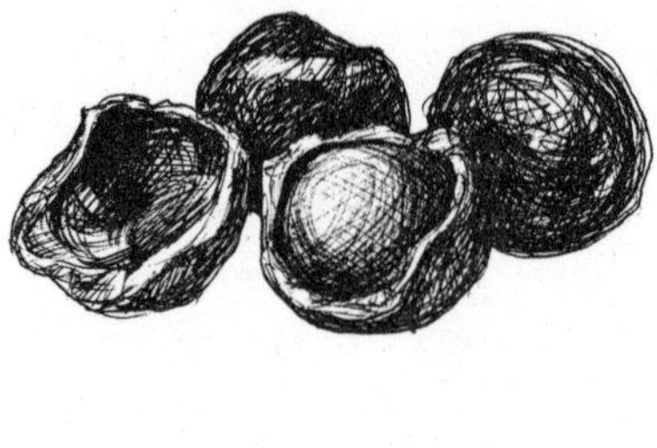

DU PVC COMME NEUF

Portail ou encore fenêtres en PVC ont tendance à mal vieillir. Si vous les trouvez tachés ou jaunis, mélangez un verre d'argile blanche en poudre avec un 1/2 verre de savon de Marseille liquide. Laissez durcir durant 1 semaine. Frottez ensuite la surface à nettoyer avec un peu de ce produit sur un linge humide.

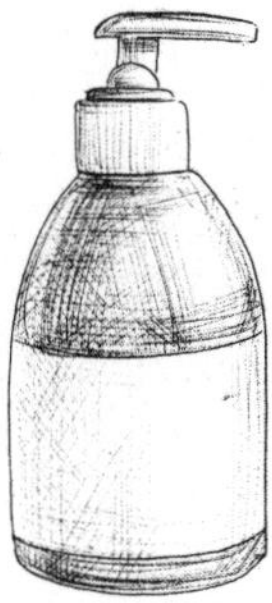

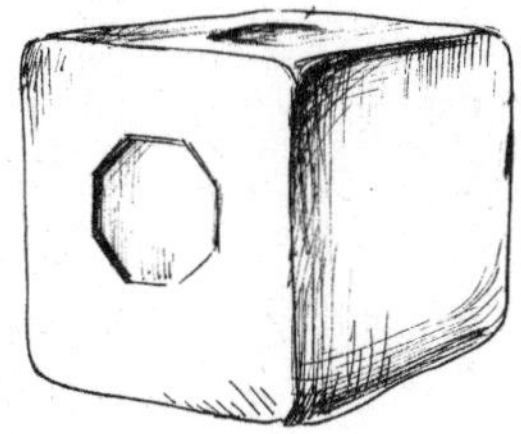

ENLEVER UNE TACHE DE SANG

Pour éliminer une tache de sang sur un vêtement en coton, vous devez la nettoyer au plus vite, en la frottant avec de l'eau froide et un peu de gros sel. Nettoyez ensuite la marque restante avec du savon de Marseille, laissez agir une bonne heure puis rincez à l'eau froide. La tache aura disparu.

ATTÉNUER LES DOULEURS DE PIQÛRES D'INSECTES

Une guêpe ou une abeille vous a piqué ? Après avoir enlevé le dard, nettoyez la plaie avec un peu d'eau puis passez-y du savon de Marseille. Cela aidera à calmer momentanément la douleur.

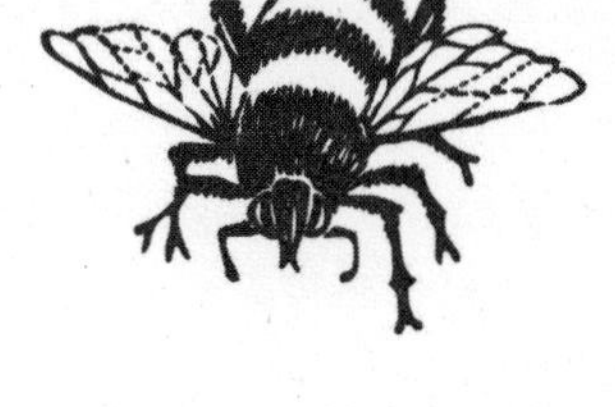

DENTIFRICE MAISON

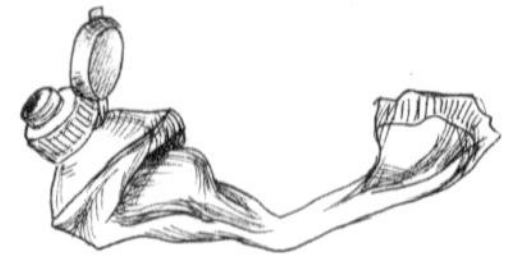

Vous vous apprêtiez à vous brosser les dents avant d'aller vous coucher, mais votre tube de dentifrice est fini. Il est bien trop tard pour pouvoir aller en acheter ! Pas de panique, vous irez au lit les quenottes brossées. Frottez votre brosse à dents humidifiée sur du savon de Marseille. Le goût peut surprendre, mais c'est tout aussi efficace.

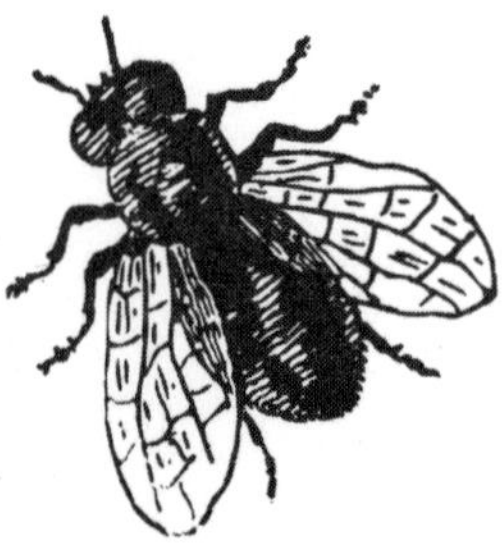

ELOIGNER LES MOUCHES

C'est l'été, les petits oiseaux chantent, les fenêtres sont grandes ouvertes… mais vous en avez assez des mouches qui virevoltent dans votre maison ! Versez dans une soucoupe 1 cm de vinaigre de cidre et un peu de savon de Marseille liquide. Les mouches n'oseront plus rentrer chez vous !

ENLEVER UNE TACHE DE SÈVE

La sève, particulièrement collante, est bien difficile à faire partir sur les vêtements. Vous en viendrez à bout en frottant les taches tout d'abord avec de la matière grasse, du beurre par exemple, puis avec du savon de Marseille sec. Lavez ensuite le vêtement normalement, et les traces auront disparu.

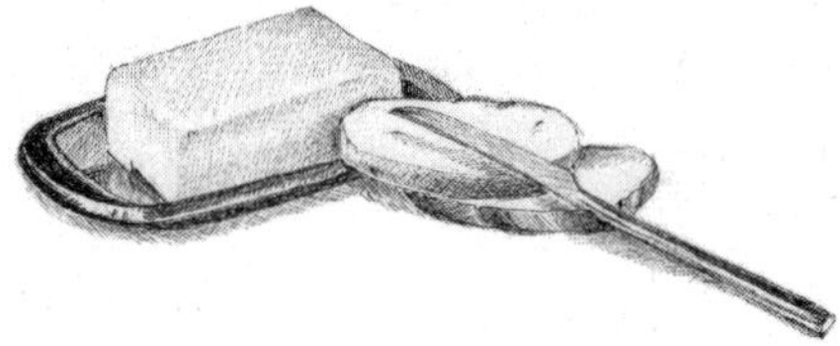

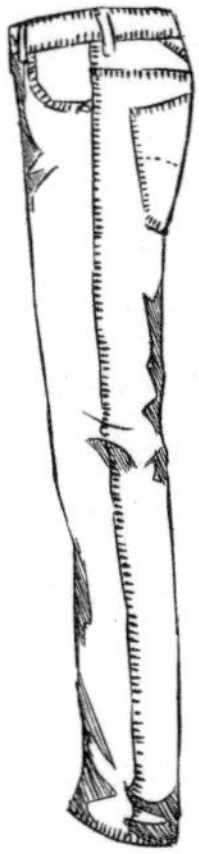

RALLONGER UN OURLET

Votre pantalon préféré est devenu trop court ? Vous avez grandi, ou le malheureux a rétréci au lavage. Le jeter ? Impensable. Pourquoi ne pas découdre l'ourlet ? Facile, mais une vilaine trace persiste ! Passez dessus un morceau de savon de Marseille, sec, taillé en pointe. Posez une feuille de papier de soie puis donnez un coup de fer à repasser sur la marque.

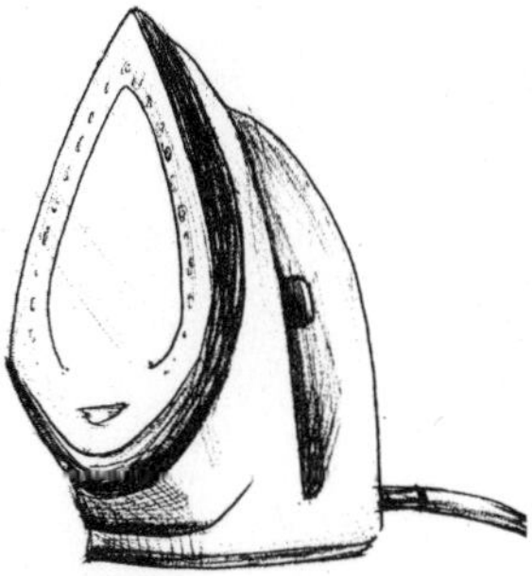

ENTRETIEN DU FER À REPASSER

Vous êtes un maniaque du linge impeccable, et passez un temps fou à faire disparaître le moindre pli ! Le mot froissé n'existe pas chez vous. Seulement, votre fer en fait les frais et s'use de plus belle. Entretenez votre précieux instrument en passant sur sa semelle encore chaude un morceau de savon de Marseille sec, puis essuyez-la avec du papier journal.

ENTRETIEN DU BOIS BLANC

Le bois blanc non traité devient vite sale. En raison de sa couleur, mais aussi parce qu'il n'est ni verni ni ciré donc moins bien protégé. Pour le nettoyer et lui redonner son éclat, rien de tel que le savon de Marseille. Frottez-le avec une brosse imprégnée d'eau chaude et de savon, puis essuyez avec un chiffon doux.

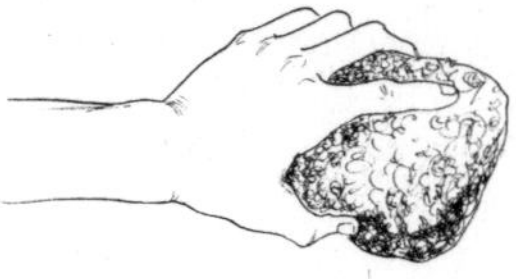

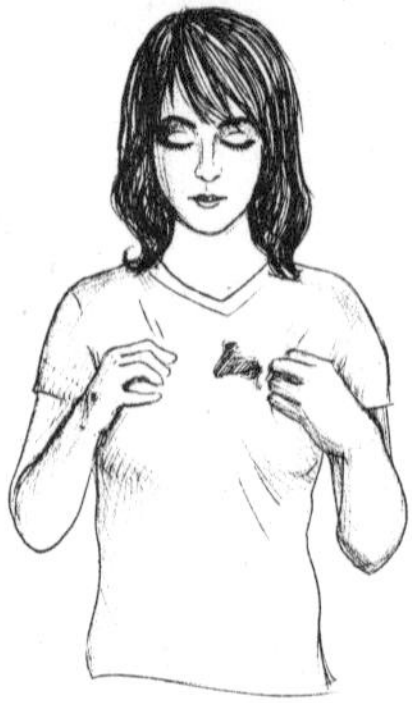

ENLEVER UNE TACHE D'HUILE

En pleine cuisine, vous avez renversé de l'huile sur votre T-shirt. Les taches de gras, c'est la cata ! Grand-mère savait comment les faire partir : elle l'enduisait tout simplement de savon de Marseille avant de laver le vêtement.

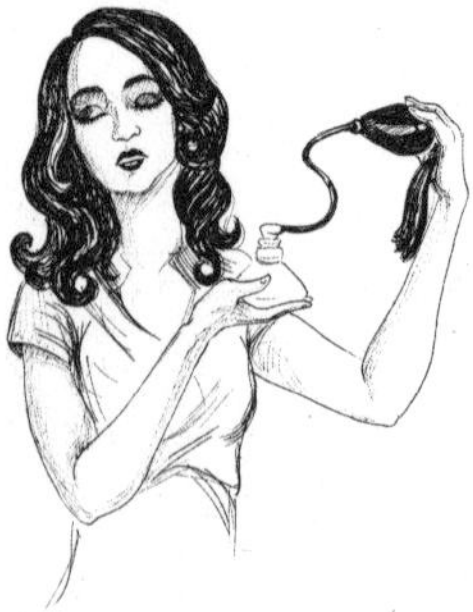

ENLEVER UNE TACHE DE PARFUM

Le parfum, cela sent bon (ou fort pour certains) mais cela peut aussi laisser des traces sur votre beau chemisier. Pour les tissus fragiles tels que la soie ou la laine, la trace ne partira que si vous y déposez un peu de talc pour les tissus clairs, un peu de terre de Sommières pour les tissus foncés. Frottez ensuite avec du savon de Marseille sec avant de laver.

ENLEVER UNE TACHE DE CAMBOUIS

Vous avez eu la bonne idée d'aider votre compagnon alors qu'il réparait sa voiture, le nez dans le capot ? Résultat : des taches de cambouis, et pas que sur vos doigts ! Difficiles à partir au lavage, pensez à enduire les marques avec du savon de Marseille sec pour que les vilaines disparaissent.

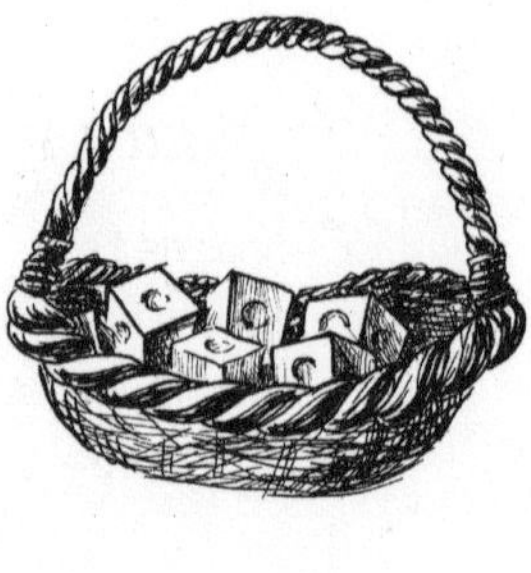

ENLEVER UNE TACHE D'ALCOOL SUR DU TECK

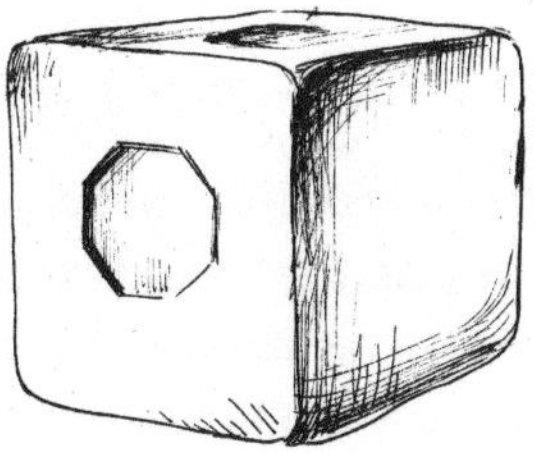

Le teck, bois précieux et inaltérable, est souvent utilisé dans la confection de meubles de jardin. Un cocktail sur la terrasse l'été, c'est agréable… mais patatras ! Voilà une belle tache sur votre table. Comment la faire partir ? Avec un peu de savon de Marseille et d'eau chaude. Frottez et laissez sécher. Poncez-le ensuite légèrement avec du papier de verre fin, la tâche aura disparu.

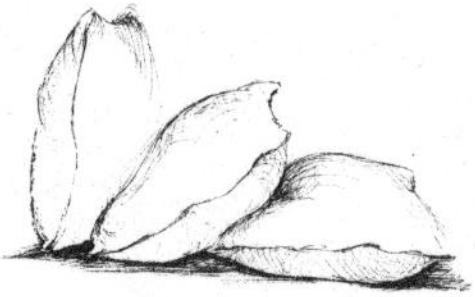

TRAITER COUETTE ET OREILLERS

Votre couette et vos oreillers emplis de plumes sont si moelleux et confortables… sauf lorsque les plumes décident de prendre la poudre d'escampette, transpercent l'oreiller et vous piquent l'oreille ! Passez du savon de Marseille sec sur l'enveloppe de vos coussins et de votre couette : vous ne perdrez plus vos plumes.

NETTOYER DU MARBRE

Pour détacher et redonner de l'éclat à vos objets en marbre, le savon de Marseille n'a pas son pareil. Nettoyez-les avec un tampon de fine laine d'acier sur lequel vous aurez frotté un peu de savon. Rincez immédiatement et essuyez avec un linge doux.

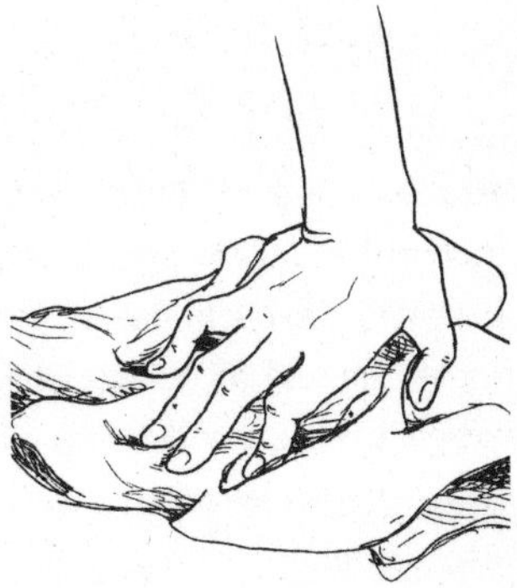

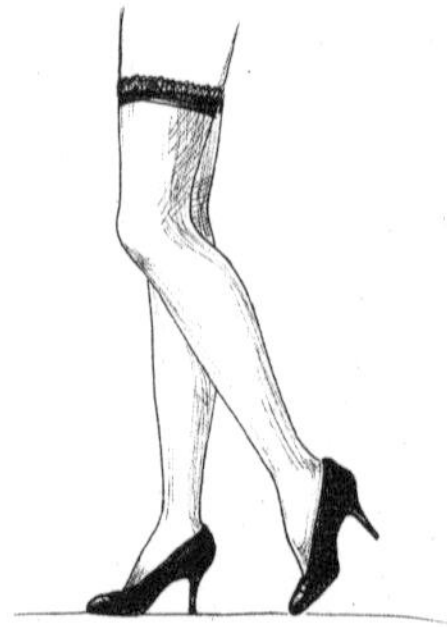

BAS ET COLLANTS FILÉS

Vous en avez assez de ces bas et collants qui filent sans arrêt... Néanmoins, pour réparer l'inévitable et réduire les dégâts, le savon de Marseille sera votre allié. Arrêtez la maille filée en frottant dessus un petit morceau de savon sec.

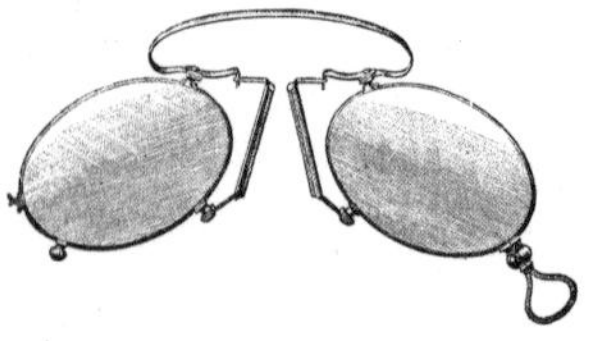

ANTIBUÉE

Vous qui portez des lunettes, la buée, ce n'est pas votre tasse de thé. Tasse que vous ne pouvez justement pas boire sans que vos verres deviennent flous et vous gâchent la vue ! Une petite astuce pour empêcher la formation de buée sur vos verres : frottez les deux faces avec du savon de Marseille sec.

PANSER UNE PLAIE

Commencez par bien nettoyer la plaie à l'eau et au savon de Marseille. Rincez, séchez bien, puis couchez des feuilles de sauge fraîches sur la plaie. Couvrez avec une compresse que vous retiendrez avec du sparadrap. Changez ce pansement tous les jours.

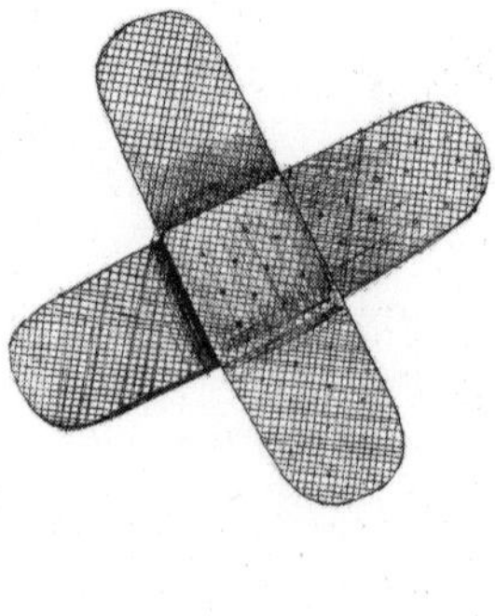

ENLEVER UNE TACHE DE SANG

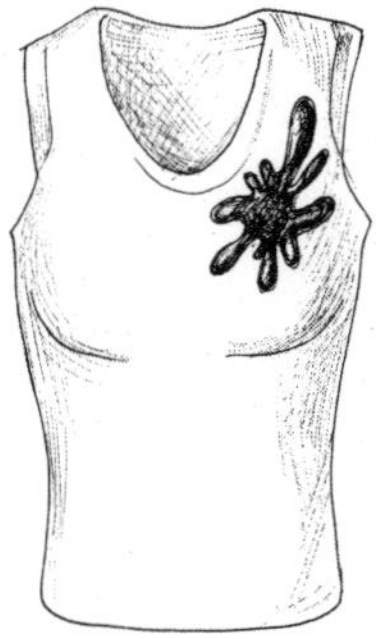

Les taches de sang font partie des plus coriaces… mais seulement si l'on ne s'y prend pas à temps ! Vous éliminerez toute trace si vous nettoyez la tache lorsqu'elle est encore humide. Pour cela, il vous suffit de la frotter vigoureusement avec du savon de Marseille et de l'eau très froide. N'utilisez jamais d'eau chaude, cela incrusterait la tache.

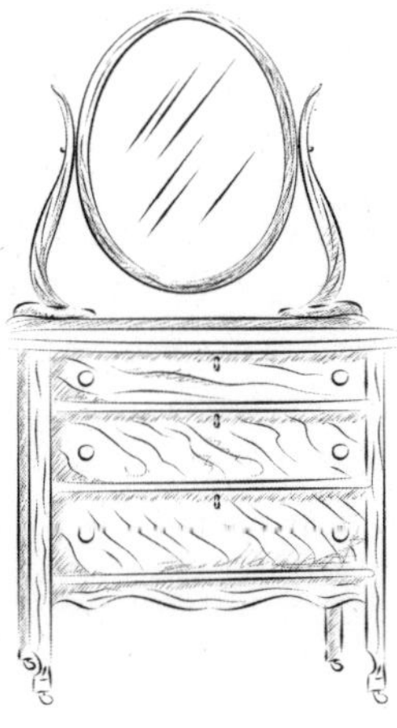

ANTIMITE

Pour vous assurer que les mites ne viendront pas visiter vos placards, laissez sur vos étagères quelques morceaux de savon de Marseille.

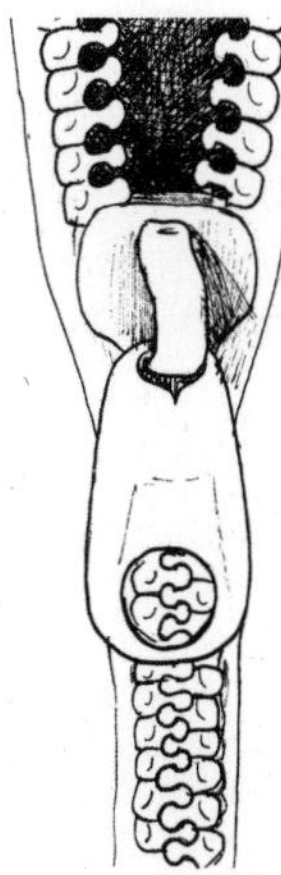

FERMETURE COINCÉE

Quand la fermeture éclair de l'un de vos vêtements devient difficile à ouvrir et à fermer, tartinez-la, aux endroits qui coincent, de savon sur ses deux faces.

NOTES

NOTES

NOTES

Auteur : Elodie Baunard, Sonia de Sousa et Céline Willefrand

Éditions ESI
60, rue Vitruve, 75020 Paris

Imprimé en République tchèque par Finidr

ISBN : 978-2-8226-0200-6
N° Sofedis : S510146